国家卫生健康委员会“十四五”规划教材
全国中医药高职高专教育教材

供中医学、护理、针灸推拿、康复治疗技术等专业用

病 理 学

第5版

主　编　李小山　鲜于丽
副主编　彭　微　邱铁芳　王　枫　王见遐

编　委（按姓氏笔画排序）

马树运（亳州职业技术学院）
王　枫（山东中医药高等专科学校）
王　静（南阳医学高等专科学校）
王见遐（承德护理职业学院）
石娅莉（四川护理职业学院）
吕红梅（黑龙江中医药大学佳木斯学院）
朱　萌（运城护理职业学院）
刘起胜（湖南中医药高等专科学校）
李小山（重庆三峡医药高等专科学校）
杨　莹（黑龙江护理高等专科学校）
邱铁芳（广东江门中医药职业学院）
黄小环（重庆三峡医药高等专科学校）
曹颖莉（黑龙江护理高等专科学校）
彭　微（长沙民政职业技术学院）
鲜于丽（湖北中医药高等专科学校）
熊美燕（江西中医药高等专科学校）

学术秘书　黄小环（兼）

人民卫生出版社
·北　京·

图书在版编目（CIP）数据

病理学 / 李小山，鲜于丽主编 . —5 版 . —北京：人民卫生出版社，2023.12（2025.4重印）

ISBN 978-7-117-34937-6

Ⅰ. ①病… Ⅱ. ①李…②鲜… Ⅲ. ①病理学 - 高等职业教育 - 教材 Ⅳ. ①R36

中国国家版本馆 CIP 数据核字 (2023) 第 250620 号

病　理　学

Binglixue

第 5 版

主　　编：李小山　鲜于丽
出版发行：人民卫生出版社（中继线 010-59780011）
地　　址：北京市朝阳区潘家园南里 19 号
邮　　编：100021
E - mail：pmph @ pmph.com
购书热线：010-59787592　010-59787584　010-65264830
印　　刷：人卫印务（北京）有限公司
经　　销：新华书店
开　　本：850 × 1168　1/16　　印张：14　　插页：8
字　　数：395 千字
版　　次：2005 年 6 月第 1 版　　2023 年 12 月第 5 版
印　　次：2025 年 4 月第 4 次印刷
标准书号：ISBN 978-7-117-34937-6
定　　价：56.00 元
打击盗版举报电话：010-59787491　E-mail：WQ @ pmph.com
质量问题联系电话：010-59787234　E-mail：zhiliang @ pmph.com
数字融合服务电话：4001118166　E-mail：zengzhi @ pmph.com

《病理学》
数字增值服务编委会

主　　编　李小山　鲜于丽
副 主 编　彭　微　邱轶芳　王　枫　王见遐

编　　者（按姓氏笔画排序）

马树运（亳州职业技术学院）
王　枫（山东中医药高等专科学校）
王　静（南阳医学高等专科学校）
王见遐（承德护理职业学院）
石娅莉（四川护理职业学院）
吕红梅（黑龙江中医药大学佳木斯学院）
朱　萌（运城护理职业学院）
刘起胜（湖南中医药高等专科学校）
李小山（重庆三峡医药高等专科学校）
杨　莹（黑龙江护理高等专科学校）
邱轶芳（广东江门中医药职业学院）
黄小环（重庆三峡医药高等专科学校）
曹颖莉（黑龙江护理高等专科学校）
彭　微（长沙民政职业技术学院）
鲜于丽（湖北中医药高等专科学校）
熊美燕（江西中医药高等专科学校）

学术秘书　黄小环（兼）

修订说明

为了做好新一轮中医药职业教育教材建设工作，贯彻落实党的二十大精神和《中医药发展战略规划纲要（2016—2030年）》《教育部 国家卫生健康委 国家中医药管理局关于深化医教协同进一步推动中医药教育改革与高质量发展的实施意见》《教育部等八部门关于加快构建高校思想政治工作体系的意见》《职业教育提质培优行动计划（2020—2023年）》《职业院校教材管理办法》的要求，适应当前我国中医药职业教育教学改革发展的形势与中医药健康服务技术技能人才培养的需要，人民卫生出版社在教育部、国家卫生健康委员会、国家中医药管理局的领导下，组织和规划了第五轮全国中医药高职高专教育教材、国家卫生健康委员会"十四五"规划教材的编写和修订工作。

为做好第五轮教材的出版工作，我们成立了第五届全国中医药高职高专教育教材建设指导委员会和各专业教材评审委员会，以指导和组织教材的编写与评审工作；按照公开、公平、公正的原则，在全国1 800余位专家和学者申报的基础上，经中医药高职高专教育教材建设指导委员会审定批准，聘任了教材主编、副主编和编委；确立了本轮教材的指导思想和编写要求，全面修订全国中医药高职高专教育第四轮规划教材，即中医学、中药学、针灸推拿、护理、医疗美容技术、康复治疗技术6个专业共89种教材。

党的二十大报告指出，统筹职业教育、高等教育、继续教育协同创新，推进职普融通、产教融合、科教融汇，优化职业教育类型定位，再次明确了职业教育的发展方向。在二十大精神指引下，我们明确了教材修订编写的指导思想和基本原则，并及时推出了本轮教材。

第五轮全国中医药高职高专教育教材具有以下特色：

1. 立德树人，课程思政 教材以习近平新时代中国特色社会主义思想为引领，坚守"为党育人、为国育才"的初心和使命，培根铸魂、启智增慧，深化"三全育人"综合改革，落实"五育并举"的要求，充分发挥思想政治理论课立德树人的关键作用。根据不同专业人才培养特点和专业能力素质要求，科学合理地设计思政教育内容。教材中有机融入中医药文化元素和思想政治教育元素，形成专业课教学与思政理论教育、课程思政与专业思政紧密结合的教材建设格局。

2. 传承创新，突出特色 教材建设遵循中医药发展规律，传承精华，守正创新。本套教材是在中西医结合、中西药并用抗击新型冠状病毒感染疫情取得决定性胜利的时候，党的二十大报告指出促进中医药传承创新发展要求的背景下启动编写的，所以本套教材充分体现了中医药特色，将中医药领域成熟的新理论、新知识、新技术、新成果根据需要吸收到教材中来，在传承的基础上发展，在守正的基础上创新。

3. 目标明确，注重三基 教材的深度和广度符合各专业培养目标的要求和特定学制、特定对象、特定层次的培养目标，力求体现"专科特色、技能特点、时代特征"，强调各教材编写大纲一定要符合高职高专相关专业的培养目标与要求，注重基本理论、基本知识和基本技能的培养和全面素质的提高。

4. 能力为先，需求为本　教材编写以学生为中心，一方面提高学生的岗位适应能力，培养发展型、复合型、创新型技术技能人才；另一方面，培养支撑学生发展、适应时代需求的认知能力、合作能力、创新能力和职业能力，使学生得到全面、可持续发展。同时，以职业技能的培养为根本，满足岗位需要、学教需要、社会需要。

5. 规划科学，详略得当　全套教材严格界定职业教育教材与本科教育教材、毕业后教育教材的知识范畴，严格把握教材内容的深度、广度和侧重点，既体现职业性，又体现其高等教育性，突出应用型、技能型教育内容。基础课教材内容服务于专业课教材，以“必需、够用”为原则，强调基本技能的培养；专业课教材紧密围绕专业培养目标的需要进行选材。

6. 强调实用，避免脱节　教材贯彻现代职业教育理念，体现“以就业为导向，以能力为本位，以职业素养为核心”的职业教育理念。突出技能培养，提倡“做中学、学中做”的“理实一体化”思想，突出应用型、技能型教育内容。避免理论与实际脱节、教育与实践脱节、人才培养与社会需求脱节的倾向。

7. 针对岗位，学考结合　本套教材编写按照职业教育培养目标，将国家职业技能的相关标准和要求融入教材中，充分考虑学生考取相关职业资格证书、岗位证书的需要。与职业岗位证书相关的教材，其内容和实训项目的选取涵盖相关的考试内容，做到学考结合、教考融合，体现了职业教育的特点。

8. 纸数融合，坚持创新　新版教材进一步丰富了纸质教材和数字增值服务融合的教材服务体系。书中设有自主学习二维码，通过扫码，学生可对本套教材的数字增值服务内容进行自主学习，实现与教学要求匹配、与岗位需求对接、与执业考试接轨，打造优质、生动、立体的学习内容。教材编写充分体现与时代融合、与现代科技融合、与西医学融合的特色和理念，适度增加新进展、新技术、新方法，充分培养学生的探索精神、创新精神、人文素养；同时，将移动互联、网络增值、慕课、翻转课堂等新的教学理念、教学技术和学习方式融入教材建设之中，开发多媒体教材、数字教材等新媒体形式教材。

人民卫生出版社成立70年来，构建了中国特色的教材建设机制和模式，其规范的出版流程，成熟的出版经验和优良传统在本轮修订中得到了很好的传承。我们在中医药高职高专教育教材建设指导委员会和各专业教材评审委员会指导下，通过召开调研会议、论证会议、主编人会议、编写会议、审定稿会议等，确保了教材的科学性、先进性和适用性。参编本套教材的1 000余位专家来自全国50余所院校，希望在大家的共同努力下，本套教材能够担当全面推进中医药高职高专教育教材建设，切实服务于提升中医药教育质量、服务于中医药卫生人才培养的使命。谨此，向有关单位和个人表示衷心的感谢！为了保持教材内容的先进性，在本版教材使用过程中，我们力争做到教材纸质版内容不断勘误，数字内容与时俱进，实时更新。希望各院校在教材使用中及时提出宝贵意见或建议，以便不断修订和完善，为下一轮教材的修订工作奠定坚实的基础。

人民卫生出版社有限公司

2023年4月

前 言

《病理学》(第 5 版)是国家卫生健康委员会“十四五”规划教材、全国中医药高职高专教育教材之一。本教材重点阐述病理学的基本理论和基本技能，以及人体各器官、系统常见疾病的基本病理变化，旨在为后续临床课程的学习奠定理论基础。

本次教材编写是在总结汲取前 4 版教材成功出版和广泛应用的基础上，经过广泛调研论证，征求全国各中医药高职高专院校病理学一线教师的使用意见和建议，重新对全书进行了审视和规划，按照全国中医药高职高专教育教材建设指导委员会的指导思想，组织本教材的编写修订工作。

本次教材的修订总体上延续了第 4 版教材的章节设置和编写体例，围绕中医药高职高专人才培养目标，按照定位准确、整体优化、内容先进、教考结合的原则进行编写。与第 4 版教材相比，本次修订编写突出以下特色：①继续采用形态学与功能学相结合的编排方式，有利于学生更好地学习掌握疾病发生发展的规律，做到内容前后衔接紧密；②针对病理学的快速发展，适时地对部分章节进行了调整，新增了女性生殖系统疾病、内分泌系统疾病和传染病；③结合当前教育精神，在教材内容上进行了整体优化，部分章节融入了思政元素；④对教材中的图片、表格等进行修订，力争做到更加科学、合理、准确、精美。同时，为了提供优质的教育服务，紧跟教育信息化发展趋势，创新性地完成了本套教材配套的数字教学资源建设，如书中增加了知识导览等二维码，扫码后可获得更多知识内容，以便更好地服务于广大读者。

本教材适用于中医院校高职高专层次的中医学专业、护理学专业、针灸推拿学专业、康复治疗技术专业等教学使用，也可作为其他专业教学及临床参考使用。教材在修订过程中，紧扣中医执业助理医师资格考试大纲要求，故同时也可作为中医执业助理医师资格考试的参考教材。

本教材编写分工为：绪论、第十八章由李小山编写；第一章由鲜于丽编写；第二章由王静编写；第三章、第十六章由朱萌编写；第四章由邱轶芳编写；第五章由王见遐编写；第六章由王枫编写；第七章、第十八章由黄小环编写；第八章由曹颖莉编写；第九章由熊美燕编写；第十章由吕红梅编写；第十一章由彭微编写；第十二章、第十七章由马树运编写；第十三章由石娅莉编写；第十四章由刘起胜编写；第十五章由杨莹编写。在教材修改、审定过程中，得到了人民卫生出版社责任编辑和数字编辑的悉心指导，各参编单位也给予了大力支持，在此一并表示感谢！

为不断提高教材质量，跟上学科迅猛发展的步伐，对于本教材尚存在的不足之处，恳请广大师生提出宝贵意见，以便于再版修订。

《病理学》编委会

2023 年 4 月

目　录

绪　论

PPT 课件

学习目标

掌握病理学与病理生理学的概念；熟悉病理学的研究方法；了解病理学发展简史。

知识导览

病理学是研究疾病的病因、发生机制、病理变化和转归，阐明疾病本质的医学基础学科。病理学的主要任务是研究疾病发生的原因、发病机制及疾病过程中机体的形态结构、功能代谢的改变和疾病的转归，从而为疾病的预防、诊断和治疗提供科学的理论基础和实践依据。

一、病理学的基本内容及在医学中的地位

（一）病理学的基本内容和学习方法

病理学基本内容在本教材的章节设置中已基本体现。本教材共设十八章。第一章至第十一章为病理学总论部分，又称普通病理学，包括：疾病概论，细胞、组织的适应、损伤与修复，局部血液循环障碍，水、电解质代谢紊乱，休克，酸碱平衡紊乱，缺氧，发热，弥散性血管内凝血，炎症和肿瘤。总论部分主要研究和阐述各种不同疾病发生发展的共同规律，即基本病理变化。第十二章至第十八章为病理学各论部分，又称系统病理学或器官病理学。其中第十六章到第十八章是在上一版的基础上新增的。各论主要研究和阐述各器官、各系统疾病的特殊规律。如肺炎、胃炎、肾炎等，其基本病理变化均为炎症，是这些疾病发生的共同规律；但由于各个器官自身在形态结构、功能、代谢上的不同，其病因、发病机制、病变特点及转归等各有不同，构成每种疾病的特殊规律。在疾病的发生、发展过程中，机体的形态结构、功能和代谢改变是相互影响、不可分割的统一整体，学习时要注意联系，并加强局部与全身的整体观。

病理学的学习，除了重点研究病理变化外，探讨疾病的病因、发病机制、疾病的转归，以及病理与临床之间的联系也是病理学的重要内容。在病理学研究体系中，以研究患病机体组织器官的形态结构改变为重点的病理学又称为病理解剖学，以研究患病机体组织器官的功能代谢改变为重点的病理学又称为病理生理学。两者是从不同的研究方向探讨疾病发生发展变化规律的本质，例如病毒性肝炎在病变过程中，既存在消化系统形态结构的实质改变，又存在消化系统功能代谢上的改变，因此在学习过程中及临床上两者应该相互联系。

（二）病理学在医学中的地位

病理学属西医学基础学科，为基础医学和临床医学间的“桥梁”学科，在医学教育、临床实践及科学研究中都占有重要地位。要研究疾病过程中机体的形态结构、功能和代谢的改变，必须先了解正常机体的形态结构、功能和代谢规律。因此，要学好病理学，首先应以人体解剖学、组织胚胎学、生理学、生物化学、病原微生物学、寄生虫学和免疫学等学科为基础；而疾病过程中机体的形态结构、功能和代谢的改变，又决定了机体患病时的临床表现。因此，病理学又是学习临床医学的必要基础学科。在医学临床实践过程中，病理学是迄今为止诊断和确诊疾病最为可靠的方法之一，尤其是在肿瘤性疾病的多种诊断方法中，病理学诊断具有不可替代的作用。同时，临床医学的发展又不断向病理学提出新的研究课题，从而促进病理学的深入发展。在西医学科学

研究中，病理学同样具有重要作用。因此，学好病理学知识有助于科学地掌握西医学知识，也有助于临床医疗实践。

二、病理学的研究方法

（一）尸体解剖

对死者的遗体进行病理剖验并做出诊断，称为尸体解剖，简称尸检，是病理解剖学的基本研究方法之一。通过尸检：①可以查明死因，明确和验证诊断、治疗正确与否；②有利于提高医疗诊治水平，及时发现某些流行病、传染病、地方病及新发生的疾病，也有利于为医学鉴定提供科学翔实的依据；③通过收集和积累各种疾病的病理资料，对推动基础医学和临床医学发展起着重要作用。

（二）活体组织检查

采用局部切除、钳取、针吸、搔刮等方法获取病变组织，对活体组织进行病理检查，称为活体组织检查，简称活检，是目前临床诊断和研究疾病常采用的检查方法。通过活检能及时、准确地对患者做出疾病诊断；可指导治疗、估计预后；对术中患者，可帮助手术医生选择手术方式、决定手术范围等。

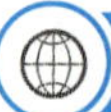

知识链接

病理组织制片技术

病理组织制片技术包含两个环节：一是组织块的处理，涉及取材、固定（4% 多聚甲醛溶液）、脱水（乙醇）、透明（二甲苯）、浸蜡（石蜡）、包埋（石蜡）六个步骤；二是石蜡切片（4～6μm）。石蜡切片制作后，组织切片 HE 染色。

（三）细胞学检查

通过采集病变部位的自然分泌物、渗出物、排泄物中的脱落细胞或人工获取的各种脱落细胞，制成涂片进行染色观察，称为细胞学检查。细胞学检查多用于对肿瘤的协助诊断与普查，具有操作方便、费用低、痛苦少，易于为患者所接受等优点，但要确切诊断恶性肿瘤，一般还须进一步检查。

（四）动物实验

在适宜的动物身上复制人类疾病模型，用以研究疾病的病因、发病机制、病理改变、疾病转归及药效学、药动学等方法，称为动物实验。动物实验可弥补人体病理学研究的受限和不足，但人与动物之间存在物种上的差异，动物实验的数据结果不能直接套用于人体，仅可作为研究人体疾病的参考。

（五）组织培养和细胞培养

将人体或动物的组织或细胞分离出来，用适宜的培养基在体外培养，称为组织培养和细胞培养。此法可建立组织细胞病理模型，也可研究在不同病因作用下病变发生发展的过程，因而在细胞学水平上揭示了某些疾病的发生发展规律，是对肿瘤研究十分重要的研究方法。这种方法的优点是周期短、见效快、费用低、因素单纯、条件可控。但体外培养与复杂的体内整体环境有很大不同，故体外培养的研究结果不能简单地等同于体内过程。

三、病理学的观察方法

（一）大体观察

是指运用肉眼或辅以量尺、放大镜等器材，对大体标本进行观察。观察的主要内容是病变组

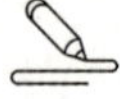

织的大小、范围、形状、颜色、质地、重量、外观情况，以及表面、切面等情况。大体标本的观察需要规范有序、严谨细致。

（二）光学显微镜观察

是指将病变组织、细胞制作成切片或涂片，经染色后通过光学显微镜观察，以确定病变微观结构的性质、特点、范围，做出病理诊断。

（三）超微结构观察

用透射或扫描电子显微镜，对组织、细胞的内部或表面进行亚细胞结构或大分子水平上的观察，称为超微结构观察。电镜在确定恶性肿瘤的分化程度、类型及组织来源上有重要作用，可加深对疾病基本的病变、病因和发病机制的了解。但由于受观察的局限性等因素的影响，电子显微镜观察在研究、诊断时常需结合肉眼及光镜观察。

（四）组织化学及免疫组织化学观察

运用抗原-抗体特异性结合的原理等，使用化学试剂对组织细胞进行特殊染色，从而辨别组织、细胞内各种蛋白质、酶类、核酸、糖原等化学成分的方法，称为组织化学及免疫组织化学观察。此法可检测组织细胞内化学成分，判断组织起源，已广泛应用于疾病的临床诊断和研究。

近年来，许多新技术相继应用于病理学的研究，如放射自显影技术、显微分光光度技术、流式细胞术、图像分析术、聚合酶链反应技术、生物芯片技术和分子原位杂交等，进一步加深了人类对疾病本质的认识。目前，病理学已经超越传统的对病变组织形态学变化的研究阶段，形成了分子病理学、免疫病理学、遗传病理学、计量病理学等新的学科分支，极大提高了对疾病本质的认识，为诊断、治疗、预防疾病提供了更加广阔深入的空间。

四、病理学发展简史

在人类社会发展的历程中，人与疾病的斗争贯穿始终。随着生产力的发展和对疾病的不断认识，人们开始探索疾病的原因和本质。1761 年意大利医学家 Morgagni 通过总结 700 余例尸体解剖的结果，认为不同疾病是由于相应器官的形态学改变引起的，并由此提出和创立了“器官病理学”的概念，奠定了医学和病理学发展的基础。19 世纪中叶，随着光学显微镜的发明和使用，人们对于疾病的认识深入到组织结构和细胞层面。德国著名病理学家 Rudolf Virchow 观察了大量的疾病组织切片后，提出“疾病是异常的细胞事件”的论断，并创立了“细胞病理学”。其理论和技术奠定了现代病理学的基础，同时也成为西医学的发展基础之一，对病理学和医学的发展做出重大贡献。此后历经一个半世纪的探索和发展，病理学学科体系逐渐完善，并不断出现分支学科。如以肉眼观察病变器官的病理变化，被称为“解剖病理学”；借助于光学显微镜观察病变器官组织或细胞改变的研究，被称为“组织病理学”或“细胞病理学”；运用电子显微镜观察细胞超微结构改变的研究被称为“超微结构病理学”。

近 30 年来，随着免疫学、细胞生物学、分子生物学、遗传学等学科的迅猛发展，以及免疫组织化学、流式细胞仪、图像分析技术和分子生物学技术的广泛应用，传统的医学理论体系得以迅速发展，学科间相互交叉和学科分支不断形成，为病理学的发展提供了强有力的动力，出现免疫病理学、分子病理学、遗传病理学、计量病理学等众多分支学科，对于疾病的认识也从器官、组织、细胞发展到亚细胞、基因、蛋白质及分子水平，同时从单纯的形态学观察的定位、定性发展到定量观察，从而使病理学观察结果更加具有客观性、重复性和可比性。现代病理学的发展和新兴学科分支的建立，不仅拓宽了病理学的研究领域，而且加深了人类对疾病本质的认识，为防治疾病开辟了新途径，拓展了新空间。随着人类基因组计划的完成，以及功能基因组计划的开展，病理学将迎来更大的发展机遇。

我国的现代病理学始建于 20 世纪初，老一辈病理学家为我国的病理学学科建设、人才培养

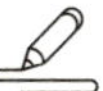

和科学研究呕心沥血、艰苦创业，功勋卓著。他们认真结合我国国情，创造性地编写具有中国特色的病理学教材和参考书目，并不断加以完善和提高；针对严重危害我国人民健康的传染病、地方病和恶性肿瘤等疾病进行了深入而广泛的研究，取得了丰硕的成果，同时也培养了大批献身于病理学事业的专业人才，对我国病理学的发展具有积极和深远的影响。

我国幅员辽阔，人口众多，各民族饮食、文化、生活习惯等具有多样性，导致我国的疾病谱也具有自己的特点。因此运用西医学理论和医学技术的最新成果，积极开展病理学及其相关学科的科学研究和临床实践，深入揭示疾病的本质，对于病理学事业的发展，以及我国人民的身心健康和全民族身体素质的提高都具有极为重要的意义。

（李小山）

复习思考题

扫一扫，测一测

1. 试述病理学的主要研究任务。
2. 简述病理学的研究、观察方法。
3. 简述病理学的发展简史。

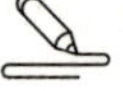

第一章　疾 病 概 论

PPT 课件

学 习 目 标

掌握健康、亚健康、疾病、病理过程、病理状态、脑死亡的概念，疾病发生发展的基本规律，脑死亡的判断指标，以及临床死亡的主要标志；熟悉疾病发生的原因和条件，疾病的经过和转归；了解疾病发生发展的基本机制。

知识导览

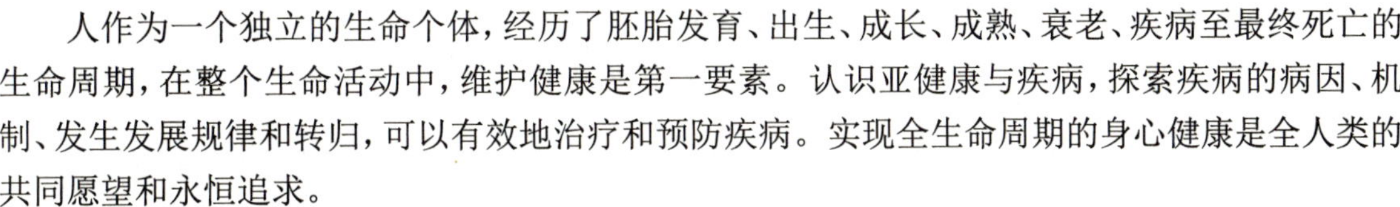

人作为一个独立的生命个体，经历了胚胎发育、出生、成长、成熟、衰老、疾病至最终死亡的生命周期，在整个生命活动中，维护健康是第一要素。认识亚健康与疾病，探索疾病的病因、机制、发生发展规律和转归，可以有效地治疗和预防疾病。实现全生命周期的身心健康是全人类的共同愿望和永恒追求。

第一节　健康与疾病

机体从健康到亚健康再到疾病的发生，常是从量变到质变的过程，而衰老和死亡则是每个人最终不可避免的结果。促进全民健康，关注重视亚健康，预防或延缓疾病发生发展，也是当代健康守护人的使命与担当。

一、健　　康

世界卫生组织（WHO）认为：健康不仅是没有疾病或病痛，而且是一种躯体上、心理上和社会适应能力和道德上处于完好的状态。即人的健康分为躯体健康、心理健康、社会适应健康、道德健康 4 个层次。社会适应健康和道德健康是以躯体健康和心理健康为基础发展而成的更高级的健康层次。

躯体健康指脏器无疾病和病痛，身体形态发育良好，体形均匀，人体各系统具有良好的生理功能，有较强的身体活动能力和劳动能力。心理健康指身体、智力和情绪十分协调，热爱生活，能在工作和职业中充分发挥个人的最大潜能，妥善处理和适应人与人、人与环境之间的相互关系。社会适应健康指社会适应能力良好，对社会环境和一些有益或有害的刺激，能积极调整和适应。道德健康即言行符合社会道德规范，指不以损害他人的利益来满足自己的需要，具有辨别真伪、善恶、美丑、荣辱等是非观念，能按照社会行为的规范准则来约束自己。WHO 新补充的健康标准为“五快三良”，“五快”指食得快、便得快、睡得快、说得快、走得快，“三良”指良好的个性、良好的处世能力、良好的人际关系。

研究表明，决定健康的四大因素是遗传、社会和自然环境、医疗条件、个人生活方式，而个人生活方式是最可控因素，因此健康的钥匙掌握在自己手中，每个人都是自身健康的第一责任人。

二、亚 健 康

亚健康又称“慢性疲劳综合征”，是介于健康与疾病之间的“第三状态”，可向健康或疾病转化，其躯体、心理、社会适应能力多呈低下状态。躯体亚健康常表现出疲乏、周身不适、性功能下降和月经周期紊乱等症状；心理亚健康可出现脑力疲劳、情感障碍、思维紊乱、恐慌、焦虑、冷漠、孤独等表现；社会适应能力亚健康常对工作、生活、学习等环境难以适应，对人际关系难以协调。若上述表现持续一定时间，经医院检查排除疾病后可诊断为亚健康。WHO一项全球性调查显示，真正健康的人仅占5%，诊断有疾病的占20%，而处于亚健康状态的则有75%。

导致亚健康的原因与疾病病因基本相同，如病原微生物侵袭、环境污染、工作和心理压力大、生活方式不科学等，当上述危险因素达到了一定阈值之后，就会由量变到质变，即由健康转为亚健康再发生疾病。亚健康的成因、损害、临床表现及康复均具有隐匿性、不典型性、普遍性、多元性和双向性等特点。亚健康与健康状态具有互相转化的特点，如早期发现、早期诊断、早期干预，大部分亚健康可转化为健康。但多数人对亚健康不重视，听之任之，当机体病变积累到一定程度时，就可引发严重的疾病。

尽早关注亚健康，从加强自我保健、体育锻炼、调整心理状态等多方面进行综合防治，可以防止亚健康向疾病转化，对预防疾病的发生发展有积极意义。

三、衰 老

衰老是生物体生长发育达到成熟期后，随着年龄增长而发生的一系列组织结构退行性改变，包括生理性衰老和病理性衰老。生理功能和适应能力逐渐减退是生命发展的规律，这种衰老称为生理性衰老。若患有某些疾病或其他因素加速了衰老，则称为病理性衰老。

机体各器官的功能代谢下降常是老年性疾病的促发因素。主要表现在：①物质储备减少，对机体代谢产生不利影响。糖原储存减少，促使机体三磷酸腺苷（ATP）生成减少，机体供能不足，造成各器官、组织功能障碍；热量产生减少，致使体温偏低；蛋白质代谢呈负氮平衡，免疫球蛋白合成减少，抗体生成不足，对伤害性刺激的抵抗力下降，对许多疾病的易感性增加。②自稳调节功能减弱。由于老年机体神经 - 内分泌系统老化，自稳调节功能减弱，血糖、血脂、血电解质浓度、渗透压、pH 等重要生命指标更容易紊乱，更易患冠状动脉性心脏病（简称冠心病）、动脉粥样硬化、糖尿病、高血压和骨质疏松症等老年性疾病。③应激能力降低。由于老年机体各系统、器官功能降低，在应激条件下机体难以对致病因素做出迅速有效的反应。例如，在高温、寒冷、疲劳、感染等情况下，老年人比年轻人更易患病。因此，明确衰老与疾病的关系，才能更好地诊治老年患者。

四、疾 病

（一）疾病的概念

疾病是机体在一定病因和条件作用下，因自稳调节紊乱而发生的异常生命活动过程，表现为组织、细胞的功能、代谢和形态结构的变化，并引起各种症状、体征和社会行为的异常。疾病状态下，机体对环境的适应能力下降，劳动能力减弱甚至丧失。

症状是指患者主观上感觉到的异常，如疼痛、恶心、头晕、胸闷等。体征是指医生对患者进行体格检查后获得的客观病理征象，如胸膜摩擦音、肝大、移动性浊音等。疾病引起机体的损

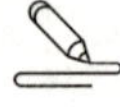

伤和抗损伤，常可出现组织、细胞形态结构和功能、代谢的变化，这些变化可引起机体在临床上出现各种症状、体征和社会行为异常，但有时在疾病早期，临床表现也可不明显，需借助实验室或病理检查才能发现，例如肿瘤早期、动脉粥样硬化早期虽出现了组织细胞形态结构的变化，但临床上常无明显症状。

（二）病理过程和病理状态

疾病发生发展过程中常存在一些共同的病理过程和持久性的病理状态，认识这些变化，寻找共性与个性，才能探索疾病的发生发展规律，更清晰地认识疾病。

1. 病理过程 是指不同疾病或多种器官中共同存在的、具有内在联系的功能、代谢和形态结构变化的综合过程。它既可以局部表现为主，如炎症、血栓形成、梗死等，也可出现全身表现，如发热、脱水、水肿、电解质或酸碱平衡紊乱、休克、弥散性血管内凝血等。一种疾病可包含多种病理过程，如化脓性阑尾炎可有炎症、发热、水肿等；多种不同的疾病也可发生相同的病理过程，如外伤失血过多和心肌梗死都可因全身血液循环障碍而引起休克。

2. 病理状态 是指病理过程经过一段时间后形成的相对稳定或发展极慢的局部形态变化，如烧伤后形成的皮肤瘢痕、类风湿关节炎后的关节强直等，都是病理过程的后果。

（三）疾病谱

疾病谱是指根据特定地区特定疾病的发病率、死亡率或危害程度对疾病进行的排序。随着生活习惯、生产方式、生活条件、医疗卫生条件、环境污染、经济状况等的变化，疾病谱亦会发生明显改变。中华人民共和国成立前，传染病死亡人数占总死亡人数的 50% 以上；中华人民共和国成立后，高病死率则主要是慢性非传染性疾病。目前，占我国人口死因前四位的疾病为：心脑血管疾病、恶性肿瘤、呼吸系统疾病和意外伤害。随着生活条件的改善和饮食结构的变化，要预防糖尿病、冠心病、脑卒中等“富贵病”的发生发展；随着人口老龄化，阿尔茨海默病、骨质疏松症等与年龄增长相关的疾病患病率日渐增加；伴随社会节奏加快，生活工作压力增大，抑郁症等心理疾病的发生率也呈上升趋势。这些疾病谱的变化给我国的医疗决策带来了新的挑战，必须高度重视。

第二节 病 因 学

病因学主要研究疾病发生发展的病因和条件。任何疾病均由病因引起，但发病条件不是引起疾病的必备因素。

一、病　　因

病因指能引起疾病并决定疾病特异性的因素。病因种类繁多，一般按来源不同可大致归纳为以下几大类：

1. 生物因素 是最常见的致病因素，包括各种致病微生物（如细菌、病毒、真菌、立克次体、螺旋体、衣原体、支原体）和各类寄生虫（如蠕虫、原虫、吸虫）等，其中以细菌、病毒感染导致的疾病最为常见。致病微生物能否引起机体发病，与其侵入的数量、毒力、侵袭力、感染途径有密切关系，同时也与机体的防御功能、对致病微生物的敏感性有关。致病特点：多有特定入侵门户和好发部位，引起的疾病常有特异性。

2. 物理因素 包括机械力、高温、低温、气压变化、电流、电离辐射、噪声等，是否致病取决于其作用强度、作用部位、持续时间等。致病特点：多只引起疾病发生但不影响疾病发展，潜伏期较短或无，对机体无明显选择性，致病作用与机体的反应性关系不大。

3. 化学因素 主要包括无机化学毒物、有机化学毒物及生物毒物。无机化学毒物如强酸、强碱、氰化物，有机毒物如甲醇、四氯化碳、甲醛，生物毒物如蛇毒、蜂毒。化学因素致病取决于其浓度、毒性、作用部位和持续时间等。致病特点：在疾病发生发展中均起作用，潜伏期短，可被体液稀释、中和或被机体解毒，对机体损伤有一定选择性，如一氧化碳主要与红细胞结合。

4. 营养因素 各种营养物质如糖、蛋白质、脂肪、维生素、无机盐、微量元素等是维持生命活动的必需物质，如果缺乏或过多均可引起相应疾病。如营养物质过量摄入可引起肥胖症、高脂血症、动脉粥样硬化等疾病；维生素 D 缺乏可引起佝偻病，而摄取过量又可导致维生素 D 中毒等。

5. 遗传因素 遗传因素对疾病发生的影响主要有两种情况：①遗传性疾病：指由于遗传物质改变直接引起的疾病，常见的有基因突变引起的分子病（如白化病、血友病），常染色体畸变引起的染色体病（如先天愚型），以及性染色体畸变引起的性征发育不良等；②遗传易感性：指因遗传物质的改变，使机体获得容易发生某种疾病的倾向，如原发性高血压（又称高血压病）、糖尿病、精神分裂症。

6. 先天因素 指能够损害胎儿正常发育的有害因素。由先天因素引起的疾病称为先天性疾病，如孕妇感染病毒可引起先天性心脏病、唇裂、多指（趾）。

7. 免疫因素 机体因免疫反应过强、过弱或缺陷，自身免疫反应等致病。机体对一些抗原刺激产生的免疫反应过强称为超敏反应，可造成组织损害和功能障碍，如对花粉、药物、食物等过敏者；机体因免疫功能低下或缺陷所致疾病，称为免疫缺陷病，如艾滋病；机体由自身抗原引发的免疫反应并造成组织损害的疾病，称为自身免疫性疾病，如类风湿关节炎、系统性红斑狼疮。

8. 神经内分泌因素 机体神经内分泌系统功能紊乱也可引起疾病发生。消化性溃疡的发生与迷走神经兴奋性过高或过低有关。因内分泌功能紊乱可出现甲状腺功能亢进或低下，胰岛素分泌不足可导致糖尿病等。

9. 心理和社会因素 身心疾病越来越受到人们重视。情绪活动和性格可通过自主神经功能强化躯体反应，引起器官功能紊乱。社会因素包括工作和生活环境、经济状况、人际关系、受教育水平等，均与疾病的发生发展有关。

10. 环境因素 自然环境过度开发，废水、废气、废渣“三废”处理不善而造成的生态平衡破坏，大气、水、土壤的污染，已成为危害人类健康，导致疾病发生的重要因素。

综上所述，在疾病发生发展过程中，病因是多种多样的，可由一种病因引起，也可由多种病因同时或先后引起。病因的作用机制是错综复杂的，对病因预防要具体分析和个性化防治。

二、条 件

致病条件是指在病因作用于机体的前提下，促进或减缓疾病发生发展的体内、外因素。致病条件自身并不能直接引起疾病，但可影响病因对机体的作用。如结核分枝杆菌是发生结核病的病因，而机体营养状况和免疫能力就是结核病发生发展的内部条件。

病因和条件是相对的，在疾病的发生发展过程中所起的作用也不同。病因和条件在不同疾病中可独立存在或互相转化。部分疾病只要有病因就会致病，无需任何条件。同一因素在一种疾病中可能是病因，而对另一种疾病可能是条件，如寒冷是冻伤的病因，也是肺炎发生的条件。一种疾病也可成为另一种疾病发生的条件，如糖尿病引起的机体抵抗力降低可以成为感染性疾病如疖、痈、败血症、结核病的发生条件。因此，重视对疾病病因和条件的研究，对疾病的预防有着重要的意义。

诱因指能加强病因的作用而促进疾病发生发展的条件。有些疾病的发生有明显诱因，如肝

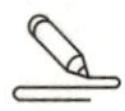

硬化患者因食管静脉曲张，在食用坚硬食物后易发生上消化道大出血，使血氨水平急剧增高诱发肝性脑病，食用坚硬食物则是诱因。危险因素是指某些与疾病密切相关又难以区分是病因还是条件的因素。如吸烟是肺癌发生的危险因素，高血脂、高血压、高血糖常是动脉粥样硬化的危险因素。

第三节 发 病 学

发病学主要研究疾病发生发展的基本规律和机制。探寻疾病发生发展的共同规律，透过现象看本质，才能更准确地认识疾病。

一、疾病的基本规律

（一）自稳调节紊乱

正常机体通过神经体液等调节，使体内各器官的功能和代谢活动在不断变化着的内外环境中保持动态平衡，称“自稳调节”即“稳态”。机体稳态平衡是保持正常生命活动和健康的先决条件。疾病时病因通过对机体的损害性作用使体内稳态遭到破坏，引起相应的功能和代谢障碍，并可通过连锁反应进一步引起稳态的其他方面也相继发生紊乱，从而导致更为严重的生命活动障碍。如某些病因所致的胰岛素分泌缺乏或延迟，引起糖尿病，出现糖代谢紊乱、血糖升高；而糖代谢紊乱又进一步引起脂肪代谢、蛋白质代谢和水、电解质代谢紊乱，甚至引发动脉粥样硬化等。

（二）损伤与抗损伤反应

在疾病发展过程中，病因可引起机体出现组织器官损伤性变化；同时机体对抗这些损伤可产生各种反应，称抗损伤反应。在疾病发展过程中，损伤与抗损伤的斗争贯穿于疾病的始终，两者力量的对比，决定疾病的发展方向和转归。当损伤占据优势时，疾病向恶化方向发展，甚至导致死亡；当抗损伤占据优势时，疾病向康复方向发展，直至痊愈。损伤与抗损伤反应，在一定条件下可互相转化，严重的抗损伤反应也可对机体造成不同程度的损伤。如失血性休克的早期，外周循环小动脉、微动脉的收缩，有利于动脉血压的维持和心、脑血液的供给，属抗损伤反应；但若持续时间过久，因缺血、缺氧导致的酸性代谢产物增多，引起微循环淤血，使休克加重，而转为损伤性因素。在医护工作中，要注意及时保护和支持抗损伤反应，去除和减轻损伤性变化，以促使疾病痊愈。

（三）因果转化

因果转化规律是指在原始病因作用下，机体出现某些病理变化，这些变化可作为新的病因而引起新的结果，如此因果交替和转化，促使疾病不断发展。在因果转化中，每一种变化既是前一变化的结果，又是后一变化的病因。因果转化的结果使病情趋于恶化者称恶性循环；因果转化的结果使疾病向好的方向转化称良性循环。在因果转化中，并非所有的环节都同等重要，其中起决定作用的环节称主导环节。抓住主导环节，采取相应治疗措施，阻断因果转化的恶性循环，促进良性循环，使疾病向着有利于康复方向发展，在疾病防治中具有重要意义。

（四）局部与整体关联

任何疾病都有局部表现和整体反应，有些疾病的表现以局部为主，有些以全身反应为主。局部病变可通过神经 - 体液途径引起机体的整体反应，而全身反应也可影响局部病变的发展。因此，在疾病过程中，局部表现与整体反应是相互影响、相互制约、相互转化的。如长期高脂饮食使身体肥胖，血脂增高，导致冠状动脉发生粥样硬化，整体影响局部病变；而局部冠状动脉粥样

硬化可使动脉供血中断导致心肌缺血梗死，心肌缺血又使心泵血功能障碍，引起全身血液循环障碍，局部又影响了整体。因此要正确认识局部与整体的关系，采取积极有效的治疗措施，促使疾病康复。

二、疾病的发生机制

正常状态下，机体通过神经、体液的精细调节处于稳态。当疾病发生时，自稳调节被打破，通过改变机体的神经、体液、细胞、分子等调节机制来维持疾病新稳态，这也是疾病发生发展中存在的一些共同机制。

（一）神经机制

神经系统对人体生命活动的维持和调控发挥主导作用，许多疾病的发生发展都可能与神经系统的变化有关。病因通过神经反射引起相应器官功能代谢或者结构的改变是常见的神经机制，如炎症初期通过神经调节的血管扩张机制；某些病因可直接损伤神经系统而导致疾病，如流行性乙型脑炎；长期精神紧张、忧虑等因素可导致大脑皮质功能紊乱，皮质下中枢失去正常调控也可以引发疾病（如高血压）。肝功能障碍等引起血氨增高，氨进入脑组织可导致神经递质失衡，还可干扰脑细胞能量代谢，损伤神经细胞质膜和线粒体的功能，最终导致神经细胞功能障碍，出现肝性脑病。

（二）体液机制

体液是维持机体内环境稳定的重要因素，体液中参与调节的化学物质称为体液因子，包括血管活性物质、细胞因子、激素、神经递质等。各种病因通过直接或间接影响体液的总量、体液因子的数量及活性等导致疾病的发生。体液因子可通过内分泌、旁分泌和自分泌作用方式引起组织细胞的损伤和功能代谢的改变。体液因子的分泌常受神经机制的调节，称神经 - 体液机制。如大面积创伤引起休克和多器官衰竭就是神经 - 体液机制共同作用的结果。

（三）细胞机制

细胞是构成生物体最基本的结构和功能单位。病因可以直接或间接作用于细胞，造成细胞损伤引起疾病。常见有：①病因直接无选择的损伤细胞，如高温所致的烧伤；②病因有选择性的损伤细胞，如甲型肝炎病毒对肝细胞的损伤；③病因引起细胞功能障碍，如氰化物中毒时，氰离子与细胞线粒体内细胞色素氧化酶结合，从而导致该酶失去活性，阻断细胞内呼吸致使细胞死亡；④病因造成细胞膜功能障碍，如 ATP 减少导致细胞膜 Na^+-K^+ -ATP 酶失活，引起细胞水肿。

（四）分子机制

细胞的生命活动由分子执行，在疾病过程中细胞的损伤均涉及分子的变化。分子病是指由遗传物质或基因的变异引起的一类以蛋白质异常为特征的疾病。细胞分子的异常变化必然会引起细胞代谢、功能和结构的改变，影响细胞的正常生命活动，导致疾病的发生。如血友病是因遗传缺陷引起某些凝血因子缺乏，导致机体凝血功能障碍且易出血；蚕豆病是由于编码红细胞葡萄糖 -6- 磷酸脱氢酶的基因缺陷所引起的溶血性疾病，基因治疗已成为治疗该疾病的新方法。

（五）信号转导机制

细胞通过细胞膜或胞内的受体感受细胞外信息分子的刺激，经过细胞内信号转导系统的转换传导来调节其生物学功能的应答方式称为细胞信号转导。细胞信号转导的关键环节是特定的细胞释放信息物质到达相应的靶细胞，与靶细胞的特异性受体结合，激活靶细胞内的信使系统，引起靶细胞生物学效应表达。任何一个或多个环节的细胞信号转导障碍，均可以使调节信号转导的网络失衡，导致疾病的发生，如肿瘤、糖尿病、某些神经精神性疾病。

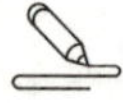

知识链接

精准医疗与大数据

精准医疗是以个体化医疗为基础，随着基因组测序技术快速发展，以及生物信息与大数据科学的交叉应用而发展起来的新型医学概念与医疗模式。其本质是通过收集每例患者基因组学、蛋白质组学、信号转导学、临床症状体征及临床实验室检测数据，结合体内微生物学、外环境暴露学、社会学等资料，建立完善的个体信息档案和疾病知识共享平台；在大数据的框架下开展循证医学研究，对于大样本人群与特定疾病类型进行生物标志物的分析与鉴定、验证与应用，通过长期追踪和动态分析，从而精确寻找到疾病的驱动因素、分子基础和治疗靶点，最终实现对疾病和特定患者进行个体化精准治疗的目的，提高疾病诊治与预防效益。目前，我国大力推动健康医疗信息系统和公众健康医疗数据互联融合、开放共享，使医疗数据更好地为医疗机构和大众健康管理服务，有效推动精准医疗。

第四节　疾病的经过与转归

一、分　期

疾病的发生发展是一个过程，通常生物因素引起的疾病常可分为典型四期，但有些疾病并没有明显的分期。

1. 潜伏期　指从病因入侵机体到出现临床症状前的时期。潜伏期长短随病因的特异性、疾病的类型和机体本身的特征而不同。对疾病潜伏期长短的认识有助于早期诊断及早期隔离。

2. 前驱期　指从开始出现症状到出现典型症状前的时期。主要表现为一些非特异性症状，如全身不适、食欲减退、头痛、乏力、发热等。及时发现此期疾病有利于早期诊断和早期治疗。

3. 症状明显期　指出现该病典型症状的时期。此期特征性的症状和体征是诊断疾病的重要依据。

4. 转归期　疾病的结束阶段称为疾病的转归期。

二、转　归

疾病的转归主要有康复和死亡两种，主要取决于病因的特性、损伤程度、机体抗损伤反应，以及是否合理及时的治疗等因素。

1. 康复　可分为完全康复和不完全康复。完全康复指病因的作用已停止或清除，疾病的损伤性变化完全消失，其形态结构和功能代谢完全恢复正常，患者的症状和体征完全消退，机体重新恢复稳态。所谓不完全康复指病因作用基本得到控制，主要症状消失，机体的损伤性变化未完全恢复正常，可通过各种代偿机制来维持正常的生命活动，并遗留某些病理状态或后遗症。

2. 死亡　指机体作为整体功能的永久停止，有生理性死亡和病理性死亡两类。死亡多呈渐进性过程，一般可分三期。①濒死期：又称临终状态，机体脑干以上的中枢神经处于深度抑制状态，各系统功能严重衰竭，表现为意识模糊或丧失，血压下降，呼吸和循环功能进行性减弱，感知觉功能下降等；②临床死亡期：又称个体死亡期，心跳、呼吸停止，各种反射消失，瞳孔散大，约持续 6～8 分钟，此期机体器官仍有微弱的代谢活动，应争分夺秒进行抢救，还有复苏可能；③生物学死亡期：又称脑死亡期，是死亡过程的最后阶段。机体中枢神经系统及各器官的代谢活动相继停止，不可逆。死者相继出现尸冷、尸斑、尸僵、尸体腐败等现象。

脑死亡是死亡的标志，指全脑功能不可逆的永久性丧失。其主要判断标准包括：①自主呼吸停止，是脑死亡的首要指标；②不可逆性深昏迷和对外界刺激无反应性；③脑干神经反射消失，如对光反射、角膜反射、咽反射；④瞳孔散大或固定；⑤脑电波消失；⑥脑血管造影证实脑血液循环完全停止。

脑死亡者全脑死亡且功能完全丧失，不可能恢复意识，更不可能复活。所以，一旦确定为脑死亡，既意味着人的生物学死亡，也意味着人的社会死亡。及时准确判断脑死亡，对于判定死亡时间、确定终止抢救的时间、确定器官移植摘取时间等都具有重要的临床意义和社会意义。

脑死亡须与“植物人”鉴别，植物人是指患者大脑皮层功能严重受损导致主观意识丧失，仍保留皮层下中枢功能的一种状态。植物人与脑死亡的主要区别是仍保持自主呼吸功能。

（鲜于丽）

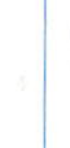

复习思考题

扫一扫，测一测

1. 简述疾病常见的病因有哪些？
2. 试述疾病的发生发展有哪些基本规律？
3. 试述脑死亡的概念及判断标准。

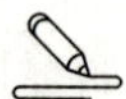

第二章　细胞、组织的适应、损伤与修复

PPT课件

学习目标

掌握萎缩、肥大、增生、化生的概念及类型，变性的概念、类型及病理变化，坏死的概念、类型、病理变化及其结局，肉芽组织的概念、结构和作用，皮肤创伤愈合的类型和特点；熟悉再生的类型，各种细胞的再生能力，瘢痕组织对机体的影响，骨折的愈合过程，影响创伤愈合的因素；了解细胞组织损伤的原因，各种组织的再生过程，皮肤创伤的愈合过程。

知识导览

细胞的生命活动是在体内外环境的动态平衡中进行的。当体内外环境发生改变时，细胞和由其构成的组织、器官进行代谢、功能和结构调整而得以存活的过程称为适应。当细胞和组织受到不能耐受的有害因素刺激时，则可能引起损伤。细胞和组织损伤后，机体对所形成的缺损进行修补恢复的过程称为修复。

第一节　适　　应

一、萎　　缩

发育正常的实质细胞、组织和器官的体积缩小称为萎缩。组织、器官的萎缩主要是实质细胞的体积缩小，可伴有细胞数量减少。

（一）分类

萎缩分为生理性和病理性两类。生理性萎缩与年龄有关，如成年人胸腺萎缩、更年期后的性腺萎缩、老年人各器官的萎缩。病理性萎缩按其原因可分为以下类型。

1. 营养不良性萎缩　可因蛋白质摄入不足、消耗过多和血液供应不足等引起，包括局部性萎缩和全身性萎缩。如脑动脉硬化时因慢性缺血引起的脑萎缩为局部性萎缩；长期饥饿或慢性消耗性疾病等，因蛋白质等摄入不足或消耗过多引起全身性萎缩。全身性萎缩首先发生于脂肪组织，之后依次为肌肉、脾、肝、肾等，心、脑最后萎缩。

2. 压迫性萎缩　器官或组织长期受压后，由于其代谢减慢而逐渐发生萎缩。如尿路梗阻时，因肾盂积水引起的肾实质受压而萎缩。

3. 失用性萎缩　因长期工作负荷下降和功能代谢低下所致的萎缩，如骨折固定后患侧的肢体长期不活动所致的骨骼肌萎缩等。

4. 去神经性萎缩　因运动神经元或轴突损伤引起的效应器萎缩，如脊髓灰质炎患者因脊髓前角运动神经元的损伤导致的肢体肌肉萎缩。

5. 内分泌性萎缩　为内分泌腺功能下降引起的靶器官萎缩，如垂体功能低下，导致肾上腺皮质萎缩。

（二）病理变化

肉眼观：萎缩的组织器官体积缩小、重量减轻、颜色变深。当伴有间质纤维结缔组织增生时硬度增加。如心脏萎缩时，除上述表现外，还可见心壁变薄、心尖尖锐，冠状动脉迂曲呈蛇形弯曲。

光镜下：萎缩器官的实质细胞体积缩小或伴有细胞数目减少。萎缩心肌细胞、肝细胞胞质内可出现脂褐素颗粒，为细胞自噬溶酶体内未被消化的细胞器碎片残体。此外，萎缩器官的间质常增生，甚至造成器官和组织的体积增大，此时称为假性肥大（图 2-1）。

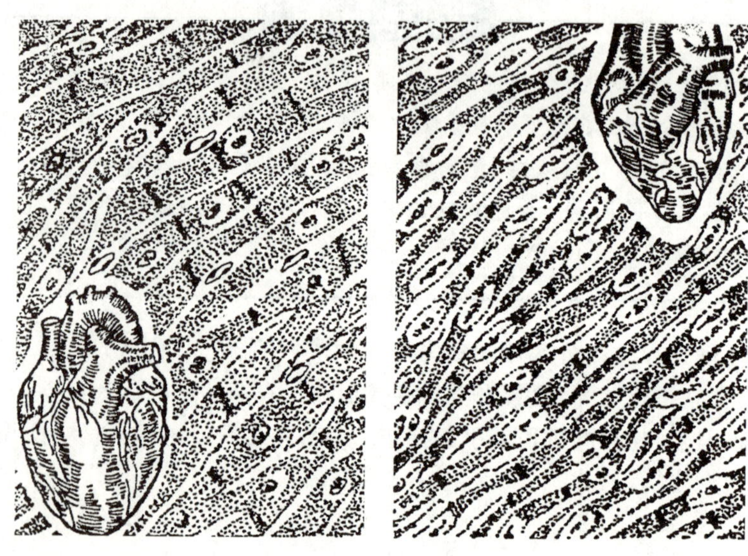

图 2-1 心肌萎缩

左侧：正常心肌；右侧：萎缩心肌

（三）影响和结局

萎缩是可复性变化，原因消除后，萎缩的细胞可恢复正常，但持续性萎缩可导致细胞死亡。

二、肥 大

细胞、组织和器官的体积增大称为肥大。肥大的组织、器官常伴有细胞数量的增多，即肥大常与增生并存。肥大可分为代偿性肥大与内分泌性肥大。

1. 代偿性肥大 指由器官和组织功能负荷增加引起的肥大，具有功能代偿作用，如高血压时引起的心肌病理性肥大、经锻炼的骨骼肌生理性肥大等。

2. 内分泌性肥大 指由内分泌激素引发效应器的肥大。如妊娠期的子宫平滑肌肥大、哺乳期的乳腺肥大等。

肥大细胞的 DNA 含量和细胞器增多，功能增强。若超过了肥大器官的代偿限度则会出现失代偿，例如高血压病的肥大心肌失代偿引起心力衰竭。

三、增 生

组织、器官内实质细胞数量增多，常导致组织或器官的体积增大。增生可分为生理性增生和病理性增生。常见的类型有：

1. 内分泌性增生 内分泌紊乱引起的增生，如雌激素过多时的子宫内膜过度增生、缺碘时通过反馈机制引起甲状腺滤泡上皮细胞增生。

2. 代偿性增生　组织器官受损时机体为代替补偿病变器官功能而发生的细胞数量增多，如部分肝脏切除后残存肝细胞的增生。

3. 再生性增生　因组织损伤而进行的再生，属修复损伤的一种反应性增生，如皮肤手术创口处的上皮和肉芽组织增生。

增生与肥大的原因十分相似，故两者常相伴出现。如雌激素导致的子宫增大，既有子宫平滑肌细胞增大，又有细胞数量的增加。但是不能分裂的细胞（如心肌）只能发生肥大，不会发生增生。增生通常具有可复性，原因消除后可复原，但过度增生有可能演变为肿瘤。

四、化　生

一种分化成熟的细胞类型因受刺激转化为另一种分化成熟细胞类型的过程称为化生。化生的细胞并非由原来的成熟细胞直接转变而来，而是由具有分裂增殖和多向分化能力的未分化细胞或干细胞横向分化的结果。化生常发生于同源细胞之间，即上皮细胞之间和间叶细胞之间。常见的化生类型有：

1. 鳞状上皮化生　常见于支气管黏膜，如慢性支气管炎或支气管扩张时，支气管的假复层纤毛柱状上皮转变为鳞状上皮。鳞状上皮化生还可见于其他器官，如慢性胆囊炎及胆石症时胆囊黏膜上皮及慢性子宫颈炎的宫颈黏膜腺体等。

2. 肠上皮化生　慢性萎缩性胃炎时，部分胃黏膜上皮转变为肠型黏膜上皮。

3. 间叶组织的化生　多由纤维结缔组织化生为骨、软骨，如骨化性肌炎。

化生对机体利害兼而有之。化生是机体对内外环境改变的适应性变化，具有保护作用，但却丧失了原有组织的结构和功能。部分化生可引起细胞恶变，如支气管鳞状上皮化生和胃黏膜肠上皮化生，分别与肺鳞状细胞癌和胃腺癌的发生有一定关系。

第二节　细胞和组织的损伤

一、损伤的原因

当机体内外环境改变超过组织和细胞的适应能力后，可引起受损细胞及其间质发生物质代谢、组织化学、超微结构乃至光镜和肉眼可见的异常变化，称为损伤，包括可逆性损伤和不可逆性损伤。引起细胞组织损伤的原因包括：缺氧、化学物质和药物、物理因素、生物因素、免疫反应、营养失衡、内分泌因素、遗传变异、衰老、社会 - 心理 - 精神因素及医源性因素等。

二、形态学变化

（一）可逆性损伤

又称变性，是指细胞因代谢障碍而发生的一系列形态学改变，表现为细胞内或间质中出现异常物质或原有物质含量显著增加，常伴功能下降。

1. 细胞水肿　又称水样变性，是细胞轻度损伤后最常见的早期病变，好发于心、肝、肾等代谢旺盛器官的实质细胞。

原因：缺血、缺氧、感染、中毒等导致细胞的能量供应不足，细胞膜上的钠泵功能障碍，或引起细胞膜直接受损，使细胞内钠、水增多。

病理变化：肉眼观，器官体积增大，重量增加，颜色变淡、混浊而无光泽。光镜下，弥漫性细

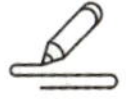

胞肿胀，胞质淡染、清亮，轻者胞质内出现红染颗粒状物（为肿胀的线粒体和内质网）。进一步发展，则细胞肿大更加明显，胞质高度疏松淡染，称为胞质疏松化；极重者细胞肿大呈球形，胞质透明，称为气球样变（见书后彩色插图1）。

结局：病因去除后水肿的细胞可恢复正常；如病因持续存在，严重水肿可发展为坏死。

2. 脂肪变 非脂肪细胞的细胞质内甘油三酯（中性脂肪）的异常蓄积或显著增多称为脂肪变。多发生于肝细胞、心肌细胞和肾小管上皮细胞。

原因：缺氧、感染、中毒和营养障碍等因素均可导致脂肪变。

病理变化：肉眼观，脂肪变的器官颜色淡黄、体积增大、边缘变钝、质软，切面有油腻感。光镜下，脂肪变的细胞内可见大小不等的脂肪空泡（因脂肪被有机溶剂溶解）。于冷冻切片中用苏丹Ⅲ染色显示脂肪为橘红色的圆形小滴。重度脂肪变的肝细胞，其胞核被蓄积融合的脂肪压向一侧，形似脂肪细胞（见书后彩色插图2）。

结局：轻度脂肪变是可复性损伤，病因消除后即可恢复。显著弥漫性肝脂肪变称“脂肪肝”，肝细胞可发生坏死，并可继发肝硬化。

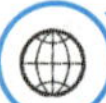

知识链接

脂肪肝

脂肪肝是指由于各种病因引起的肝细胞脂肪变和脂肪储积。正常肝脏含脂量2%～4%。当肝细胞内脂质蓄积超过肝湿重的5%，或组织学上见肝组织的1/3以上肝细胞脂肪变时，称为脂肪肝。脂肪肝的发生多因长期饮酒或酗酒、肥胖、糖尿病、高脂血症、药物、短期内体重迅速下降和病毒性肝炎导致。

当心肌发生脂肪变时，肉眼观病变心肌处呈黄色条纹，与正常的暗红色心肌相间排列，形成类似虎皮样的斑纹，称为“虎斑心”，常见于严重贫血和中毒。

3. 玻璃样变 泛指纤维结缔组织、血管壁或细胞内在HE染色中呈现均质、红染、毛玻璃样半透明的蛋白质蓄积，称玻璃样变或透明变。常见的玻璃样变有三种。

结缔组织玻璃样变：常见于瘢痕组织、动脉粥样硬化斑块和纤维化的肾小球等处。肉眼观，病变处灰白色、半透明、质坚韧、缺乏弹性（见书后彩色插图3）。光镜下，纤维细胞明显减少，胶原纤维增粗、融合成梁状、带状或片状均质的玻璃样物质。

血管壁玻璃样变：常见于缓进型高血压和糖尿病时的肾、脑、脾、视网膜等处的细动脉壁。由于细动脉持续性痉挛，使内膜通透性增加，血浆蛋白渗入内膜并沉积于管壁，加之内膜下的基膜样物质增生，使细动脉壁增厚、变硬、管腔狭窄甚至闭塞，又称细动脉硬化。

细胞内玻璃样变：蓄积于细胞质内的异常蛋白质形成均质、红染的圆形小体。常见于肾小管上皮细胞的玻璃样小滴（蛋白尿时由原尿中重吸收的蛋白质形成）、酒精性肝病时肝细胞质中的Mallory小体和浆细胞胞质中蓄积的免疫球蛋白（Russell小体）等。

4. 淀粉样变 细胞间质内，特别是小血管基膜出现淀粉样蛋白质和糖胺聚糖复合物蓄积，HE染色其镜下特点为淡红色均质状物，并显示淀粉样呈色反应。刚果红染色为橘红色，遇碘则为棕褐色，再加稀硫酸便呈蓝色。局部性淀粉样变主要发生于皮肤、结膜、舌、喉和肺等处，也可见于阿尔茨海默病的脑组织及霍奇金病、多发性骨髓瘤、甲状腺髓样癌等肿瘤的间质内。全身性淀粉样变可分为原发性和继发性两类，前者主要累及肝、肾、脾和心等多个器官；后者主要见于老年人和结核病等慢性炎症及某些肿瘤的间质中。

5. 黏液样变 细胞间质内糖胺聚糖（葡萄糖聚糖、透明质酸等）和蛋白质的蓄积，称为黏液样变，常见于间叶组织肿瘤、动脉粥样硬化斑块、风湿病灶等。光镜下，疏松的间质内有多突起的星芒状纤维细胞，散在于灰蓝色黏液基质中。

6. 病理性色素沉着 正常人体内有含铁血黄素、脂褐素、黑色素及胆红素等多种内源性色素；炭尘、煤尘和文身色素等外源性色素有时也会进入体内。病理情况下，上述某些色素会增多并聚于细胞内外，称为病理性色素沉着。

7. 病理性钙化 在骨和牙齿之外的组织中有固态钙盐沉积，称为病理性钙化。钙化处为白色石灰样坚硬物，难以完全被组织吸收而成为异物，可刺激周围纤维组织增生并将其包裹。X线检查显示为不透光的高密度阴影。HE染色切片，钙盐显示为蓝色颗粒状或片状。病理性钙化根据原因和机制分为两种类型。

（1）营养不良性钙化：指钙盐沉积于变性、坏死组织或异物中，机体的钙磷代谢正常。见于结核坏死灶、血栓、动脉粥样硬化斑块、寄生虫和虫卵等。

（2）转移性钙化：较少见，机体的钙磷代谢失调，血钙升高，钙盐沉积在血管壁、肾小管、胃黏膜、肺泡壁等部位，见于甲状旁腺功能亢进、骨肿瘤引起的骨组织破坏、维生素D摄入过多等。

（二）不可逆性损伤——细胞死亡

当细胞因受严重损伤而累及胞核时，呈现代谢停止、结构破坏和功能丧失等不可逆性变化称细胞死亡。分坏死和凋亡两种类型。

1. 坏死 活体内局部组织、细胞的死亡称为坏死。细胞坏死可因强烈的病因作用而迅速发生，也可因变性逐渐发展而来。

基本病变：细胞死亡几小时至十几小时后才能在光镜下见到形态改变。其主要的形态标志是细胞核的改变：①核固缩：核缩小、染色质浓缩，染色加深，提示DNA停止转录；②核碎裂：核膜破裂，染色质崩解成碎屑散在胞质中；③核溶解：染色质中的DNA和核蛋白被DNA酶和蛋白酶分解，核淡染，最后消失（图2-2）。

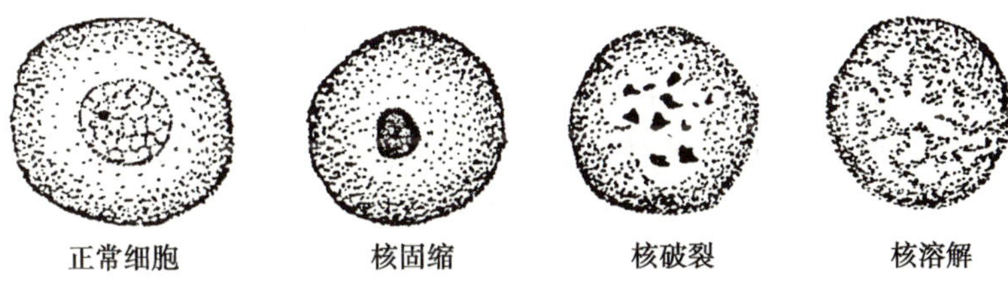

图2-2 细胞坏死时细胞核的变化（模式图）

此外，胞质红染、胞膜破裂、细胞坏死进而解体消失；间质内胶原纤维肿胀、崩解，与基质共同液化；最后坏死组织呈现一片模糊的、无结构的、红染的物质。

（1）坏死的类型：分为凝固性坏死、液化性坏死和特殊类型的坏死。

1）凝固性坏死：蛋白质变性凝固且溶酶体酶水解作用减弱时，坏死区呈灰黄、干燥、固体状态，称为凝固性坏死。多见于心肌、肝、脾、肾等实质脏器。坏死区与健康组织间有明显的分界，镜下特点为细胞微细结构消失，而组织结构轮廓可较长时间保存，坏死区周围形成充血、出血和炎症反应带。

2）液化性坏死：指坏死组织因酶性分解而变为液态。液化性坏死主要发生于含可凝固的蛋白少和含脂质多（如脑）、含蛋白酶多（如胰腺）的组织。化脓性炎时，坏死灶内含大量中性粒细胞，可释放出水解酶将坏死组织溶解液化。脑和脊髓因含蛋白少，含水分和磷脂多，坏死后形成半流体物，称脑软化。脓肿、脂肪坏死，以及由细胞水肿而来的溶解性坏死都属于液化性坏死。脂肪坏死分为创伤性和酶解性两类。前者好发于皮下脂肪组织，严重的钝挫伤可使大量脂肪细胞破裂，脂肪外溢并引起慢性炎症和异物巨细胞反应，常形成肿块。酶解脂肪坏死常见于急性胰腺炎，与胰脂酶外溢消化周围组织有关。

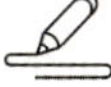

3）特殊类型的坏死

干酪样坏死：是凝固性坏死的特殊类型，常见于结核病。肉眼观，坏死组织呈白色或微黄，细腻，状如奶酪，故名干酪样坏死。光镜下，原有结构的轮廓消失，呈无结构颗粒状红染物质。

坏疽：是指较大范围的组织坏死并继发腐败菌感染而产生的特殊形态改变。由细菌分解坏死组织产生硫化氢，有恶臭气味，与红细胞破坏后游离出来的铁离子结合产生硫化铁，常使坏死组织变成黑色。坏疽分为干性坏疽、湿性坏疽和气性坏疽三种。

①干性坏疽：多见于动脉阻塞、静脉仍通畅的肢体末端（如动脉粥样硬化、血栓闭塞性脉管炎和冻伤），由于水分易蒸发，故病变部位干枯皱缩，腐败菌感染较轻，呈黑褐色，与周围正常组织有明显分界线，全身中毒症状轻。

②湿性坏疽：多见于与外界相通的内脏器官（如子宫、肺、肠管），也可见于有淤血、水肿的四肢。由于坏死组织含水较多，因此腐败菌感染严重，坏疽组织明显肿胀，呈深蓝、暗绿或污黑色，与周围正常组织分界不清，有恶臭，且可引起严重的全身中毒症状。

③气性坏疽：常继发于深在的开放性创伤（特别是战伤），合并厌氧菌（如产气荚膜杆菌）感染时。由于细菌分解坏死组织产生大量气体，使坏死组织呈蜂窝状，按之有捻发音，可伴有奇臭。气性坏疽也属于湿性坏疽，往往发展迅速，毒素吸收多，后果严重。

纤维素样坏死：旧称纤维素样变性，是结缔组织和小血管壁的坏死形式。病变部位形成细丝状、颗粒状或小条块状无结构物质，由于其与纤维素染色相似而得名。常见于结缔组织疾病（如风湿病）、急进型高血压的细动脉、胃溃疡底部动脉等。其发生机制与抗原 - 抗体复合物引发的胶原纤维肿胀、崩解，结缔组织中免疫球蛋白沉积，或血液中渗出的纤维蛋白原（Fbg）转变为纤维蛋白（Fbn）、变性有关。

（2）坏死的结局

1）溶解吸收：坏死组织在蛋白水解酶的作用下溶解，并由淋巴管、血管吸收，或被巨噬细胞吞噬清除。小范围坏死可被完全吸收、清除；较大范围坏死灶液化后可形成囊腔。

2）分离排出：坏死灶较大难以完全溶解吸收时，由于周围的炎症反应，仅在坏死灶边缘发生溶解吸收，使坏死组织与健康组织分离、脱落，形成缺损。皮肤黏膜的坏死组织被分离，可形成组织缺损，浅表者称为糜烂，较深者称为溃疡；有自然管道与外界相通的内脏器官（如肾、肺），其坏死组织经自然管道排出后，局部残留的腔称为空洞；组织坏死后形成的开口于皮肤黏膜表面的深在性盲管，称为窦道；连接两个内脏器官或从内脏器官通向体表的具有两端开口的通道样缺损，称为瘘管。

3）机化：由新生的肉芽组织吸收并取代坏死组织的过程称机化，最终形成瘢痕组织。

4）包裹、钙化：坏死灶较大，如不能完全机化，则由周围增生的肉芽组织将其包裹，进而形成纤维组织，其中的坏死组织可继发营养不良性钙化。

2. 凋亡 凋亡是活体内单个细胞或小团细胞的死亡，是由有关基因调控、自身启动的程序性死亡过程。它出现在许多生理和病理过程中，与胚胎发生发展、个体形成、器官细胞的平衡稳定等密切相关，并在肿瘤、自身免疫性疾病、病毒性疾病等的发生上具有重要意义，并非仅仅是细胞损伤的产物。

凋亡细胞最初的形态改变为细胞皱缩，胞质致密，细胞器密集，核染色质边集，进而胞核裂解，而后细胞膜下陷，包裹核碎片和细胞器等共同形成许多凋亡小体。如病毒性肝炎中所见的嗜酸性小体即为凋亡小体。在整个凋亡过程中，凋亡细胞的质膜（细胞膜和细胞器膜）不破裂，不引发死亡细胞的自溶，也不引起炎症反应。最终，凋亡小体可被巨噬细胞和邻近的其他实质细胞吞噬降解。

第三节　损伤的修复

机体对由损伤所形成的缺损进行修补恢复的过程称为修复。修复过程可概括为两种不同的形式，即再生和纤维性修复。多数情况下，由于多种组织同时发生损伤，故上述两种修复过程常同时存在。在组织损伤和修复过程中，常有炎症反应出现。

一、再　生

由损伤周围的同种细胞分裂增殖来完成修复的过程称再生。再生分为生理性再生和病理性再生。生理性再生是指在生理过程中，机体某些细胞衰老死亡，又被同类细胞再生、补充，以保持原有的结构和功能，如血细胞定期衰老死亡而需不断再生、补充；表皮的基底细胞不断增生分化以补充不断角化脱落的表层细胞；子宫内膜周期性脱落后又被新生内膜代替等。本节仅介绍病理状态下细胞、组织缺损后发生的再生，即病理性再生。

（一）各种组织的再生能力

通常低等动物比高等动物再生能力强，幼稚组织比高分化组织再生能力强，易受损、常更新的组织再生能力强。按再生能力强弱，可将人体细胞分为三类。

1. 不稳定细胞　又称持续分类细胞，这类细胞在生理情况下不断地增生以代替衰亡或被破坏的细胞，如表皮细胞、黏膜的被覆上皮细胞、淋巴及造血细胞、间皮细胞等。这些细胞具有强大的再生能力。干细胞的存在是这类组织不断更新的必要条件，干细胞在每次分裂后，子代之一继续保持干细胞的特性，另一子代则分化为相应的成熟细胞，表皮的基底细胞和胃肠道黏膜的隐窝细胞为典型的成体干细胞。

2. 稳定细胞　又称静止细胞，这类细胞在生理情况下不表现出再生能力，一旦受到组织损伤的刺激时，则表现出较强的再生能力。见于各种腺体或腺样器官的实质细胞（如肝、胰、内分泌腺、汗腺、皮脂腺、肾小管上皮细胞）、成纤维细胞、血管内皮细胞、骨膜细胞、结缔组织中的原始间叶细胞等。后者还有很强的分化能力，可向许多特异性的间叶细胞分化，如分化为骨细胞、软骨细胞、脂肪细胞、成纤维细胞。平滑肌细胞亦属于稳定细胞，但再生能力弱。

3. 永久性细胞　又称非分裂细胞，这类细胞有神经细胞、骨骼肌细胞及心肌细胞。中枢神经细胞和周围神经的神经节细胞均不能再生，受损后由神经胶质瘢痕补充。但受损的神经纤维在神经细胞存活的前提下，有活跃的再生能力。心肌、横纹肌再生能力很微弱，受损后基本由瘢痕修复。

（二）各种组织的再生过程

1. 上皮组织的再生　①鳞状上皮缺损时，由创缘或基底部的基底层细胞分裂增生，向缺损中心迁移，先形成单层上皮，以后增生分化为鳞状上皮。黏膜如胃肠黏膜的上皮修复亦如此，新生的上皮细胞由扁平变为立方，最后形成柱状上皮。②腺上皮再生情况依损伤的状态而异。如腺体的基膜未被破坏，可由残存细胞分裂补充而完全再生。如腺体结构被完全破坏，则难以完全再生。

2. 纤维组织的再生　损伤后局部静态的纤维细胞或未分化的间叶细胞分化为成纤维细胞，后者再进行分裂增生。成纤维细胞胞质中含有大量粗面内质网和核蛋白体，有很强的合成蛋白的能力。当成纤维细胞停止分裂后，开始合成并分泌前胶原蛋白，在细胞周围形成胶原纤维，细胞逐渐成熟，变成长梭形，胞质越来越少，核越来越深，成为纤维细胞。

3. 血管的再生　①毛细血管再生：称血管形成，由内皮细胞分裂增生形成突起的幼芽，随着

内皮细胞向前移动增生形成实性细胞索，在血流的冲击下出现管腔，形成毛细血管，进而彼此吻合构成毛细血管网。根据功能需要，部分管壁逐渐增厚改建为小动脉或小静脉。②大血管修复：大血管断裂后需手术吻合，吻合处两端内皮细胞分裂增生覆盖断裂处，肌层由结缔组织增生予以连接。

4. 神经组织的再生 神经细胞破坏后不能再生，由神经胶质细胞及其纤维修补，形成胶质瘢痕。外周神经纤维断离时，如果与其相连的神经细胞存活，可完全再生。首先断处远端的神经纤维髓鞘及轴突崩解吸收，断处近端发生同样变化。然后两端神经鞘细胞增生，将断端连接并产生磷脂，形成髓鞘，神经细胞轴突向远端髓鞘生长至末梢。此过程需数月以上才能完成。若断端相隔太远或断端间有血块及瘢痕相隔，或因截肢失去远端，再生的轴突与增生结缔组织混杂成团，称为创伤性神经瘤，可引起顽固性疼痛（图2-3）。

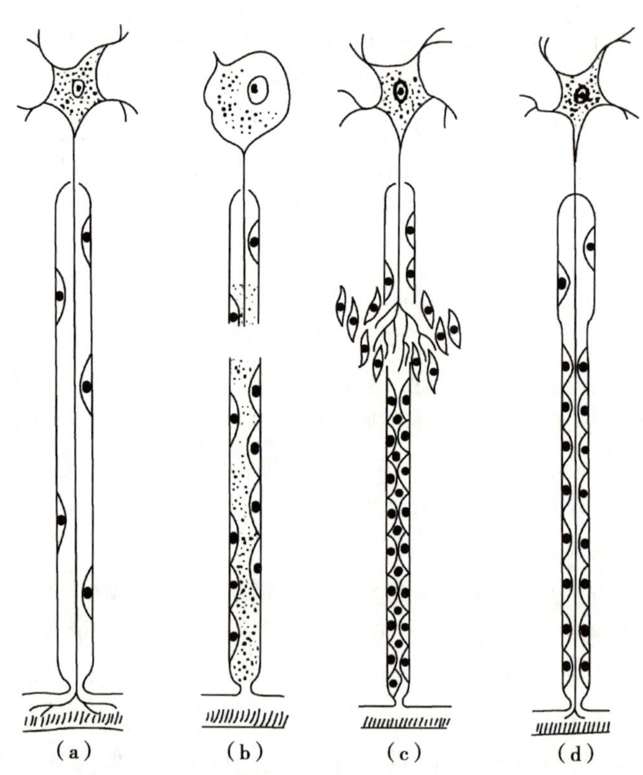

图2-3 神经纤维再生（模式图）

(a)正常神经纤维；(b)神经纤维断裂；(c)神经胶质细胞增生，轴突生长；(d)神经轴突达末端，多余部分消失

二、纤维性修复

纤维性修复是指由肉芽组织清除坏死组织、异物，填补缺损后转化为以胶原纤维为主的瘢痕组织的过程，又叫瘢痕性修复。

（一）肉芽组织

由新生的毛细血管及增生的成纤维细胞构成的幼稚结缔组织称为肉芽组织。肉眼观：表现为鲜红色、颗粒状、柔软湿润、触之易出血、无痛觉，形似鲜嫩的肉芽，故而称之为肉芽组织。

1. 肉芽组织的结构 光镜下可见大量新生毛细血管向着创面垂直生长，其周围有许多新生的成纤维细胞，此外常有大量渗出液及巨噬细胞、中性粒细胞和淋巴细胞浸润。巨噬细胞及中性粒细胞能吞噬细菌及组织碎片，这些细胞可释出各种水解酶分解坏死组织及纤维蛋白。肉芽组织中一些成纤维细胞的胞质中含有肌细丝，故还有平滑肌收缩功能，被称为肌成纤维细胞。成纤维细胞早期产生基质较多，以后则胶原越来越多。肉芽组织早期无神经纤维，故无痛觉（图2-4）。

2. 肉芽组织的作用及结局　肉芽组织的作用有：①抗感染保护创面；②填补创口及其他组织缺损；③机化或包裹坏死组织、血栓、炎性渗出物及其他异物。

肉芽组织的结局：肉芽组织在损伤2～3天内即可出现，自下而上或自周围向中心生长并填补伤口或机化异物。1～2周，肉芽组织按其生长的先后顺序，逐渐成熟。其主要形态标志为：间质水分逐渐吸收；炎症细胞减少并逐渐消失；毛细血管减少或改建；成纤维细胞转化为成熟的纤维细胞并产生大量的胶原纤维，最后形成瘢痕组织。

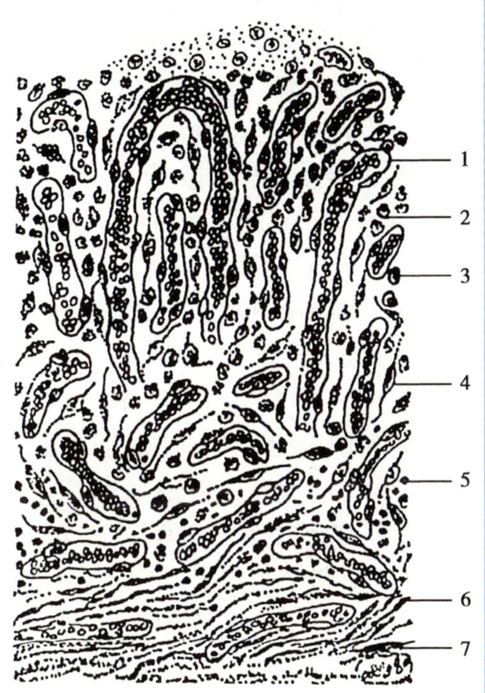

图2-4　肉芽组织（模式图）

1. 新生毛细血管；2. 中性粒细胞；3. 巨噬细胞；4. 成纤维细胞；5. 淋巴细胞；6. 胶原纤维；7. 纤维细胞

（二）瘢痕组织

瘢痕组织是指肉芽组织经改建成熟、老化所形成的纤维结缔组织。

肉眼观：颜色苍白或灰白、半透明、质地坚韧、缺乏弹性。光镜下：主要由均质红染（玻璃样变）的胶原纤维束组成，纤维细胞及血管少。瘢痕组织对机体的影响概括为两个方面：

1. 对机体有利方面　①填补伤口或缺损，保持组织器官的完整性；②大量的胶原纤维使瘢痕组织比肉芽组织的抗拉力强，保持了组织器官的坚固性。

2. 对机体不利方面　①瘢痕收缩：在关节附近可致关节挛缩、功能受限。在腔室器官可引起管腔狭窄，如胃溃疡瘢痕收缩可致幽门梗阻。②瘢痕性粘连：多见于器官之间或器官与体腔壁之间发生的纤维性粘连，常不同程度地影响其功能。③瘢痕组织过度增生：可引起广泛的纤维化、玻璃样变性，导致组织器官硬化。④瘢痕疙瘩（蟹足肿）：瘢痕组织过度增生并突出于皮肤表面所致。⑤瘢痕膨出：瘢痕组织胶原形成不足，抗拉力强降低，内压增加，可使愈合口向外膨出。在腹壁可形成腹壁疝，在心壁可形成室壁瘤。

第四节　创伤愈合

因外力的作用使组织连续性中断或出现缺损后，由再生和纤维性修复的协同作用而愈合的过程称创伤愈合。

一、皮肤软组织的创伤愈合

（一）愈合的基本过程

1. 伤口早期变化　伤口局部有不同程度的组织坏死和血管断裂出血，数小时内便出现炎症反应，局部红肿。伤口中的血液和渗出液中的纤维蛋白原很快凝固成纤维素凝块，干燥后形成痂皮，有保护伤口的作用。

2. 伤口收缩　2～3天后，炎症消退，创缘的整层皮肤及皮下组织向中央移动，伤口缩小。

伤口收缩与伤口边缘新生的肌成纤维细胞的牵拉作用有关。

3. 肉芽组织增生和瘢痕形成 约第3天开始，伤口底部及边缘长出肉芽组织填平伤口。第5～6天起成纤维细胞产生胶原纤维，随着胶原纤维越来越多，瘢痕开始形成，在伤后1个月左右瘢痕完全形成。

4. 表皮及其他组织再生 创伤发生24小时内，伤口边缘的基底细胞分裂增生覆盖创面，并逐渐增生、分化为鳞状上皮。健康的肉芽组织对表皮的再生十分重要，因为它可提供上皮再生所需的营养及生长因子。如肉芽组织长时间不能将伤口填平，上皮再生将延缓；相反由于异物及感染等刺激而过度生长的肉芽组织，常高出皮肤表面，也会阻碍表皮再生，临床常需将其切除。伤口过大（直径超过20cm），则再生表皮很难将伤口完全覆盖，往往需要植皮。皮肤附属器（毛囊、汗腺、皮脂腺等）如完全被破坏则不能完全再生，形成瘢痕修复。肌腱断裂后，初期也是瘢痕修复，但随着功能锻炼而不断改建，胶原纤维可按原来肌腱纤维方向排列，达到完全再生。

（二）愈合的常见类型

根据损伤程度及有无感染，创伤愈合可分为三种类型。

1. 一期愈合 见于组织缺损少、创缘整齐、无感染、缝合严密的伤口（如手术切口）。这种伤口中只有少量血凝块，炎症反应轻，愈合时间短，形成瘢痕少（图2-5）。

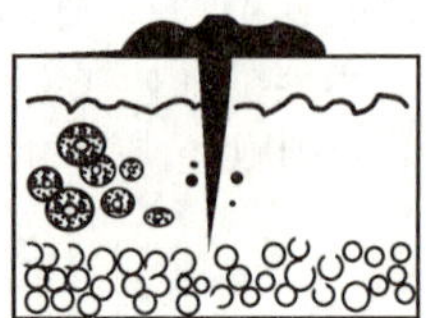
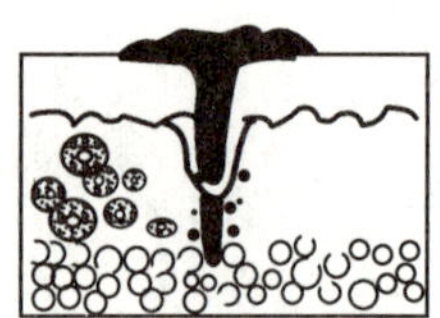
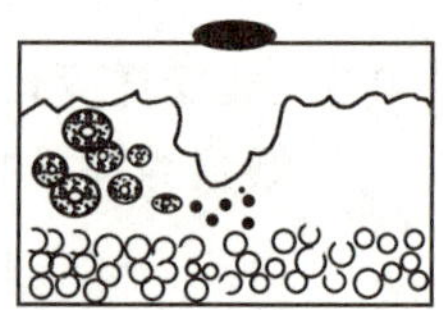
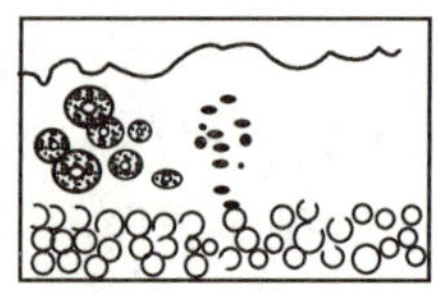

图2-5 创伤一期愈合（模式图）

2. 二期愈合 见于组织缺损较大、创缘不整、无法整齐对合或伴有感染的伤口。这种伤口愈合时间长，形成瘢痕多，常影响组织和器官的外形及功能（图2-6）。

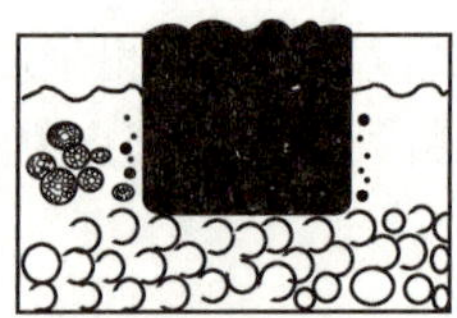
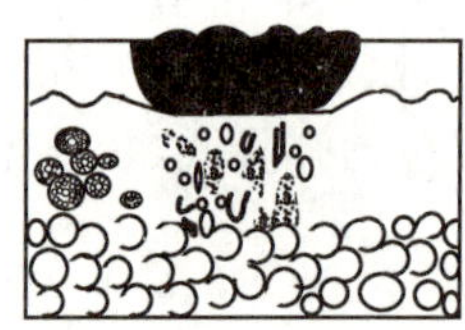
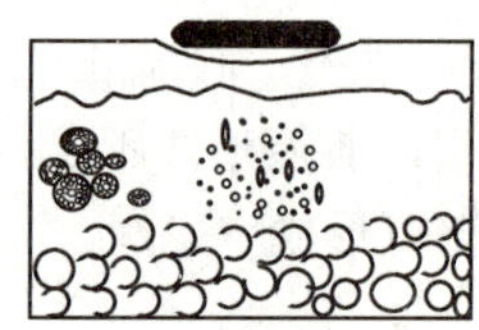
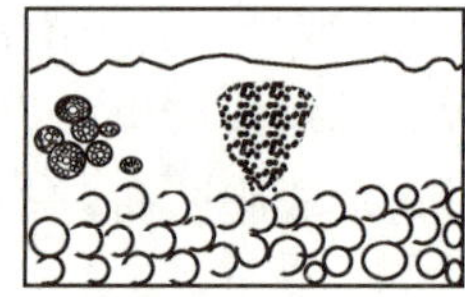

图2-6 创伤二期愈合（模式图）

3. 痂下愈合 见于较表浅的皮肤创伤，伤口表面的渗出物、血液和坏死组织凝固干燥后形成硬痂，覆盖伤口，愈合过程在痂下进行，上皮再生完成后，硬痂脱落。其愈合时间较无硬痂者长，一般不形成瘢痕。

二、骨折愈合

骨的再生能力很强，复位良好的单纯性外伤性骨折，几个月内便可完全愈合，恢复正常结构和功能。其愈合过程分为以下几个阶段：

1. 血肿形成 骨折后，其断端及周围出血常形成血肿，数小时后血肿凝固，并出现轻度的炎症反应。

2. 纤维性骨痂形成 骨折后2～3天，血肿开始由肉芽组织取代机化，继而发生纤维化形成

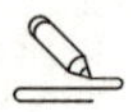

纤维性骨痂（临时性骨痂）。肉眼观及X线检查见骨折局部呈梭形肿胀。

3. 骨性骨痂形成　上述纤维性骨痂逐渐分化出骨母细胞，形成骨样骨痂；出现钙盐沉积，转变为骨性骨痂。软骨组织也经软骨内化骨过程演变为骨性骨痂。

4. 骨痂改建　为适应骨的力学需要，骨性骨痂逐渐改建为成熟的板层骨，皮质骨和髓腔的关系，以及骨小梁的正常排列结构重新恢复。改建是在破骨细胞的骨质吸收及骨母细胞新骨质形成的协调作用下完成的。

三、影响创伤愈合的因素

影响创伤愈合的不仅与损伤的程度与组织再生能力有关，也与机体的全身与局部因素有密切关系。

（一）全身因素

1. 年龄　儿童、青少年的组织再生能力强，愈合快。老年人的组织再生能力差，愈合慢，与老年人血管硬化、血液供应减少有关。

2. 营养　严重的蛋白质缺乏可致肉芽组织及胶原形成不足，愈合延缓；维生素C缺乏时影响胶原纤维的形成；微量元素锌的缺乏也会影响创伤的愈合。钙、磷在骨折愈合中起重要作用，二者缺乏使骨折愈合障碍。

3. 药物　肾上腺皮质激素可抑制炎症反应及肉芽组织生长，对伤口愈合不利。故在创伤愈合中要慎用此类激素。

4. 疾病的影响　许多全身性疾病（如糖尿病、心力衰竭、尿毒症、肝硬化、免疫缺陷病）均影响再生与修复的过程，从而影响伤口的愈合。

（二）局部因素

1. 感染与异物　局部感染会严重妨碍再生修复。许多细菌产生毒素和酶，能引起组织坏死，基质或胶原溶解，加重组织损伤。伤口感染引起的大量渗出物增加局部伤口的张力，常使正在愈合的伤口或已缝合的伤口裂开，或者导致感染扩散加重损伤。此外伤口中有坏死组织及异物也妨碍愈合并容易引起感染，故应行清创术（清除坏死组织、异物和细菌），以促进愈合。

2. 局部血液循环　局部血液循环不但保证组织再生所需的氧和营养，而且对坏死组织的吸收和控制局部感染也起重要作用。因此，良好的局部血液循环，有利于促进愈合。局部血液循环不良时，如伤口包扎过紧、缝合过紧或下肢血管有动脉粥样硬化、静脉曲张等病变时伤口愈合延缓。

3. 神经支配　神经支配对组织再生有一定的作用。如麻风引起的溃疡不易愈合，是因为神经受累致使局部神经性营养不良之故。自主神经的损伤，影响局部血管的舒缩功能使局部血液供应发生变化，对再生不利。

4. 电离辐射　能破坏细胞、损伤小血管、抑制组织再生，因此影响创伤的愈合。

骨折愈合时，除了上述影响因素外，还与能否及时而正确的复位、牢固的固定、全身与局部功能锻炼等密切相关。此外，如损伤过重（粉碎性骨折）、骨膜撕裂过多、骨断端间有异物嵌入等均可影响骨折愈合。

（王　静）

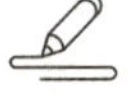

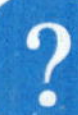

复习思考题

扫一扫，测一测

1. 试述坏死的结局。
2. 简述肉芽组织的形态结构、作用和结局。
3. 比较一期愈合与二期愈合的区别。
4. 简述三种坏疽的鉴别。

第三章　局部血液循环障碍

PPT课件

学习目标

掌握充血、淤血、血栓形成、栓塞、梗死的概念，淤血的病理变化及后果，血栓形成的条件及类型，栓子的运行途径及梗死的类型；熟悉重要器官的淤血，血栓形成的过程及对机体的影响，栓塞的类型，梗死的原因及其病理变化；了解出血的原因、类型及后果。

知识导览

正常人体血液不断地循环流动，向各器官、组织输送氧气和营养物质，并从组织中运走二氧化碳及代谢产物，从而维持机体内环境稳定和器官、组织、细胞的代谢和功能活动正常。当机体出现血液循环障碍时，将会引起相应组织器官的形态结构改变、功能失调及代谢障碍，并出现各种临床表现，严重者如脑出血、心肌梗死、肺动脉栓塞可危及生命。

血液循环障碍可分为全身血液循环障碍和局部血液循环障碍两种。全身血液循环障碍常因整个心血管系统功能失调所致，常见于心力衰竭、休克等疾病。局部血液循环障碍是因某个器官或局部组织由于血量异常（如充血、缺血）、局部血液性状和血管内容物异常（如血栓形成、栓塞）或血管壁的完整性改变（如出血、水肿）所致。

本章主要介绍局部血液循环障碍，包括局部充血、出血、血栓形成、栓塞和梗死。

第一节　充　　血

局部组织或器官的血管内血液含量增多，称为充血。可分为动脉性充血和静脉性充血两类，是局部细动脉、毛细血管、小静脉血液含量增多所致。

一、动脉性充血

局部组织或器官因动脉血输入量增多而发生的充血，称为动脉性充血，简称“充血”。动脉性充血多是主动过程，一般发生快，消退也快。

（一）原因

凡能引起细动脉扩张的原因，都可导致局部组织或器官充血。

1. 生理性充血　局部组织或器官由于生理活动可出现动脉性充血，如进食后的胃肠黏膜充血、情绪激动时的面红耳赤，以及运动时的肌肉充血，均属于生理性充血。

2. 病理性充血　指病理状态下的充血，常见于以下情况：

（1）炎性充血：炎症早期，由于致炎因子的刺激和炎症介质的作用，引起局部细动脉扩张充血。

（2）侧支性充血：当局部组织缺血时，缺血组织周围的吻合支动脉开放引起充血。这种充血可改善局部血液供应，具有一定的代偿作用。

（3）减压后充血：局部组织器官长期受压，当压力突然解除时（如快速大量抽取胸腔积液、腹腔积液、迅速解除止血带或摘除腹腔的巨大肿瘤后），受压处的细动脉发生反射性扩张引起充血。

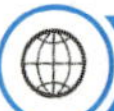

知识链接

胸膜腔穿刺术

胸膜腔穿刺术，简称胸穿，是指对于有胸腔积液或气胸的患者，为了诊断或治疗而通过胸腔穿刺抽取积液或气体的一种操作。临床上快速抽出大量胸腔积液时，胸腔内细动脉反射性扩张致局部充血，可出现减压性充血，造成有效循环血量不足，患者可出现脑缺血而昏厥。因此一次抽液不可过多、过快。减压抽液，首次不超过600ml，以后每次不能超过1 000ml。

（二）病理变化

肉眼观：充血的组织器官因局部细动脉和毛细血管扩张，血液含量增多，可出现体积增大，重量增加。氧合血红蛋白增多而颜色鲜红。动脉血流增快，代谢加强，产热增多，温度略升高。

镜下观：光镜下见细动脉和毛细血管扩张，含血量增多。

（三）影响及结局

多数情况下充血是暂时性的血管反应，原因消除后，局部血量迅即恢复正常。多数情况下对机体有利，临床常以动脉性充血的原理（如热敷、按摩）治疗疾病。但在疾病基础上发生的充血，常对机体有害。如动脉粥样硬化、高血压、血管畸形，充血可导致血管破裂和出血，后果严重。

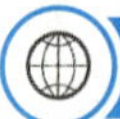

知识链接

冷热疗法

冷热疗法是临床常用的物理治疗方法。冷疗法有减轻局部出血、减轻组织的肿胀和疼痛、控制炎症扩散和降低体温的作用。热疗法有促进炎症的消散和局限、减轻疼痛、减轻组织充血和保暖与舒适的作用。急性损伤早期可通过冷疗使血管收缩，减轻充血；炎症早期通过冷疗限制炎症扩散。使用冰袋进行局部冷疗时，应注意用冷的时间正确，最长不超过30分钟，休息60分钟后再使用。注意观察局部皮肤变化，每10分钟查看一次皮肤颜色，确保患者皮肤无发紫、麻木及冻伤发生。当冰块融化时，及时更换与添加。

二、静脉性充血

由于静脉回流受阻，血液淤积在小静脉及毛细血管内，致使局部组织、器官静脉血液含量增多，称为静脉性充血，又称为淤血。淤血常是被动的，通常为病理性，更具有临床意义。

（一）原因

1. 静脉受压 因静脉受压可使静脉管腔狭窄或闭塞，血液回流受阻而发生淤血。如绷带包扎过紧、肿瘤、炎症包块可引起相应器官或组织淤血；妊娠后期子宫对髂静脉的压迫可导致下肢淤血等。

2. 静脉管腔阻塞 如静脉内血栓形成、栓塞、静脉炎等可引起静脉管腔狭窄或闭塞。

3. 心力衰竭 心力衰竭时，心排出量减少，压力升高，静脉回流受阻而发生淤血。左心衰竭（如二尖瓣瓣膜病、高血压）时，肺静脉血液回流受阻而发生肺淤血；右心衰竭（如肺源性心脏病、肺动脉瓣膜病）时，体循环血液回流受阻发生体循环淤血；全心衰竭（如心肌炎、左心衰竭继发右心衰竭）时，可发生全身淤血。

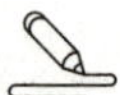

（二）病理变化

肉眼观：因血液淤积，致组织器官内因含血量增多而体积增大，重量增加，包膜紧张。因血液缓慢，物质代谢减弱，产热减少，故局部温度降低。因淤血的组织血管内还原血红蛋白增多，故局部颜色呈暗红色。发生于体表时，皮肤黏膜呈青紫色，称为发绀。

镜下观：光镜下可见组织内小静脉及毛细血管扩张，血液淤积，周围组织可伴有水肿。

（三）影响及结局

淤血的后果主要取决于淤血发生的部位、持续时间、程度及侧支循环代偿的情况。若短暂淤血，原因去除后可自行恢复；若淤血持续存在，则可引发下列变化：

1. 淤血性水肿　淤血时毛细血管流体静压升高，缺氧引起毛细血管壁通透性增高，血管内液体过多积聚于组织间隙，形成淤血性水肿。积聚于体腔，可形成胸腔积液、腹水或心包积液。

2. 淤血性出血　严重淤血时，毛细血管壁损伤加重，血液中的红细胞可随之漏出，形成淤血性出血。

3. 实质细胞萎缩、变性、坏死　由于长期缺血缺氧，实质细胞可发生不同程度的萎缩、变性，严重者可引起坏死。

4. 淤血性硬化　长期淤血缺氧和代谢产物、细胞崩解产物的刺激，局部纤维组织增生，致使病变组织器官质地变硬，称为淤血性硬化。

（四）重要器官的淤血

临床上常见的重要器官淤血为肺淤血和肝淤血，从而说明淤血的病变及后果。

1. 肺淤血　多由左心衰竭引起。左心腔内压力升高，阻碍肺静脉回流，造成肺淤血。

（1）肉眼观：肺体积增大，重量增加，颜色暗红，质地变实；切面可见暗红色泡沫状液体。

（2）镜下观：光镜下可见肺泡壁毛细血管高度扩张充血；部分肺泡腔内可见有水肿液，内含少量红细胞及巨噬细胞；巨噬细胞吞噬红细胞后，血红蛋白被转化为棕黄色含铁血黄素，这种含有含铁血黄素的巨噬细胞称为心力衰竭细胞（见书后彩色插图4）。

严重的慢性肺淤血，肺间质纤维结缔组织增生和网状纤维胶原化，致使肺组织质地变硬。因含铁血黄素的大量沉积，使肺颜色呈棕褐色，称为肺褐色硬化。

肺淤血患者临床上表现为气促、发绀等。急性肺淤血可发生严重肺水肿，咳粉红色泡沫样痰、呼吸困难，危及生命。

2. 肝淤血　主要由右心衰竭引起。肝静脉回流受阻，肝小叶中央静脉及肝窦扩张淤血。

（1）肉眼观：病变肝脏体积增大，重量增加，颜色暗红，包膜紧张，质地较实。肝小叶中央淤血区呈红色，小叶周边脂肪变性区呈黄色，从而呈现红黄相间的条纹，形似中药槟榔切面，故称槟榔肝。

（2）镜下观：光镜下肝小叶中央静脉及其周围的肝窦扩张、淤血；小叶中央区肝细胞因受压和缺氧而发生萎缩、变性、坏死，甚至消失；小叶周边区肝细胞因缺血缺氧可发生脂肪变性。长期慢性肝淤血时，由于纤维结缔组织增生，致使肝脏质地变硬，形成淤血性肝硬化。

临床上，患者可出现肝大、肝区不适、疼痛及肝功能障碍等表现。

第二节　出　　血

血液自心脏或血管腔内逸出称为出血。根据发生部位的不同，血液流出至体外称为外出血，血液流出到组织间隙或体腔时称为内出血。

一、原因和类型

（一）破裂性出血

心脏或血管腔破裂引起的出血。常见的原因有：

1. 创伤 如摔伤、切割伤、刺伤等外力因素所致的心脏、血管损伤。

2. 疾病 如炎症、恶性肿瘤、溃疡病、结核病等对血管壁的侵蚀破坏，以及心血管壁本身的病变，如室壁瘤、主动脉瘤。

（二）漏出性出血

由于血管壁通透性增高，血液漏出于血管外引起的出血。常见原因有：

1. 血管损伤 如严重的淤血、缺氧、感染、中毒（如蛇毒、有机磷中毒）、超敏反应、维生素 C 缺乏。

2. 血小板减少或功能障碍 如再生障碍性贫血、白血病、原发或继发性血小板减少性紫癜及弥散性血管内凝血（DIC）。

3. 凝血因子缺乏 如血友病（凝血因子Ⅷ、Ⅸ先天缺乏）、肝硬化（凝血因子Ⅶ、Ⅸ、Ⅹ合成减少）、DIC（凝血因子消耗过多）。

二、病 理 变 化

新鲜出血呈红色或暗红色，陈旧性出血因红细胞降解形成含铁血黄素呈棕黄色。

出血可发生于体内任何部位。内出血时，如血液蓄积于体腔内，称为积血；血液进入组织间隙，称血肿；发生于皮肤、黏膜和浆膜的点状出血称瘀点，片状出血（直径超过 1cm）称瘀斑，广泛性点、片状出血称紫癜。

鼻黏膜出血流出体外称为鼻出血，呼吸道出血经口咯出称为咯血，上消化道出血经口呕出称为呕血，消化道出血随粪便排出称为便血，泌尿系统出血随尿液排出称为血尿。

三、对机体的影响

出血对机体的影响程度与出血类型、出血部位、出血速度、出血量等因素有关。漏出性出血较缓慢，出血量较少，一般不会引起严重后果；急性大出血，如果在短时间内出血量达到循环血量的 20%～25% 时，即可导致失血性休克。重要器官的出血（如脑干出血、心脏破裂）（见书后彩色插图 5），可危及生命。

长期慢性出血（如溃疡病、钩虫病）可引起贫血。除此之外，局部组织器官的出血亦可引起局部的功能障碍（如视网膜出血引起视力减退甚至失明）。

思政元素

无偿献血，让爱流动

临床上，当急性失血量达到自身血容量 40%，或呈失血性休克状态，或实施可预见术中大出血的急诊手术的患者，为抢救其生命而需要采取紧急输血。1998 年 10 月 1 日，《中华人民共和国献血法》正式实施，从而确定了无偿献血为医疗临床用血的唯一来源，国家提倡 18 至 55 周岁的健康公民自愿献血，血站对献血者每次采集血液量一般为 200ml，最多不超过 400ml。无偿献血是体现团结互助精神并挽救生命的行为，让我们在身体条件允许的情况下，加入无偿献血行列，伸出手臂，捐献可以再生的血液，挽救不可重来的生命！

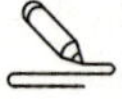

第三节　血 栓 形 成

在活体心脏和血管腔内血液发生凝固或血液中某些有形成分凝集，形成固体质块的过程称为血栓形成。所形成的固体质块称为血栓。

一、血栓形成的条件和机制

正常情况下，心血管内的血液不断循环流动是因为在多种因素作用下，凝血系统和抗凝血系统处于动态平衡状态，既保证了血液潜在的可凝固性，又能保持血液的流体状态。如果这种平衡被破坏，血液在心脏或血管内就可以发生凝固，从而形成血栓。

（一）心血管内膜损伤

心血管内膜损伤是血栓形成的主要条件。常见于心内膜炎、脉管炎、动脉粥样硬化、心肌梗死、同一静脉部位反复穿刺等。另外，缺氧、免疫反应、细菌毒素等也可损伤心血管内膜，导致血栓形成。

正常的心血管内膜完整光滑，内皮细胞产生抗凝物质，血小板不易黏附、聚集。当心血管内膜损伤时，内膜面粗糙不平，血小板易黏附、聚集于受损处；同时，黏附的血小板可不断释放二磷酸腺苷（ADP）等活性物质，进一步促进血小板黏附、聚集。受损处内膜下胶原纤维暴露，激活内源性凝血系统；损伤的内膜释放的组织因子可激活外源性凝血系统，从而引发血液凝固形成血栓。

（二）血流状态改变

血流状态改变主要指出现血流减慢或产生涡流等改变，有利于血栓形成。

正常血液流动时，血液中的有形成分（如红细胞、白细胞）在血管的中轴流动，称为轴流；其外为血小板，最外层是血浆，称为边流，从而阻止血小板与血管内膜接触和激活，避免形成血栓。当血流缓慢或有涡流形成时，血小板可进入边流，血小板与血管内膜接触机会增加；同时缓慢的血流导致局部凝血因子和凝血酶浓度升高，从而易于形成血栓。

由于静脉比动脉内压低，静脉血流缓慢，有静脉瓣处易形成涡流，静脉壁薄、易受压，静脉血液的黏滞性比动脉有所增加等因素，导致静脉血栓比动脉血栓多见。静脉血栓约为动脉血栓的4倍，下肢静脉血栓比上肢静脉血栓多见。临床上多见于久病卧床、心力衰竭、大手术及静脉曲张的患者，长时间坐卧不活动的孕妇。心脏和动脉的血流速度快，不易形成血栓。但在血流较慢和出现涡流时，如二尖瓣狭窄时左房血流缓慢并出现涡流，室壁瘤和动脉瘤内的血流出现涡流，也易于血栓形成。

（三）血液凝固性增高

血液凝固性增高多指血小板数量增多、黏性增强、凝血因子增多、活性增强、纤溶系统的活性降低，均可致血液凝固性增高。临床多见于大手术、严重创伤、烧伤或产后出血等，其血液中因幼稚血小板增多，黏性增高，易于黏集；同时，凝血酶原、纤维蛋白原及一些凝血因子的含量也增多，使血液凝固性增高。此外，血液凝固性增高还可见于高脂血症、妊娠、吸烟、恶性肿瘤、肥胖、避孕药物等情况。

在血栓形成过程中，以上因素常同时存在，相互影响，共同作用。单一条件不易发生血栓，常以其中某一个条件为主。如骨折术后卧床患者下肢静脉血栓形成，既有血管内膜的损伤，又与应激状态下的血液凝固性增高及卧床造成的血流状态改变等有关。因此，在护理患者时，应尽量避免过多损伤组织或血管，鼓励卧床患者适当活动，避免血栓形成。

二、血栓形成的过程及类型

（一）血栓形成的过程

血栓形成包括血小板黏集和血液凝固两个基本过程。首先血小板黏附在心、血管内膜损伤处，形成突出于心、血管内膜表面的血小板黏集堆，即血栓头部；既而下游血流缓慢、形成涡流，形成血小板堆，使珊瑚状血小板小梁不断增大；随着血小板小梁之间纤维蛋白析出，纤维蛋白网之间网罗大量红细胞，形成血栓体部；最后，当血栓继续增大，阻塞血管，局部血流停止，血液凝固，形成血栓尾部（图3-1）。

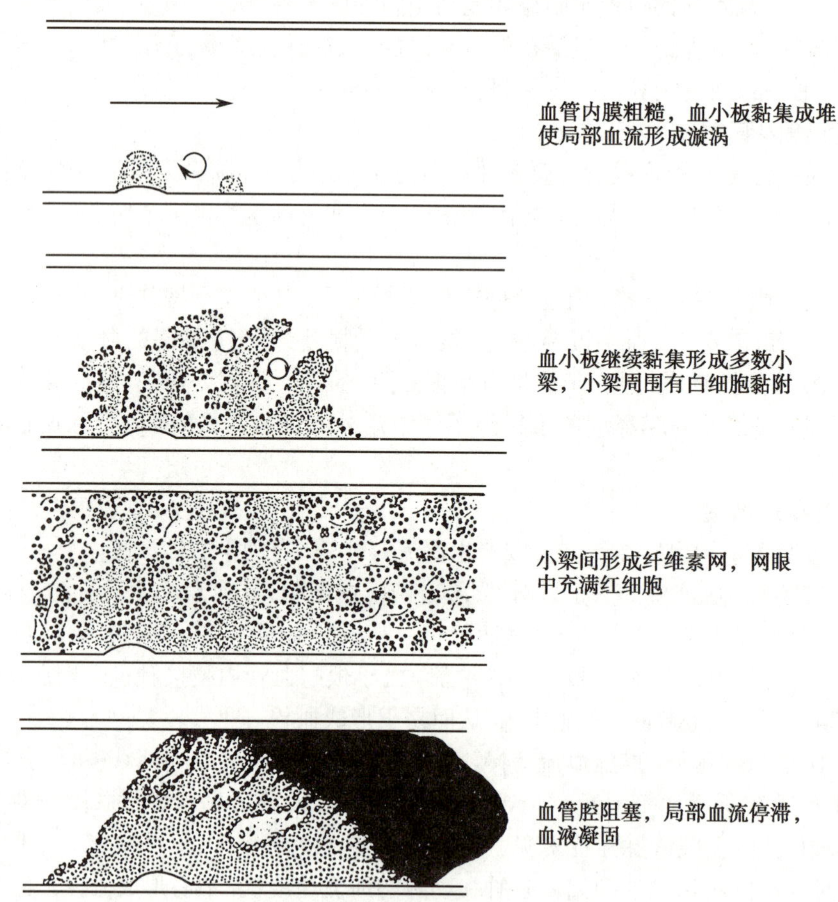

图3-1 血栓形成过程示意图

（二）血栓的类型

血栓可分四种类型，分别是白色血栓、混合血栓、红色血栓及透明血栓。

1. 白色血栓 在静脉血栓中，白色血栓位于延续性血栓的起始部位，故称为延续性血栓的头部。主要成分为血小板及少量纤维素。呈灰白色，质地较坚实，表面粗糙，与心血管内膜或血管壁连接紧密，不易脱落。多发生于心瓣膜，动、静脉血栓的起始部。发生于心瓣膜上的白色血栓又称为赘生物。

2. 混合血栓 主要构成静脉延续性血栓的体部。主要成分为血小板小梁、表面附着的白细胞、纤维素网及网罗的红细胞（见书后彩色插图6），呈灰白色与红褐色相间的条纹状。多见于静脉。此外，二尖瓣狭窄时扩大的左心房、心肌梗死时形成的附壁血栓、动脉瘤内的血栓多为混合血栓。

3. 红色血栓　是混合血栓的延续，逐渐堵塞血管腔，局部血流停止，血液凝固，构成延续性血栓的尾部。主要成分为红细胞和纤维蛋白，呈暗红色。新鲜的红色血栓较湿润，有一定弹性。久之，红色血栓水分被吸收，变得干燥易碎，脱落后易引起血栓栓塞。

4. 透明血栓　是一种特殊类型的血栓，发生于微循环的毛细血管内，只能在显微镜下观察到，又称为微血栓。主要成分是纤维蛋白，故称为纤维蛋白性血栓。多见于DIC。

三、血栓的结局

（一）溶解吸收

血栓形成后，在纤维蛋白溶解酶及白细胞释放的蛋白水解酶的作用下，可将血栓溶解液化。小的血栓可被完全溶解吸收。

（二）软化脱落

较大的血栓部分溶解、软化，在血流冲击下，可发生脱落，形成血栓栓子，并随血流运行而形成血栓栓塞。

（三）机化、再通

不能被软化、溶解的血栓，肉芽组织长入取代血栓而发生机化。机化后的血栓与血管壁粘连紧密，不易脱落。机化过程早在血栓形成后1～2天即已开始，较大的血栓在约2周的时间内可完成机化。由于血栓水分被吸收，逐渐干燥、收缩，或部分溶解，使血栓与血管壁之间出现裂隙，新生血管内皮细胞长入并覆于裂隙表面，形成新的血管。这种管腔虽然狭窄但可互相连接，使血流重新通过。这种已阻塞的血管部分重新恢复血流的过程称为再通（见书后彩色插图7）。

（四）钙化

如果血栓未能被溶解吸收或完全机化，可发生钙盐沉积，称为钙化。钙化的血栓坚硬如石，称为静脉石或动脉石。

四、血栓对机体的影响

血栓形成对机体的影响可分为有利和不利两方面。

（一）有利方面

1. 止血作用　血管破裂时，血管损伤处形成的血栓可起到止血作用，避免大出血。

2. 防止炎症扩散　如炎症周围血管内血栓可阻止病原体向周围组织蔓延，防止炎症扩散。

（二）不利方面

1. 阻塞血管　其影响程度与阻塞程度、侧支循环是否能及时建立等因素有关。如完全阻塞或引起供血量不足而又缺乏有效的侧支循环时，则可引起局部组织和器官的缺血性坏死。如脑动脉血栓引起的脑梗死，心冠状动脉血栓引起的心肌梗死，血栓闭塞性脉管炎引起患肢坏疽。静脉血栓形成后，若未能建立有效的侧支循环，可引起局部淤血、水肿、出血，甚至坏死，如肠系膜静脉血栓可导致出血性肠梗死。

2. 栓塞　血栓部分或完全脱落形成栓子，栓子随血流运行可引起栓塞。

3. 心瓣膜病　心瓣膜血栓机化后，可引起瓣膜粘连、增厚、变硬、变形，造成瓣膜狭窄或关闭不全，引起心瓣膜病。如风湿性心内膜炎因机化可导致二尖瓣狭窄或关闭不全。

4. 广泛性出血　微循环的广泛透明血栓形成，使凝血因子和血小板大量消耗，可造成血液处于低凝状态，引起全身性广泛出血甚至休克，常危及生命。

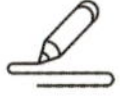

第四节 栓 塞

循环血流中的异常物质，随血液运行而阻塞血管腔的过程，称为栓塞。引起栓塞的异常物质称为栓子，栓子可以是固体、液体或气体。最常见的栓子为血栓栓子，最常见的栓塞为血栓栓塞。

一、栓子的运行途径

除罕见情况外，栓子的运行途径多与血流方向一致（图3-2）。

1. 来自左心及体循环动脉系统的栓子，随血流运行，栓塞于各器官的小动脉及其分支，常见于脑、脾、肾、四肢等部位。

2. 来自右心及体静脉系统的栓子，随血流运行，栓塞于肺动脉主干或其分支，可引起肺动脉栓塞。

3. 来自肠系膜静脉等门静脉系统的栓子，随血流运行，栓塞于肝内门静脉分支。

4. 交叉性栓塞，较少见，多见于房间隔或室间隔缺损的患者，在压力增高的情况下，右心或静脉系统的栓子可通过缺损处进入左心，再随血流运行栓塞于相应的动脉分支。

5. 逆行性栓塞，极少见。下腔静脉的栓子，在胸、腹腔内压骤增（如咳嗽、呕吐）时，可逆血流方向运行，栓塞于下肢、肝、肾等处。

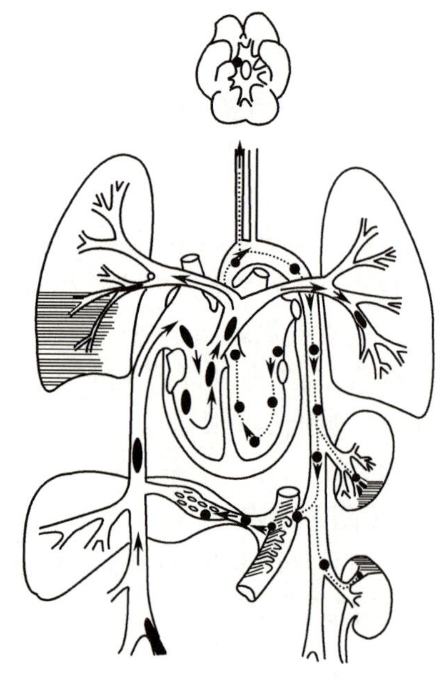

图 3-2 栓子运行途径及栓塞部位

二、栓塞的类型及对机体的影响

（一）血栓栓塞

由脱落的血栓引起的栓塞称为血栓栓塞，最常见。由于血栓栓子的来源、栓塞的部位、范围不同，对机体的影响也不相同。

1. 肺动脉栓塞 栓子主要来自下肢深静脉，特别是股静脉、髂静脉和小腿深静脉。临床上多在肢体活动、外力作用或治疗性纤维素溶解过程中，血栓脱落，顺血流运行至肺动脉主干或其分支。肺动脉栓塞对机体的影响取决于栓子的大小、数量和原有肺循环状态。①较小的栓子，仅栓塞肺动脉小分支，一般不引起严重后果。若栓塞前已有严重肺淤血，侧支循环难以有效建立，代偿功能无效，则可引起出血性梗死；②较大的栓子，栓塞于肺动脉主干或其较大分支。患者可突发呼吸困难、发绀、休克等症状，甚至猝死；③栓子体积不大，但数量众多，广泛栓塞肺动脉分支，使肺循环受阻，肺动脉压增高，引起急性右心衰竭而猝死。

2. 体循环动脉栓塞 栓子常来自左心（如亚急性感染性心内膜炎时心瓣膜赘生物、二尖瓣狭窄时左心房附壁血栓、心肌梗死区心内膜的附壁血栓）及大动脉的血栓（如动脉粥样硬化溃疡或动脉瘤内的附壁血栓），常栓塞于脑、肾、脾及四肢等部位，易导致局部组织发生梗死。

（二）脂肪栓塞

脂肪滴进入血流引起的栓塞称为脂肪栓塞。多见于长骨粉碎性骨折或严重脂肪组织挫伤时，由于脂肪组织破裂，游离出的脂肪滴经破裂的小静脉管进入血流，随血液运行至肺小动脉和毛细血管造成的栓塞。

脂肪栓塞的后果取决于栓塞的部位、脂滴大小、脂滴数量等。①少量脂滴可被巨噬细胞吞噬或由血管内皮细胞分泌的脂酶分解，对机体无明显影响；②大量脂滴或直径较大的脂滴入血，则经右心进入肺动脉分支，引起肺小动脉和毛细血管栓塞，影响肺血液循环及气体交换障碍，导致患者死于窒息或急性右心衰竭；③直径小于 20μm 的脂滴可经肺泡壁毛细血管进入体循环系统，引起动脉系统分支的栓塞。

（三）气体栓塞

大量空气迅速进入血液或溶解于体内的气体迅速游离形成气泡，阻塞血管引起的栓塞，称为气体栓塞。气体栓塞常见类型有空气栓塞与氮气栓塞。

1. 空气栓塞　多发生于颈静脉、锁骨下静脉、胸腔内大静脉的损伤，以及使用正压输液时等情况。这些静脉破裂时，由于静脉腔内的负压较高，大量空气经伤口入血，随血流到达右心。①大量空气随血流运行到达右心，随心脏搏动将空气和血液搅拌形成可压缩性的泡沫血，阻塞于右心和肺动脉口，造成严重的循环障碍，患者突发呼吸困难和发绀，当一次进入血液的空气量达到 100ml 以上时可导致猝死。②少量空气进入血流，可溶于血液，不引起严重后果。

2. 氮气栓塞　是指机体从高压环境迅速进入低压环境时，因气压变化引起的疾病，又称为减压病。当气压骤减时，原来溶解于血液中的气体（主要是氮气）迅速游离，形成无数气泡造成栓塞。多见于潜水员从深水迅速升至水面或飞行员急速升空时。

知识链接

肺栓塞及空气栓塞

肺栓塞是指肺部大血管或其分支被各种栓子阻塞的一组疾病，是仅次于急性心肌梗死和卒中的全球第三常见的急性心血管综合征。肺栓塞的年发病率为 39～115/10 万。研究表明，肺栓塞年发病率呈上升趋势。肺栓塞的症状有突发呼吸困难、突发剧烈的胸痛、晕厥、咯血、咳嗽、心悸、休克、血压下降甚至休克等。当静脉输液输血发生空气栓塞时，应立即停止输液，让患者取左侧卧位，可使肺动脉的位置处于低位，有利于气泡飘移到右心室尖部，从而避开肺动脉入口。给予高流量氧气吸入，提高机体的血氧浓度，纠正缺氧状态。

（四）羊水栓塞

由于羊水进入母体血液循环造成的栓塞称为羊水栓塞，是产科少见但却严重的并发症。羊水栓塞是孕妇在分娩过程中，胎盘早剥、羊膜破裂，尤其伴有胎儿阻塞产道时，子宫强烈收缩，子宫腔内压过高，羊水被挤入破裂的子宫壁静脉窦内，随血流运行，进入肺动脉分支，引起栓塞。产妇可突然出现咳嗽、呼吸困难、发绀、抽搐和休克等症状，绝大多数可导致产妇死亡。

羊水栓塞的证据是在肺小动脉和毛细血管内发现羊水成分，如角化上皮、胎毛、胎脂、胎粪及纤维素性血栓。其机制可能与羊水中某些成分可使产妇发生过敏性休克、反射性血管痉挛及 DIC 相关。

（五）其他栓塞

恶性肿瘤细胞侵入血管内，可随血流运行至其他部位，形成瘤细胞栓塞，并能在该处继续生长，形成转移瘤。寄生虫、虫卵、细菌和其他异物等也可进入血液循环造成栓塞。

第五节 梗 死

由于血流阻断导致局部组织或器官发生缺血性坏死，称为梗死。

一、梗死的原因和条件

任何引起动脉管腔阻塞，导致血流阻断，同时又不能建立有效侧支循环时，均可发生梗死。

（一）梗死的原因

1. 动脉血栓形成 是梗死的最常见原因，如冠状动脉和脑动脉粥样硬化合并血栓形成，可引起心肌梗死和脑梗死等。

2. 动脉栓塞 常见于血栓栓塞，引起肾、脾、脑和肺梗死。也可为空气栓塞、脂肪栓塞等。

3. 动脉受压 动脉受压管腔闭塞，导致局部组织发生缺血性坏死。常见于肿瘤、肠扭转、肠套叠、嵌顿性疝及其他机械性压迫。

4. 动脉痉挛 在血管原有病变的基础上，引起动脉血管强烈持续痉挛，导致血流中断发生梗死。如冠状动脉、脑动脉粥样硬化时，因情绪激动、寒冷、过度刺激、劳累等因素，可引起心肌梗死和脑梗死。

（二）梗死的条件

1. 侧支循环情况 肺、肝具有双重血液供应，有丰富的吻合支，在一般情况下不易发生梗死。有些器官（如脑、肾、脾和下肢）动脉吻合支较少，一旦血管阻塞，不易建立有效的侧支循环，较易发生梗死。

2. 组织对缺血缺氧的耐受性 机体组织、器官对缺血的耐受性不同。神经细胞对缺血、缺氧的耐受性最低，一般为3～5分钟，心肌细胞一般为15～30分钟，一旦血流阻断易发生梗死。骨骼肌、纤维结缔组织对缺血的耐受性最强，一般不易发生梗死。

二、梗死的类型及病理变化

根据梗死区含血量的多少和有无合并细菌感染，将梗死分为贫血性梗死、出血性梗死（表3-1）及败血性梗死。

表3-1 贫血性梗死与出血性梗死的区别

	贫血性梗死	出血性梗死
发生条件	组织结构比较致密 侧支循环不丰富	组织疏松 具有双重血液供应 严重的淤血
好发部位	心、肾、脾等器官	肺、肠
病变特点	颜色灰白 含血量少 分界清楚	颜色暗红 含血量多 分界不清

（一）贫血性梗死

贫血性梗死多发生于组织结构比较致密，侧支循环不丰富的器官，如心、脾、肾、脑。梗死灶

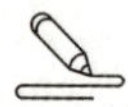

内含血量少，呈灰白色或灰黄色，称贫血性梗死，又称白色梗死。与周围正常组织分界清楚。

贫血性梗死灶的形状与该器官内的动脉血管分布相关。如脾、肾的动脉血管分布呈树枝状，其梗死灶呈锥形，切面为扇形，尖端位于血管阻塞部位，锥底朝向该脏器的表面（见书后彩色插图 8）。冠状动脉分支分布不规则，心肌梗死灶呈地图形。梗死区与正常组织交界处因炎症反应形成明显的充血出血带。后期病灶表面凹陷、干燥、变硬，梗死灶由肉芽组织取代，最后形成瘢痕组织。

（二）出血性梗死

因梗死灶内有大量的血液，呈红色，称出血性梗死，又称为红色梗死。出血性梗死多发生于组织疏松，具有双重血液供应的器官。常见的器官如肺、肠。造成出血性梗死的先决条件是动脉血流中断之前有严重的淤血。

肺出血性梗死多发生于已有严重淤血的基础上，常位于肺下叶外周部，梗死灶呈锥形，多为底部靠近肺膜、尖部指向肺门，胸膜可有纤维蛋白渗出（图 3-3）。梗死灶质地变实，因出血而呈暗红色。肠出血性梗死常发生于肠套叠、肠扭转、嵌顿性肠疝时。多见于小肠，通常只累及某一肠段。因肠系膜动脉在肠系膜中呈扇形走向，节段性分布于肠管，故肠梗死亦呈节段性。梗死的肠壁因弥漫性出血而呈紫红色，肠壁因淤血、水肿和出血而明显增厚，质脆易破裂。

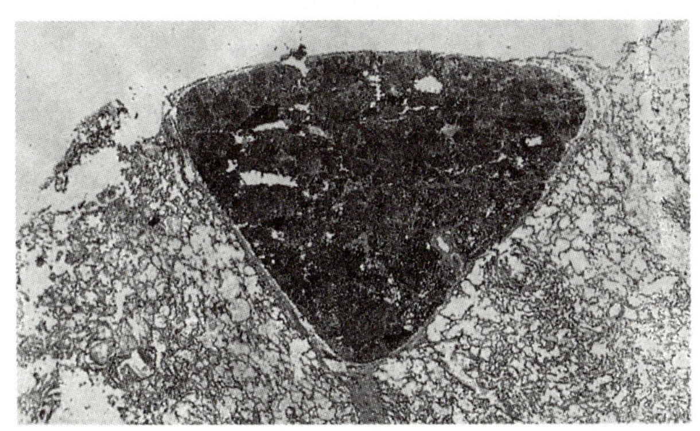

图 3-3　肺出血性梗死

（三）败血性梗死

含有细菌的栓子阻塞血管可引起败血性梗死。梗死灶内可见大量细菌及炎症细胞浸润，严重时可形成脓肿。

三、梗死对机体的影响及结局

（一）梗死对机体的影响

梗死对机体的影响决定于发生梗死的器官、梗死灶的大小和部位，以及有无细菌感染等。脾、肾的小范围梗死，对机体的影响较轻，如肾梗死通常只引起肾区疼痛和血尿，但对肾功能影响不大；脾梗死可有局部刺痛；肺、肠或肢体的梗死，易诱发腐败菌感染而引起坏疽；肺梗死灶较小时无严重影响，可有胸痛和咯血，较大范围则可引起呼吸困难及肺实变体征；心肌梗死可影响心功能，严重者可致心功能不全；脑梗死视不同部位会出现相应症状，甚至可致死亡。

（二）梗死的结局

梗死灶形成时，引起炎症反应，病灶周围的血管扩张充血，并有白细胞渗出。在梗死发生的 24～48 小时后，肉芽组织开始从梗死灶周围长入病灶内，小的病灶可被肉芽组织完全机化取代，后期变为瘢痕；大的梗死灶不能完全被机化时，则由肉芽组织和瘢痕组织加以包裹，病灶内部可发生钙化。脑梗死则液化成囊腔，周围由增生的胶质瘢痕包裹。

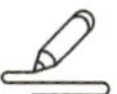

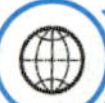

知识链接

脑梗死

脑梗死是由各种原因所致的局部脑组织血液供应障碍，导致脑组织缺血缺氧性病变坏死，进而产生相应的神经功能缺失表现。脑梗死的临床表现典型的有：口眼歪斜、单侧肢体无力、言语不清等。对突然出现疑似脑梗的患者，“时间就是大脑”，应马上拨打120送往就近有条件的医院，医院应包括能全天进行急诊CT检查，具备溶栓和/或血管内取栓条件，溶栓一定要快，把握住黄金时间。

（朱　萌）

复习思考题

扫一扫，测一测

1. 简述慢性肺淤血与肝淤血的病理变化。
2. 根据血栓形成的条件，分析静脉血栓形成为何高于动脉血栓形成？
3. 分析淤血、血栓形成、栓塞、梗死之间的因果关系。
4. 简述梗死的原因及类型。

第四章　水、电解质代谢紊乱

学习目标

掌握各种类型水、电解质代谢紊乱的概念、特点和水肿的发生机制；熟悉各种类型水、电解质代谢紊乱对机体的影响；了解各种类型水、电解质代谢紊乱的防治原则。

第一节　水、钠代谢紊乱

一、正常水、钠代谢

体液是由水和溶解于其中的电解质、低分子有机化合物、蛋白质等组成，广泛分布于组织细胞内外。组织间液和血浆等共同构成细胞外液，为人体的内环境，是沟通组织细胞之间和机体与外界环境之间的媒介。水、电解质平衡紊乱可导致体液容量、分布、电解质浓度和渗透压的变化，从而对机体造成危害。

（一）体液的容量和分布

成人体液总量约占体重的 60%，其中细胞内液约占 40%，细胞外液约占 20%，细胞外液中的血浆约占体重的 5%，其余 15% 为组织间液。组织间液中有极少部分分布于一些密闭的腔隙，称第三间隙液。

（二）体液中电解质的分布特点和功能

1. 体液中电解质的分布特点　①体液中的电解质一般以离子形式存在，细胞内液和细胞外液电解质的组成和含量有很大差异，细胞外液的主要阳离子是 Na^+，其次是 K^+、Ca^{2+}、Mg^{2+} 等，阴离子主要是 Cl^-，其次是 HCO_3^-、HPO_4^{2-}、SO_4^{2-} 等；细胞内液中，K^+ 是重要的阳离子，其次是 Na^+、Ca^{2+}、Mg^{2+}；主要的阴离子是 HPO_4^{2-} 和蛋白质，其次是 HCO_3^-、Cl^-、SO_4^{2-} 等。各部分体液中阴离子和阳离子电荷总数相等并保持电中性，且细胞内、外液的渗透压基本相等。②血浆和细胞间液的电解质组成与含量很接近，但细胞间液中蛋白质含量低，对维持血浆容量、防止水肿的发生有重要意义。

2. 体液中电解质的功能　①维持体液的渗透压和酸碱平衡；②维持神经、肌肉、心肌细胞的静息电位并参与其动作电位形成；③参与新陈代谢等生理活动。

（三）静水压和渗透压

1. 静水压　两个相邻的体液腔隙间，若其溶质成分和浓度相同，压力不同，促使水从压力高的腔隙向压力低的腔隙转移的压力，称为静水压。

2. 渗透压　溶液的渗透压取决于溶质的分子或离子的数目，体液内起渗透作用的溶质主要是电解质。体液的渗透压由胶体渗透压和晶体渗透压组成。胶体渗透压取决于蛋白质等大分子胶体颗粒的数量，晶体渗透压取决于无机离子和其他小分子有机分子及其离子的数量。

（四）水平衡及其生理功能

正常人每天水的摄入与排出处于动态平衡。水的来源有饮水、食物水和代谢水；水的排出途径有肾、皮肤、肺和消化道等。健康成人每天最低排水量为 1 500ml；水日需要量 1 500～2 000ml。

水的生理功能主要有促进物质代谢、调节体温、润滑及结合水等。

（五）钠的平衡

正常成人每日需钠 4～6g，成人体内钠总量为 40～50mmol/kg，其中 50% 存在于细胞外液，10% 存在于细胞内液，为可交换钠；40% 与骨骼基质结合，为不可交换钠。血清钠正常浓度为 130～150mmol/L。

（六）水和钠的平衡调节

1. 渴感 渴感中枢位于下丘脑视上核侧面，刺激因素有：①血清钠浓度增高，血浆晶体渗透压上升；②有效循环血量降低和血管紧张素Ⅱ（Ang Ⅱ）增高。

2. 抗利尿激素 抗利尿激素（ADH）可促使肾远曲小管和集合管上皮细胞对水的重吸收，且有使血管收缩的作用，又称血管加压素（VP）。ADH 的刺激因素有：

（1）渗透性刺激：渗透压感受器位于下丘脑视上核和室旁核，血浆晶体渗透压增高，刺激渗透压感受器，促使 ADH 释放增加。

（2）非渗透性刺激：血容量和血压的变化，通过左心房与胸腔大静脉处的容量感受器和颈动脉窦与主动脉弓的压力感受器，影响 ADH 释放。当血容量降低、血压明显下降时，可同时出现血浆晶体渗透压降低（抑制 ADH 释放），ADH 释放仍增多，说明机体优先维持正常的血容量。

（3）其他因素：精神紧张、剧痛、恶心、Ang Ⅱ增高及环磷酰胺等药物，促使 ADH 释放增加。

渴感和 ADH 主要通过对水的调节维持细胞外液的渗透压平衡，故称为细胞外液的等渗性调节。

3. 肾素 - 血管紧张素 - 醛固酮系统（RAAS） 有效循环血量减少和血压降低能激活 RAAS，醛固酮促使肾远曲小管和集合管上皮细胞对 Na^+ 的重吸收，提高细胞外液的晶体渗透压；Ang Ⅱ促进 ADH 释放以增加水的重吸收，使减少的血容量得以恢复。血清 Na^+ 降低和 K^+ 增高也能直接刺激醛固酮分泌，促进 Na^+-K^+ 交换和 Na^+-H^+ 交换。

4. 心房钠尿肽（ANP） 由心房肌细胞合成的 ANP 分泌受血容量、血压和血钠含量的调节，具有利钠、利尿、扩血管和降低血压等作用。当血容量或有效循环血量下降时，可引起 ANP 分泌减少，对肾近曲小管重吸收钠、水的抑制作用减弱，使减少的血容量得以恢复。

醛固酮和 ANP 主要通过对钠、水的调节维持细胞外液的容量平衡，故称为细胞外液的等容性调节。

二、脱　水

（一）低渗性脱水

低渗性脱水的主要特点是失钠多于失水，血清钠浓度 <130mmol/L，血浆渗透压 <280mmol/L，同时伴有体液容量的明显减少。

1. 原因和机制

（1）肾性原因：①长期、大量使用排钠利尿药（如呋塞米），抑制了髓袢升支对钠的重吸收；②肾上腺皮质功能不全，如原发性慢性肾上腺皮质功能减退症（Addison 病），因醛固酮分泌不足，肾小管对钠重吸收减少；③肾实质性疾病，如急性肾衰竭多尿期，可引起肾排钠过多；④过度渗透性利尿，如严重糖尿病，导致水、钠经肾丢失过多。

（2）肾外性原因：①经消化道失液，如呕吐、腹泻、肠吸引术等；②体液在第三间隙积聚，如大量胸、腹水形成；③经皮肤大量失液，如大量出汗或大面积烧伤。

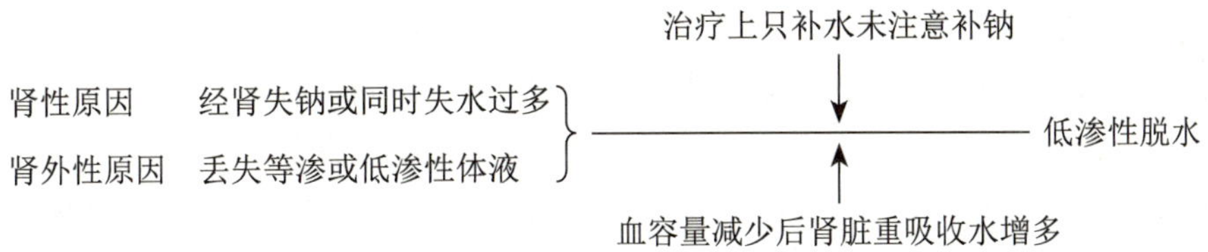

2. 对机体的影响

（1）细胞外液明显减少：低渗性脱水的主要特点是细胞外液明显减少，易发生休克。其机制为：①原发病因引起体液大量丢失；②细胞外液向细胞内转移，使细胞外液进一步减少；③细胞外液低渗抑制 ADH 分泌，使尿量增加或不减少（图 4-1）。患者有直立性眩晕、血压降低、脉搏细速、四肢厥冷等症状。

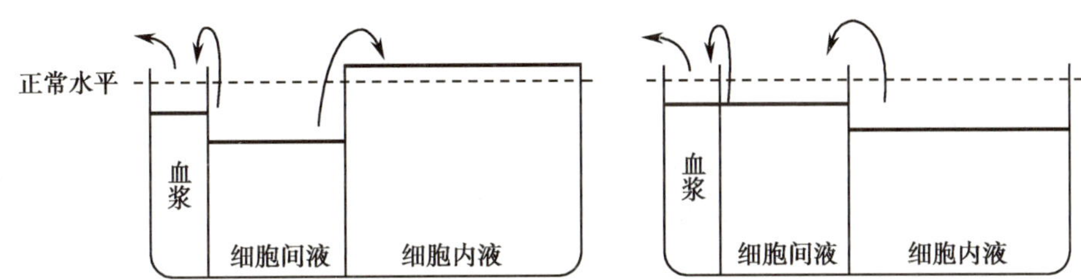

图 4-1　脱水时体液分布变化示意图

左图：低渗性脱水；右图：高渗性脱水

（2）明显的脱水体征：由于体液减少最明显的是组织间液，因此患者有皮肤弹性降低，眼窝凹陷、婴幼儿囟门凹陷和舟状腹（“三凹”体征）。

（3）其他表现：脑细胞水肿。当血容量明显减少时，尽管细胞外液低渗，但 ADH 分泌增多，故明显少尿。肾性原因失钠者，尿钠含量增多；肾外性原因失钠者，因血钠降低和低血容量致使 RAAS 激活，故尿钠含量减少。

3. 防治原则

（1）防治原发病，去除病因。

（2）适当的补液。

（3）原则上给予等渗液以恢复细胞外液容量，如出现休克，要按休克的处理方式积极抢救。

（二）高渗性脱水

高渗性脱水的主要特点是失水多于失钠，血清钠浓度 >150mmol/L，血浆渗透压 >310mmol/L，同时伴有体液容量明显减少。

1. 原因和机制

（1）单纯失水：①经呼吸道失水，如代谢性酸中毒等引起的过度通气；②经皮肤失水，如高热和甲状腺功能亢进等；③经肾失水，如中枢性尿崩症时 ADH 产生和释放不足。

（2）丧失低渗体液：①经胃肠道丧失低渗液，如呕吐、腹泻及消化道引流等；②大量出汗；③反复使用甘露醇或高渗葡萄糖引起渗透性利尿。

通常情况下不易引起高渗性脱水。但在一些特定的情况下，如水源断绝、饮水困难或患者丧失口渴感，机体不能及时补充丢失的水，才会导致高渗性脱水。

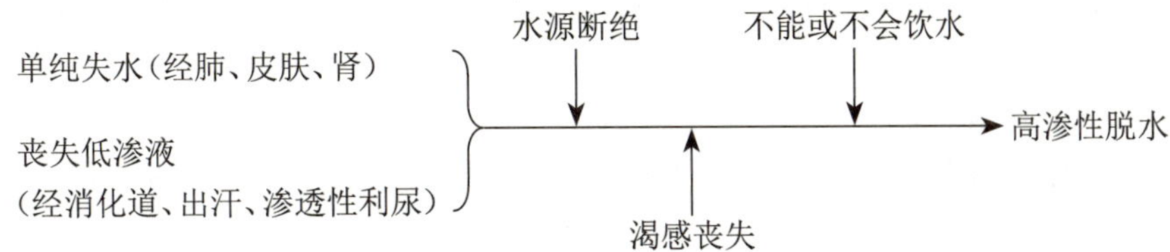

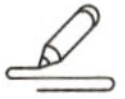

2. 对机体的影响

(1)口渴:为突出的临床表现,由细胞外液高渗刺激口渴中枢所致。

(2)尿少、尿比重增高:由于细胞外液高渗使ADH分泌增多所致。

(3)细胞内脱水:由于细胞外液高渗,细胞内液向细胞外转移。脑细胞严重脱水时,可出现程度不同的中枢神经系统功能障碍、脑静脉破裂出血和蛛网膜下腔出血。

(4)脱水热:血容量降低使皮肤血管收缩,细胞内脱水使汗腺分泌减少,机体散热功能障碍。多见于小儿。

3. 防治原则

(1)防治原发病,去除病因。

(2)补给体内缺少的水分,或由静脉滴入5%~10%葡萄糖溶液。

(3)补给适当的Na^+:给予生理盐水与5%~10%葡萄糖混合液。

(4)适当补K^+。

(三)等渗性脱水

等渗性脱水的主要特点是水和钠以等比例丢失,血清钠浓度130~150mmol/L,血浆渗透压280~310mmol/L,同时伴有体液容量明显减少。

1. 原因和机制

(1)等渗的体液丢失:如呕吐、腹泻及消化道引流等引起接近等渗的消化液丢失。

(2)血浆丢失:如大量胸、腹水形成,大面积烧伤和严重创伤等。

2. 对机体的影响 等渗性脱水兼有低渗性脱水和高渗性脱水的临床表现。

3. 防治原则 防治原发病,去除病因。

思政元素

基本功和责任感

在临床上,小儿是脱水的易患人群,常见原因有腹泻、呕吐、发热等,如不及时治疗或处理不当,可危及患儿生命。对于脱水患儿应该如何补液,非常考验医生的基本功,尤其在基层医院,腹泻患儿特别多,更要熟练掌握。首先要判断其属于哪种类型和程度的脱水,接下来要了解如何补液,补多少,补什么,补的速度。除了补液外,还要补充钾、钙、镁等微量元素,同时还要治疗原发病。脱水患儿的治疗需要牢固的理论知识、丰富的临床经验和高度的责任感,才能够根据患儿的病情做出合理的判断和补液方案,为广大患儿的健康提供有力保障。

三、水 中 毒

水中毒的特点是血钠下降,血清钠浓度 <130mmol/L,血浆渗透压 <280mmol/L,但体内钠总量正常或增多,患者有水潴留,体液量明显增多。

(一)原因和机制

1. 摄入或输入过多不含电解质的液体 持续大量饮水、精神性饮水过多或无盐水灌肠等,超过肾脏的排水能力,可引起水中毒。

2. 水排出减少 见于急、慢性肾衰竭和疼痛、恐惧等引起的ADH分泌过多,摄入正常水量或较多水量时,易引起水中毒。

(二)对机体的影响

1. 细胞内液容量增大或细胞水肿 是水中毒突出的表现,由于细胞外液低渗,大量水进入细胞内所致。

2. 脑水肿和颅内高压 脑细胞水肿和脑组织水肿使颅内压增高，对机体影响最大、危害最重。

（三）防治原则

1. 防治原发病。

2. 轻症患者，只要停止或限制水分摄入，即可自行恢复。

3. 重症或急症患者，除严格进水外，尚应给予高渗盐水，以迅速纠正脑细胞水肿，或静脉给予甘露醇等渗透性利尿剂，或呋塞米等强利尿剂以促进体内水分的排出。

四、水　肿

体液在组织间隙或体腔中积聚过多称为水肿。体腔内液体积聚过多一般称为积水，如胸腔积水、脑积水、腹腔积水。

水肿是一种病理过程，而不是一个独立的疾病。水肿按水肿液分布范围分为全身性水肿（如心性水肿、肾性水肿）和局部性水肿（如炎性水肿）；按发生部位分为肺水肿、脑水肿、皮下水肿、喉头水肿等；按发生原因分为心性水肿、肝性水肿、肾性水肿、营养不良性水肿等；有的全身性水肿至今原因不明，称“特发性水肿”。

（一）水肿的发生机制

正常人体组织液的总量相对恒定，这主要依赖于血管内外液体交换的平衡和体内外液体交换的平衡。一旦这种动态平衡失调，导致组织液的生成大于回流和/或水、钠潴留时则可引起水肿。

1. 血管内外液体交换平衡失调 组织间液和血浆之间通过毛细血管壁不断进行着液体交换，使组织液生成和回流保持着动态平衡（图4-2）。这种平衡主要取决于①血管内外两种力量的平衡作用：一种是促使组织液生成的力量，称有效流体静压（25mmHg）= 毛细血管流体静压（23mmHg）– 组织液流体静压（–2mmHg）；另一种是促使组织液回流至毛细血管的力量，称有

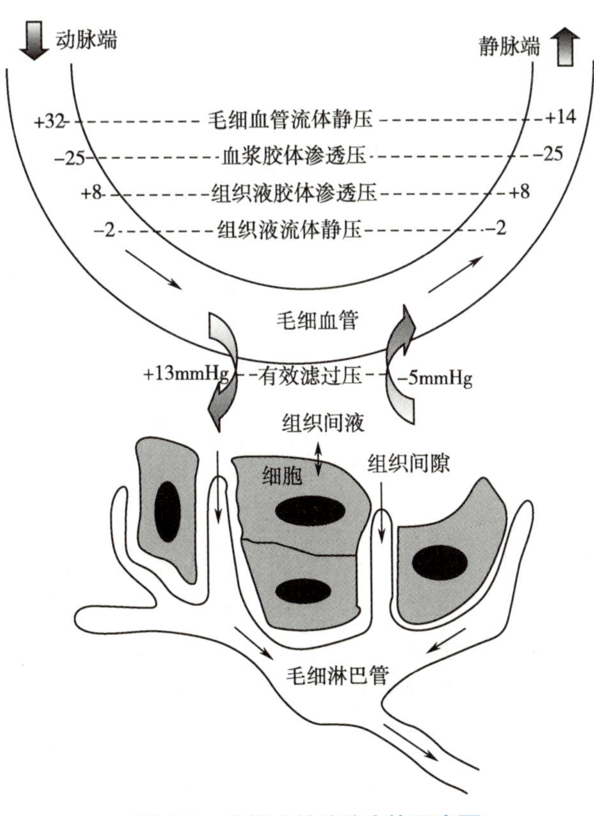

图4-2 血管内外液体交换示意图

效胶体渗透压(17mmHg)=血浆胶体渗透压(25mmHg)-组织液胶体渗透压(8mmHg)。有效流体静压减去有效胶体渗透压之差为有效滤过压(8mmHg)。正常情况下组织液的生成略大于回流。②淋巴回流:组织液剩余部分经淋巴回流入血。另外,淋巴管壁的通透性较高,可把毛细血管漏出的蛋白质、细胞代谢产生的大分子物质回吸收入血,可见淋巴回流具有重要的抗水肿作用。

(1)毛细血管流体静压升高:常见于右心衰竭、静脉管腔内阻塞或静脉管腔受压导致的淤血所引起的静脉压升高,可使有效流体静压增高,平均有效滤过压增大,组织液生成增多,当超过淋巴回流的代偿能力时,引起水肿。

(2)微血管壁通透性增加:常见于各种炎症、感染、缺氧、酸中毒等。组织间胶体渗透压升高、血浆胶体渗透压降低,促进组织液生成增多。这类水肿的特点是蛋白含量较高。

(3)血浆胶体渗透压降低:血浆胶体渗透压的大小,主要取决于血浆白蛋白的含量。血浆白蛋白含量减少的原因主要有①蛋白质摄入不足,见于禁食、消化道疾病时消化吸收障碍等;②蛋白质合成障碍,见于肝硬化等,白蛋白合成减少;③蛋白质消耗或丢失过多,见于慢性消耗性疾病、肾病综合征等;④稀释性低蛋白血症,见于大量水、钠潴留或输入大量非胶体溶液等。

(4)淋巴回流受阻:常见于淋巴管阻塞、压迫、广泛摘除等。淋巴回流受阻时,含蛋白的水肿液在组织间积聚,导致淋巴性水肿。丝虫成虫阻塞引起的下肢和阴囊慢性水肿,称为象皮病。

2. 体内外液体交换平衡失调 正常人体在神经-体液的调节下,通过肾小球的滤过和肾小管的重吸收功能来调节水、钠的摄入与排出之间的动态平衡。任何原因使肾小球滤过率降低和/或肾小管重吸收增强,引起球-管失衡,均可导致水、钠潴留,引发水肿(图4-3)。

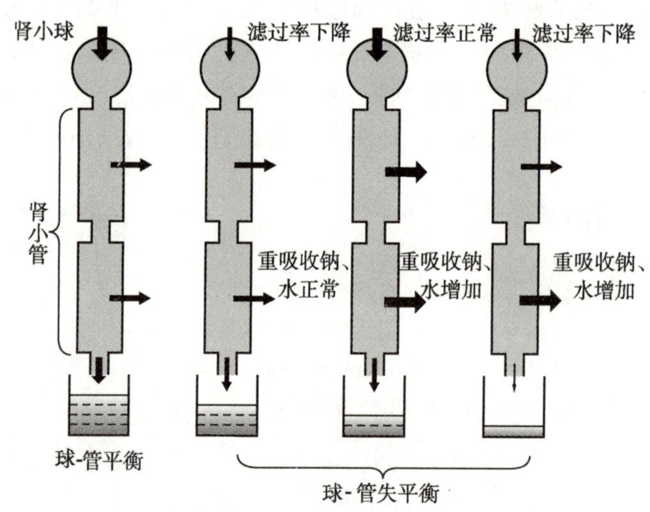

图4-3 球-管失衡基本形式示意图

(1)肾小球滤过率降低:常见的原因有①广泛肾小球病变:如急、慢性肾小球肾炎,肾小球的有效滤过面积减少,使肾小球滤过率降低;②有效循环血量减少:引起肾血流量减少,使肾小球滤过率降低。

(2)肾小管髓袢对水、钠的重吸收增多:有效循环血量减少时,肾内血流发生重新分布,皮质肾单位血流量减少而髓旁肾单位血流量增多,导致肾小管髓袢对水、钠的重吸收增多。

(3)肾近曲小管对水、钠的重吸收增多:当有效循环血量减少时,肾近曲小管对水、钠的重吸收增多。①ANP分泌减少:有效循环血量减少时,ANP分泌减少,对近曲小管重吸收水、钠的抑制作用减弱,从而导致水、钠潴留;②肾小球滤过分数增高:有效循环血量减少时,由于出球小动脉收缩比入球小动脉收缩明显,使肾小球滤过率相对升高,肾小球滤过分数增高,无蛋白滤液由肾小球滤出相对增多,近曲小管周围毛细血管内的血浆蛋白浓度相对增高而流体静压下降,从而促进了近曲小管重吸收水、钠增多。

(4) 肾远曲小管和集合管对水、钠的重吸收增多：主要受醛固酮和 ADH 调节。①醛固酮增多：醛固酮具有促进肾远曲小管对钠的重吸收作用，从而引起水、钠潴留。醛固酮增多的原因是有效循环血量减少导致的醛固酮分泌增多或肝硬化等导致的醛固酮灭活减少。② ADH 增多：ADH 具有促进肾远曲小管和集合管对水的重吸收作用。ADH 增多常见的原因是有效循环血量减少时容量感受器所受的刺激减弱，反射性地引起 ADH 分泌增多；或者是有效循环血量减少时 RAAS 激活、Ang Ⅱ生成增多、醛固酮分泌增多，引起血浆渗透压增高，刺激渗透压感受器，导致 ADH 的分泌与释放增多。

以上是水肿发生机制中的一些基本因素。临床上常见的水肿，大多是上述几种因素共同或相继作用的结果。

(二) 水肿的临床表现

1. 皮下水肿的皮肤特点　①凹陷性水肿：皮肤苍白、肿胀、皱纹变浅变平、弹性差，手指按压皮肤可出现凹陷，称凹陷性水肿或显性水肿；②隐性水肿：由于组织间隙中胶体网状物（胶原、透明质酸和糖胺聚糖等）的亲水性使增多的水被吸附，游离的液体增多不明显，指压无凹陷，称隐性水肿。

2. 全身性水肿的分布特点与下列因素有关　①重力效应；②皮下组织结构的致密性、皮肤厚度与伸展性；③局部静脉及毛细血管血流动力学的特点。如心性水肿，发生机制的主要因素是毛细血管流体静压升高，受重力效应因素影响，水肿首先出现在身体的下垂部位；肾性水肿，发生机制的主要因素是血浆胶体渗透压降低，受组织结构因素影响，水肿首先出现在眼睑或颜面等组织疏松部位；肝性水肿，发生机制的主要因素是门静脉高压，水肿的分布特点是腹水。

(三) 水肿对机体的影响

1. 对机体的有利作用　①全身性水肿时，组织间液的增多有利于避免循环系统压力急剧上升；②炎性水肿液有利于稀释毒素，形成的纤维素可限制细菌扩散；③运送抗体或药物至炎症局部。

2. 对机体的不利作用　取决于水肿的部位、程度、发生速度及持续时间。①细胞营养障碍：组织间液的增多使细胞与毛细血管间的距离增大，导致细胞营养障碍；②影响器官组织的功能：如胸腔积液影响肺的呼吸，心包腔积液影响心泵功能，喉头水肿可引起呼吸困难甚则窒息，导致患者死亡。

(四) 常见水肿类型及其临床特点

1. 心性水肿　由心力衰竭而引起的水肿，称为心性水肿。心性水肿有左心衰竭引起的肺水肿和右心衰竭引起的全身性水肿两种，通常由右心衰竭引起的全身性水肿称为心性水肿，其发生机制主要是流体静压升高。

临床主要体征是皮下水肿，首发于身体下垂部（如足、内踝和胫前区或卧床者的骶部）。受重力因素影响，距心脏越远的部位，其毛细血管流体静压升高越重，故心性水肿首发于身体下垂部，严重者可发展为全身性水肿。

2. 肝性水肿　由肝脏原发疾病引起的体液异常积聚，称为肝性水肿。其发生机制主要是静脉回流受阻，血浆蛋白减少，水、钠潴留等。

临床主要表现为腹水。大量腹水形成时，其体征是腹部膨隆，腹壁皮肤紧张发亮，状如蛙腹。当腹压显著增高时可发生脐疝，因横膈抬高可出现端坐呼吸，临床检查可有液波震颤和移动性浊音等体征。

3. 肾性水肿　肾脏原发疾病引起的全身性水肿，称为肾性水肿，分肾病性水肿和肾炎性水肿两种。肾病性水肿由肾病综合征引起，其发生机制主要是：血浆胶体渗透压下降及水、钠潴留。肾炎性水肿由急、慢性肾小球肾炎引起，其发生机制主要是：急性肾小球肾炎时，肾小球血流量减少和肾小球滤过压降低；慢性肾小球肾炎时，肾小球滤过面积极度减少和血浆胶体渗透压下降。

临床主要特征是晨起面部水肿，尤以眼睑明显，以后扩展至全身。严重时可出现胸腔积液或腹水。

4. 肺水肿 肺间质有过多液体积聚和/或溢入肺泡腔内，统称为肺水肿。其中液体积聚于肺间质者称肺间质性水肿，液体溢入肺泡腔内者称肺泡水肿。各种原因引起的肺水肿，其发生机制不尽相同，概括有以下四个方面：①肺毛细血管流体静压增高；②肺泡壁毛细血管通透性增高；③血浆胶体渗透压降低；④肺淋巴回流受阻。

临床主要表现为呼吸困难和咯粉红色泡沫样痰。急性肺水肿时，可引起进行性呼吸困难，出现端坐呼吸和呼气性喘鸣。临床检查，肺部可闻及明显的水泡音。

（五）防治原则

1. 积极治疗原发病。
2. 限制水、钠的摄入等。

第二节 钾代谢紊乱

一、钾正常代谢

（一）钾的体内分布与生理功能

正常成人含钾量为50～55mmol/kg体重。其中90%存在于细胞内液，骨钾约占7.6%，跨细胞钾约占1%，约1.4%的钾存在于细胞外液。血清钾的正常浓度为3.5～5.5mmol/L。

钾具有参与细胞新陈代谢、保持细胞静息电位、调节细胞内外的渗透压和酸碱平衡等多种生理功能。

（二）钾的平衡调节

1. 钾的摄入与排出 成人每天由食物摄入钾为50～120mmol，其中约90%的钾经肾随尿排出，其余10%随粪便排出。肾排钾的特点是“多吃多排，少吃少排，不吃也排”。因此，长期禁食或不能进食者，容易发生低钾血症。

2. 细胞内、外液之间的钾平衡 细胞内、外液的钾平衡主要通过Na^+-K^+-ATP酶的作用，维持细胞内K^+的高浓度；其次，通过细胞内外H^+-K^+交换调节。

3. 肾对钾排泄的调节 从肾小球滤过的钾90%～95%在近曲小管和髓袢重吸收，尿中排出的钾是由远曲小管和集合管上皮细胞分泌的。

二、低钾血症

血清钾浓度低于3.5mmol/L，称为低钾血症。缺钾是指细胞内钾和机体总钾量的缺失。低钾血症和缺钾常同时发生，也可分别发生。

（一）原因和机制

1. 钾的摄入不足 见于不能进食、术后禁食或长期输液未注意补钾的患者。

2. 钾丢失过多

（1）经肾丢失过多

1）利尿药物：使用利尿药物，引起远曲小管的原尿流速增大或继发性醛固酮分泌增多，促使钾随尿排出增多。

2）肾小管性酸中毒：引起肾小管上皮细胞泌H^+和重吸收K^+障碍，钾随尿排出增多。

3）盐皮质激素过多：见于原发和继发性醛固酮增多症，钾随尿排出增多。

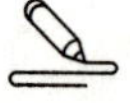

4）低镁血症：引起髓袢升支粗段上皮细胞的 Na^+-K^+-ATP 酶失活，对钾的重吸收障碍，钾随尿排出增多。

（2）经胃肠道失钾：呕吐、腹泻、胃肠减压、肠瘘等，引起含钾消化液的丢失，或继发性醛固酮增多。

（3）经皮肤失钾：大量出汗可引起失钾。

3. 钾向细胞内转移增加

（1）碱中毒：碱中毒时，H^+ 逸出细胞外、K^+ 进入细胞内；同时肾小管上皮细胞泌 K^+ 增多，使血钾降低。

（2）胰岛素的使用：使用胰岛素能促使细胞利用葡萄糖合成糖原及增强 Na^+-K^+-ATP 酶活性，均促使 K^+ 进入细胞内，使血钾降低。

（3）低钾血症型周期性瘫痪症：是一种常染色体显性遗传病。发作时出现一时性骨骼肌瘫痪和低钾血症。

（4）某些毒物中毒：钡中毒、粗制棉籽油中毒，由于钾外流通道被阻滞，使钾外流减少。

（5）β- 肾上腺素能受体活性增强：如 β- 肾上腺素受体激动剂、沙丁胺醇（舒喘灵），通过 cAMP 机制激活 Na^+-K^+-ATP 酶，促使 K^+ 进入细胞内。

（二）对机体的影响

1. 低钾血症对神经 - 肌肉的影响

（1）骨骼肌：以下肢肌肉最为常见，最突出的表现是骨骼肌松弛无力，甚至引起弛缓性麻痹。

（2）平滑肌：主要表现为胃肠蠕动功能减弱。

（3）神经：表现为肌肉酸痛或感觉异常，肌张力降低，腱反射减弱或消失。

2. 低钾血症对心肌的影响

（1）心肌电生理的变化：①自律性增高；②兴奋性增高；③传导性降低；④收缩性增强，但严重时降低。

（2）心电图的变化：特征性改变是，S-T 段压低、T 波低平、U 波明显、Q-T 间期延长。

（3）心肌功能损害：表现为期前收缩、房室传导阻滞、心室颤动等心律失常和对洋地黄类强心药物的敏感性增高等。

3. 对酸碱平衡的影响　低钾血症引起代谢性碱中毒。机制是：① H^+ 进入细胞增多；②肾小管上皮细胞泌 H^+ 增多。此时尿液呈酸性，称反常性酸性尿。

（三）防治原则

1. 积极治疗原发病。
2. 适当补钾，注意补钾原则。尽可能口服补钾，严禁静推，见尿补钾，静脉滴注要缓慢。
3. 纠正其他水、电解质代谢紊乱。

三、高钾血症

血清钾浓度高于 5.5mmol/L，称为高钾血症。

（一）原因和机制

1. 钾摄入过多　主要见于处理不当。如静脉补钾浓度过高、速度过快，输入大量库存血，或对肾功能不全者静脉补钾。

2. 肾排钾减少　是引起高钾血症的主要原因。

（1）肾小球滤过率显著下降：见于急性肾衰竭少尿期或慢性肾衰竭末期，由于钾排出受阻，使血钾升高。

（2）肾远曲小管和集合管分泌钾减少：见于各种原因引起的①醛固酮合成障碍（如先天酶缺

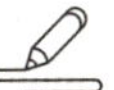

乏）；②原发性或继发性醛固酮分泌不足（如间质性肾炎）；③肾小管对醛固酮反应性降低（如肾移植后的早期）；④肾上腺皮质功能不全（如原发性慢性肾上腺皮质功能减退症，又称艾迪生病，即 Addison 病）。

3. 钾向细胞外转移增加

（1）酸中毒：酸中毒时，H^+ 进入细胞内、K^+ 逸出细胞外，使血钾升高。

（2）严重创伤或溶血：如淋巴瘤和白血病放疗或化疗后，细胞释放大量 K^+。

（3）缺氧：组织严重缺氧时，细胞 Na^+-K^+-ATP 酶活性降低，使血钾升高。

（4）糖尿病酮症酸中毒：①胰岛素不足，K^+ 进入细胞内减少；②高血糖造成的高渗，引起细胞脱水和细胞内高 K^+，促使 K^+ 逸出细胞外；③酸中毒。

（5）高钾血症型周期性瘫痪症：也是一种常染色体显性遗传病。发作时 K^+ 逸出细胞外，引起高钾血症。

（6）某些药物的使用：β 受体阻滞剂等通过干扰 Na^+-K^+-ATP 酶的活性，妨碍细胞摄 K^+。

4. 假性高钾血症 指体内实际血浆钾浓度正常，但是测得的血清钾浓度高。见于①采血时发生溶血，K^+ 自红细胞逸出；②血小板或白细胞计数过高，在放置或形成血清期间释放 K^+，使血钾升高。

（二）对机体的影响

1. 高钾血症对神经 - 肌肉的影响

（1）急性轻度高钾血症：兴奋性增高。表现为手足感觉异常，肌痛或肠绞痛等。

（2）急性重度高钾血症：兴奋性降低。表现为肌肉软弱，弛缓性麻痹等。

（3）慢性高钾血症：很少出现神经 - 肌肉方面的症状。

2. 高钾血症对心肌的影响

（1）心肌电生理的变化：①自律性降低；②轻度高钾血症时心肌兴奋性增高，重度高钾血症时心肌兴奋性降低；③传导性降低；④收缩性减弱。

（2）心电图的变化：主要改变是 T 波高耸，P-R 间期延长，P 波、QRS 波增宽和 Q-T 间期缩短。

（3）心肌功能损害：急性高钾血症可引起致死性的心律失常，如心室颤动、心搏骤停。

3. 对酸碱平衡的影响 高钾血症引起代谢性酸中毒。机制是：① H^+ 逸出细胞增多；②肾小管上皮细胞泌 H^+ 减少。此时尿液呈碱性，称反常性碱性尿。

（三）防治原则

1. 防治原发病，停用含钾的药物，避免高钾饮食，避免输入库存血等。

2. 降低血钾。①葡萄糖溶液加胰岛素静脉滴注，可促进钾离子向细胞内转移；②口服阳离子交换树脂经肠道排钾；③必要时予以腹膜透析或血液透析。

3. 应用钙剂和钠盐拮抗高钾血症的心肌毒性作用。

4. 纠正其他水、电解质代谢紊乱。

知识链接

胰岛素为什么可以治疗高钾血症？

对于高钾血症的治疗，常用的一个治疗方案就是胰岛素 + 葡萄糖，其机制主要是胰岛素与受体结合以后，可以激活并促进 Na^+-K^+-ATP 酶由胞内囊泡转运到细胞膜，从而将更多的钾离子从细胞外摄入到细胞内，并把钠离子由细胞内排出到细胞外，从而达到降低血钾的作用。

（邱铁芳）

复习思考题

1. 简述水肿的发生机制。
2. 列表比较三种脱水的区别。
3. 简述低钾血症的防治原则。
4. 简述高钾血症的概念及对其机体的影响。

扫一扫，测一测

FR-5-1
PPT 课件

第五章 休 克

FR-5-2
知识导览

学习目标

掌握休克、急性呼吸窘迫综合征、多器官功能障碍综合征的概念，休克的分期和各期微循环变化特点；熟悉休克的原因与分类，微循环的结构与功能调节，休克各期的发生机制，休克与晕厥的区别；了解休克各期的临床表现，休克时细胞代谢与器官功能改变，休克的防治原则。

休克（shock）是机体在各种强烈有害因子作用下，有效循环血量急剧减少，组织微循环（MIC）血液灌流量严重不足，导致多器官功能代谢紊乱甚至结构破坏的全身危重病理过程。休克是临床各科许多疾病常见的合并症，严重威胁患者的生命。其典型临床表现为面色苍白、皮肤湿冷、血压下降、脉压减小、心率加快、脉搏细速、尿量减少、烦躁不安或表情淡漠甚至昏迷等。

第一节 休克的病因与分类

一、休克的病因

1. 失血与失液 大量失血可引起失血性休克，常见于外伤出血、消化道出血（如胃溃疡出血、食管静脉曲张出血）、产后大出血、动脉瘤破裂等。快速失血超过总血量的20%时，超过机体代偿能力，可引起休克；失血量超过总血量的45%～50%可迅速导致患者死亡。剧烈呕吐、严重腹泻、大汗淋漓及肠梗阻等，如果未能及时补充体液，引起血容量与有效循环血量锐减而发生失液性休克。

2. 烧伤 大面积烧伤可引起烧伤性休克。早期多由疼痛及大量血浆渗出导致有效循环血量减少而引起休克，晚期因继发感染而发展为感染性休克。

3. 创伤 各种严重的创伤可导致创伤性休克，休克的发生与失血和疼痛有关。

4. 感染 细菌、病毒、真菌、立克次体等病原微生物引起的严重感染可引起休克，属于脓毒症休克。脓毒症休克属于脓毒症的一个特殊亚型，表现为充分液体复苏的情况下仍需要缩血管药物才能维持平均动脉血压在65mmHg以上，其血清乳酸水平高于2mmol/L。

5. 过敏 注射某些药物（如青霉素）、血清制剂或疫苗，或进食某些食物、接触某些花粉、化学物质时，可致过敏体质的人发生过敏性休克。此类休克引起组胺、缓激肽大量释放入血，造成外周血管舒张、血管床容量增加及毛细血管通透性增加，导致有效循环血量减少。

6. 心脏病变 常见于大面积心肌梗死、心脏压塞、急性心肌炎及严重的心律失常（心房颤动与心室颤动）等。患者出现心排出量显著减少，有效循环血量和灌流量急剧下降，发生休克。

7. 神经刺激 中枢神经系统损伤或抑制可导致血管运动中枢功能障碍，引起神经源性休克。常见于高位脊髓麻醉、中枢镇静药过量或剧烈疼痛等。

二、休克的分类

休克的种类很多，分类方法也不一样，常用的分类方法有以下三种。

（一）按病因分类

休克按病因可分为失血与失液性休克、烧伤性休克、创伤性休克、感染性休克、过敏性休克、心源性休克和神经源性休克等类型。休克按病因分类有助于及时消除病因，临床广泛应用。

（二）按休克发生的始动环节分类

导致休克的原因很多，但是休克发生的共同基础是通过以下三个始动环节，使有效循环血量锐减，组织灌注量减少而发病。

1. 低血容量性休克　是指由于血容量减少引起的休克，是失血、失液所致休克的起始环节。急性大出血或大量液体丢失，造成血容量急剧减少而导致休克。此类休克患者典型的临床表现为“三低一高”，即中心静脉压（CVP）、心排出量、动脉血压降低，总外周循环阻力增高。

2. 心源性休克　是指由于心脏泵血功能衰竭，心排出量急剧减少，导致组织灌注量减少所引起的休克。常见于急性心肌梗死、心瓣膜病、严重的心肌病等心脏病变；也可由心脏压塞、心脏射血受阻等心外原因所致。

3. 血管源性休克　由于大量血液淤滞在舒张的小血管内，导致外周血管容量扩大，引起有效循环血量减少而导致的休克称为血管源性休克。常为过敏性、感染性、神经源性休克的起始环节。

（三）按血流动力学特点分类

1. 低排高阻型休克（低动力型休克）　临床最常见的类型。血流动力学特点是心排出量降低，总外周血管阻力高，中心静脉压下降，脉压明显缩小。由于皮肤血管收缩，皮肤温度降低，又称“冷休克”。失血性、失液性、心源性、创伤性和大多数感染性休克均属此型。

2. 高排低阻型休克（高动力型休克）　临床较为少见。血流动力学特点是总外周血管阻力降低，心排出量增高，脉压可增大。由于皮肤血管扩张，血流量增多，皮肤温度升高，故亦称“暖休克”，多见于感染性休克的早期。

3. 低排低阻型休克　血流动力学特点是心排出量降低，总外周阻力也降低，血压明显降低，实际上是失代偿的表现。常见于各种类型休克的晚期阶段。

第二节　休克的分期与发病机制

虽然各类休克发生的病因与起始环节不同，但休克发生的共同病理生理学基础是微循环功能障碍。以典型的失血性休克为例，其过程可分为三期（图 5-1）。

一、微循环缺血期

（一）微循环变化的特点

此期为休克的代偿期，微循环的变化以缺血为主，又称休克早期。特点是：微循环血流少灌少流、灌少于流。由于微动脉、后微动脉和毛细血管前括约肌收缩，使毛细血管前阻力增加，真毛细血管网血流量减少，血流速度显著减慢。血液通过直捷通路和开放的动 - 静脉吻合支回流，微循环出现少灌少流、灌少于流或无灌的现象，组织呈缺血、缺氧状态。

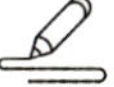

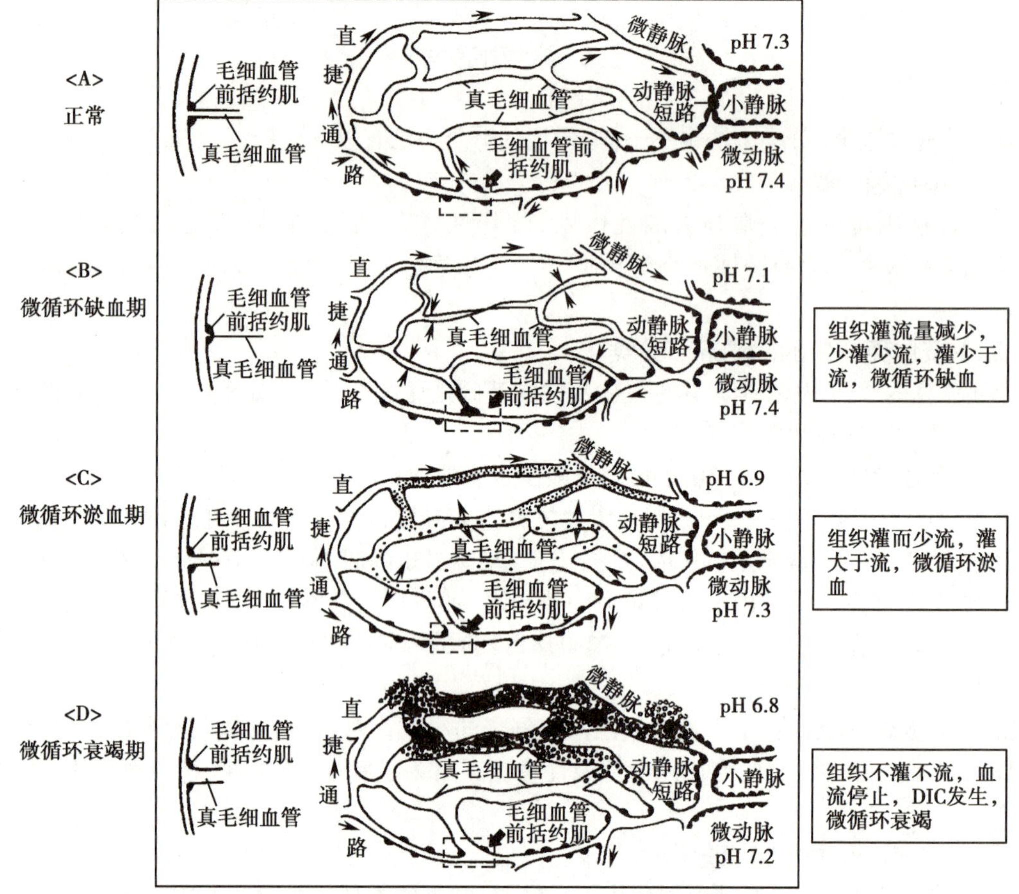

图 5-1　正常微循环和休克各期微循环变化示意图

（二）微循环变化的机制

1. 儿茶酚胺大量释放　各种原因引起的有效循环血量减少导致交感 - 肾上腺髓质系统强烈兴奋，儿茶酚胺大量释放入血。儿茶酚胺可刺激 α 受体引起皮肤、腹腔内脏和肾的毛细血管前阻力血管持续痉挛收缩，导致少灌或无灌；引起毛细血管后阻力血管收缩，导致少流。儿茶酚胺也可刺激 β 受体引起动 - 静脉吻合支开放，导致灌少于流。

2. 其他体液因子的释放　低血容量、交感神经兴奋，以及儿茶酚胺大量释放，可刺激机体产生较多体液因子。如血栓素 A_2（TXA_2）、血管紧张素Ⅱ、加压素、内皮素，这些化学活性物质均有缩血管作用。

（三）微循环变化的代偿意义

微循环缺血期的微循环变化对机体有一定的代偿意义，主要表现在以下两方面。

1. 保证心、脑的血液供应　不同器官的血管对儿茶酚胺反应不同。皮肤、腹腔内脏和肾血管的 α 受体分布密度较高，对儿茶酚胺比较敏感，收缩明显；冠状动脉虽被 α 受体和 β 受体双重支配，但以 β 受体为主，且交感神经兴奋时心脏活动增强，缺氧使代谢产物中舒血管物质增多，所以冠状动脉可轻度扩张；脑动脉血管的 α 受体和 β 受体大致相等，舒缩无明显变化。在全身循环血量减少的情况下，微循环反应的不均一性，使血液重新分布，起到了“移缓救急”的作用，保证了重要生命器官心和脑的血液供应。

2. 维持动脉血压　本期动脉血压可不降低，或略有升高。其机制主要包括①回心血量增加：儿茶酚胺等缩血管物质使微静脉、小静脉及肝脾等储血库收缩，回心血量得以快速增加，此为“自身输血”作用；微循环灌流量不足，毛细血管中流体静压下降，使组织液进入血管，增加血浆容量，起到“自身输液”的作用；肾素 - 血管紧张素 - 醛固酮系统的激活，使肾小管对水钠重吸收增加，有助于血容量的恢复；②心排出量增加：交感神经兴奋、儿茶酚胺释放增多，以及静脉回流量增加，可使心率加快、心肌收缩力增强（心源性休克除外），心排出量增加；③外周阻力增高：许多器官内小动脉、微动脉收缩所致。

通过上述各种途径的代偿，微循环缺血期动脉血压能保持相对恒定，心脑血液供应得到基本保证。

（四）临床表现

本期主要临床表现为：面色苍白、四肢厥冷、心率加快、脉搏细速、血压基本正常或略有升高、脉压减小、少尿或无尿、烦躁不安等。

此期为休克的可逆期，如能及时消除引起休克的原因、补充血容量、解除微循环障碍，可防止休克进一步发展至微循环淤血期。

二、微循环淤血期

（一）微循环变化的特点

微循环淤血期又称休克进展期、可逆性失代偿期。此期微循环的变化以淤血为主，特点是：微循环血液灌入和流出都比正常时多，灌入比流出更多，多灌少流，灌大于流。休克代偿期持续一段时间后，微循环血管痉挛减轻甚至转为舒张，血液由弛张的毛细血管前括约肌大量涌入毛细血管内。而微静脉端因血细胞嵌塞、血流缓慢和血黏度增加，使血液的流出道阻力增加、毛细血管后阻力大于前阻力，故微循环出现灌入多而流出少、灌大于流的现象，组织处于严重淤血状态。

（二）微循环变化的机制

1. 酸中毒 缺血缺氧导致组织酸性代谢产物堆积，毛细血管前阻力血管对儿茶酚胺反应性降低，引起多灌；而微静脉、后微静脉对酸性环境耐受性较强，继续处于收缩状态，引起少流。

2. 局部舒血管物质增多 因组织缺血、缺氧、酸中毒刺激肥大细胞释放组胺过多，通过组胺受体 H_2 使小动脉和毛细血管舒张、毛细血管壁通透性升高，引起血液浓缩；ATP 分解产物腺苷堆积、激肽类物质生成增多和细胞内释出的 K^+ 增多等，均具有舒血管作用。

3. 内毒素的作用 除感染性休克时机体存在内毒素（有效成分 LPS）外，其他类型休克时肠道内细菌（如大肠杆菌）及其产生的内毒素，也可通过缺血损伤的肠黏膜吸收入血。内毒素和其他毒素可与血液中的白细胞发生反应，导致多肽类物质生成增多，使血管舒张。内毒素还可激活凝血因子Ⅻ或补体系统，使毛细血管壁舒张、通透性升高。

4. 血液流变学的改变 微循环淤血期微循环血液流速明显降低；组胺引起毛细血管通透性增加，血浆外渗、血液黏度增高；灌流压下降，导致白细胞滚动、贴壁、黏附于内皮细胞，并嵌塞于毛细血管内，使血流受阻。黏附和激活的白细胞通过释放氧自由基和溶酶体酶，导致内皮细胞和组织损伤；红细胞和血小板聚集，使血细胞压积增大等，都使微循环血流进一步变慢，血液淤滞。

此期微血管反应性低下，丧失参与血流调节的能力，促使整个心血管系统功能恶化，机体由代偿逐渐转向失代偿。由于微循环血管床大量开放，血液淤滞在皮肤和腹腔内脏等组织器官中，导致有效循环血量锐减，回心血量减少，心排出量和血压进行性下降。交感 - 肾上腺髓质系统的持续兴奋，进一步加重了组织灌流量的减少，组织缺氧更趋严重，形成恶性循环。

（三）临床表现

本期主要临床表现为：血压进行性下降、脉压小，脉搏细速，静脉充盈不良和静脉压下降，心搏无力、心音低钝；皮肤由苍白转为发绀或出现花斑（周围循环衰竭）；尿量进一步减少或无尿；

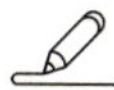

表情淡漠、反应迟钝。

此期的初期，如积极救治仍可使病情逆转，故又称为可逆性失代偿期，为临床抢救的关键时期。若持续时间较长，则进入微循环衰竭期。

三、微循环衰竭期

（一）微循环变化的特点

微循环衰竭期又称休克晚期、弥散性血管内凝血期、休克难治期。此期微循环淤血更加严重，微血管平滑肌对血管活性物质反应进行性下降，从而出现麻痹性扩张，毛细血管大量开放，血液进一步浓缩，凝固性增高。此期的微循环变化特点是：微循环血流停止，不灌不流。易发生弥散性血管内凝血，组织细胞处于更加严重的缺血、缺氧状态，可发生变性、坏死。

（二）微循环变化的机制

微循环衰竭期发生 DIC 主要与下列因素有关：

1. 血液流变学改变 微循环淤血不断加重，血液浓缩，血浆黏度增大，血细胞压积增大，纤维蛋白原浓度增加，血小板和红细胞较易于聚集，血液处于高凝状态。

2. 凝血系统的启动 创伤、烧伤、大手术、严重缺氧、酸中毒或内毒素等常导致大量组织破坏、血管内皮细胞损伤，从而启动外源性和内源性凝血系统。

3. TXA_2-PGI_2 平衡失调 组织缺氧、感染等因素可促使血小板合成 TXA_2 增多；血管内皮细胞损伤使前列腺素（PGI_2）生成减少，使 TXA_2-PGI_2 平衡失调，促进血小板聚集。

休克一旦并发 DIC，对微循环和各器官功能产生严重影响：①微血管阻塞，回心血量锐减；②凝血物质消耗、继发纤溶活性增高等因素易引起出血，使循环血量进一步减少；③纤维蛋白（原）降解产物和某些补体成分可增加血管壁通透性，加重微血管功能紊乱；④缺氧、酸中毒不断加重，许多酶系统活性降低或丧失，并可使细胞内溶酶体膜破裂释出溶酶体酶，引起细胞损伤。

此外，由于肠道严重缺血、缺氧，屏障和免疫功能降低，肠道细菌和内毒素入血，可导致全身炎症反应综合征和代偿性抗炎反应综合征，从而引起重要器官功能衰竭，甚至发生多系统器官衰竭。

（三）临床表现

本期主要临床表现为：血压进行性下降，甚至不能测出；全身多部位出血；微血管病性溶血性贫血；脉搏细弱而频数，中心静脉压降低，静脉塌陷，出现循环衰竭；有时即使大量输血和补液使血压回升，仍不能恢复毛细血管血流，称为无复流现象；各重要实质脏器坏死、功能衰竭，病情迅速恶化甚至死亡。

案例分析

患者，男，22 岁，与人打架左上腹被踹后撕裂样疼痛 2 小时入院。查体：神志不清，BP 66/45mmHg，P 120 次 /min，腹穿抽出不凝血液。立即快速输血 400ml。剖腹探查见脾破裂，腹腔内积血 2 500ml，术中血压持续下降，快速输血补液 1 800ml，术后输入 5% 的碳酸氢钠溶液 700ml，血压回升到 90/60mmHg。次日病情稳定，血压恢复正常。

问题：

（1）患者发生的休克属于哪种类型？

（2）患者入院时处于休克的第几期？

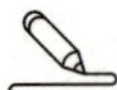

第三节 休克时细胞代谢和器官功能改变

一、细胞代谢改变

（一）物质代谢障碍

物质代谢变化总趋势是氧耗减少，糖酵解加强，脂肪和蛋白质分解增加而合成减少。表现为一过性的高血糖和糖尿；血中游离脂肪酸和酮体增多；负氮平衡。ATP 生成减少和酸性产物堆积可使溶酶体膜破裂而导致细胞自溶和坏死；蛋白和酶的合成不足使细胞不能维持其正常的结构和功能。

（二）能量不足、钠泵失灵

休克时由于 ATP 生成减少，细胞膜 Na^+-K^+-ATP 酶活性降低，导致细胞水肿和高钾血症。

（三）酸碱平衡紊乱

休克时由于组织缺氧，细胞内无氧酵解加强，酸性物质生成增多，导致代谢性酸中毒。酸中毒又可进一步加重微循环障碍，是休克加重的重要因素。

二、主要器官功能改变

休克时，由于血液灌注减少和 / 或细胞直接受损，可出现重要生命器官功能障碍甚至衰竭而死亡，急性肾衰竭和急性肺衰竭曾经是主要的死亡原因。

（一）肾功能的改变

肾是休克时最易受损伤的器官之一。微循环缺血期即可发生急性肾衰竭，临床表现为少尿或无尿、高钾血症、代谢性酸中毒和氮质血症等。早期发生的肾衰竭属于功能性肾衰竭，以肾灌流不足、肾小球滤过率降低为主要原因，此时的肾衰竭属于可逆性。随着休克进展，肾持续缺血，可导致肾单位发生缺血性坏死，肾衰竭则难以逆转。

（二）肺功能的改变

微循环缺血期，由于出血、创伤、感染等刺激使呼吸中枢兴奋，呼吸加深加快、过度通气，引起呼吸性碱中毒。病情恶化时，部分患者可发生急性呼吸窘迫综合征（ARDS，又称休克肺），临床表现为进行性呼吸困难和缺氧，是休克致死的原因之一。病理上可见严重的间质性肺水肿、肺不张、肺毛细血管内微血栓形成和肺泡内有透明膜形成。

（三）心功能的改变

非心源性微循环缺血期，由于代偿活动保证了冠状动脉血流量，因此心功能一般不受明显影响。随着休克的发展，血压进行性下降，冠状动脉血流量减少，加上休克时产生的有害因素作用于心肌，导致心功能发生障碍。其机制是：①休克时血压下降和心率加快导致心舒张期缩短，冠状动脉血流量不足，而交感 - 肾上腺髓质系统兴奋使心率加快，心肌耗氧量增加，更加重了心肌缺氧；②酸中毒及高钾血症对心肌的损害作用；③心肌抑制因子（MDF）使心肌收缩性能减弱；④心肌内 DIC 形成对心肌的损害；⑤内毒素及氧自由基对心肌的损害等。

（四）肝功能的改变

休克时常有肝功能障碍，主要表现为黄疸和肝功能不全，多由创伤和全身感染引起。肝脏的库普弗细胞受到来自肠道的 LPS 的作用而活化，可引起全身炎症反应综合征（SIRS），进而出现多器官功能障碍综合征（MODS）。肝功能障碍导致肝脏的解毒能力下降，能量产生障碍。如同时导致黄疸，可影响某些胆盐中和内毒素的作用，会使静脉血中内毒素水平升高，毒性增强。在

感染引起的MODS中，患者如有严重肝功能障碍，则病死率较高。

（五）脑功能的改变

微循环缺血期，因血流重新分布，脑血流量可无明显减少，患者神志清楚或因应激出现烦躁不安。随着休克发展，血压进行性下降，出现DIC，脑组织严重缺血、缺氧，大脑皮质处于抑制状态，患者表现为表情淡漠、意识模糊，甚至昏迷，严重者死亡。

（六）多器官功能障碍综合征

多器官功能障碍综合征是指在严重创伤、感染和休克时，原无器官功能障碍的患者在24小时内有2个或2个以上的器官系统相继或同时发生功能障碍，以致机体内环境的稳定必须靠临床干预才能维持的综合征。其发生与器官微循环灌注障碍、创伤后的高代谢状态、缺血-再灌注形成的大量氧自由基损伤有关，以感染性休克的MODS发生率最高。MODS多见于急性危重患者，如能得到及时救治可获逆转，否则病情进一步加重，甚至死亡。

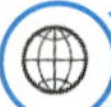

知识链接

休克的防治原则

1. 病因学防治　积极处理原始病因。如止血、抗感染、抗过敏、强心。

2. 发病学防治　补充血容量；纠正酸中毒；合理使用血管活性药物；抑制炎症反应；细胞保护等。

3. 器官支持疗法　密切监控重要器官功能的变化，及时采取相应支持疗法。

4. 营养与代谢支持　保持正氮平衡是对创伤性休克、感染性休克等患者进行代谢支持的基本原则。

（王见遐）

复习思考题

扫一扫，测一测

1. 简述失血性休克微循环缺血期微循环的变化特点。
2. 叙述微循环衰竭期微循环变化的特点及其合并DIC的机制。
3. 微循环缺血期微循环变化的代偿意义是什么？
4. 休克的微循环淤血期微循环变化特点及其机制如何？

第六章　酸碱平衡紊乱

PPT 课件

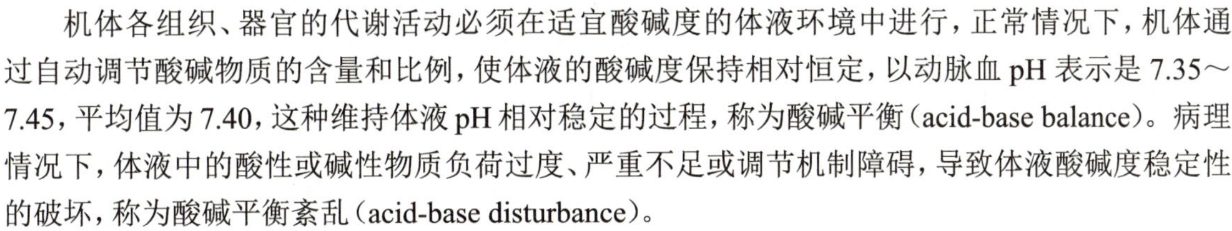
学习目标

掌握酸碱平衡紊乱的概念、类型，单纯型酸碱平衡紊乱的原因及对机体的影响；熟悉体内酸碱的来源，机体对酸碱平衡的调节作用，常用酸碱指标的概念、正常值及意义；了解单纯型酸碱平衡紊乱时机体的代偿作用。

知识导览

机体各组织、器官的代谢活动必须在适宜酸碱度的体液环境中进行，正常情况下，机体通过自动调节酸碱物质的含量和比例，使体液的酸碱度保持相对恒定，以动脉血 pH 表示是 7.35～7.45，平均值为 7.40，这种维持体液 pH 相对稳定的过程，称为酸碱平衡（acid-base balance）。病理情况下，体液中的酸性或碱性物质负荷过度、严重不足或调节机制障碍，导致体液酸碱度稳定性的破坏，称为酸碱平衡紊乱（acid-base disturbance）。

在临床上，酸碱平衡紊乱常是某些疾病或病理过程的继发性变化，一旦发生，会使病情更加严重和复杂，甚至对生命造成严重威胁。随着对酸碱平衡理论认知的不断深入，血气分析等诊疗技术的不断提高，酸碱平衡的判断已成为临床日常诊疗的基本手段。

第一节　酸 碱 平 衡

一、体内酸性和碱性物质的来源

酸是指能释放出 H^+ 的化学物质，例如 H_2SO_4、NH_4^+、H_2CO_3、HCl；反之，碱是指能接受 H^+ 的化学物质，如 OH^-、HCO_3^-、NH_3 等。体液中的酸性和碱性物质可以来自分解代谢，也可以从体外摄入。酸性物质主要通过体内代谢产生，碱性物质主要来自食物。在普通膳食条件下，机体代谢所产生的酸性物质远远超过碱性物质。

（一）酸性物质的来源

机体在代谢过程中产生的酸，可分为挥发酸和固定酸。

1. 挥发酸　体内糖、脂肪和蛋白质等在分解代谢过程中氧化的最终产物是 CO_2，CO_2 与 H_2O 结合生成碳酸（H_2CO_3）。碳酸可释出 H^+，也可以形成气体 CO_2，从肺排出体外，所以称为挥发酸。

2. 固定酸　是指不能变成气体由肺呼出，只能通过肾由尿排出的酸性物质，又称非挥发酸。机体产生的固定酸主要包括蛋白质分解代谢产生的硫酸、磷酸、尿酸；糖代谢过程中生成的丙酮酸、乳酸；脂肪代谢过程中产生的 β 羟丁酸、乙酰乙酸等。服用水杨酸、氯化铵等酸性药物可成为固定酸的另一个来源。

（二）碱性物质的来源

体内碱性物质主要来自食物，特别是蔬菜、瓜果中所含的有机酸盐，如柠檬酸盐、苹果酸盐和草酸盐（主要是 Na^+ 和 K^+ 盐），均可与 H^+ 发生反应，分别转化为柠檬酸、苹果酸和草酸，经三羧酸循环代谢为 CO_2 和 H_2O，Na^+ 或 K^+ 则可与 HCO_3^- 结合生成碱性盐。体内代谢过程中也可产生碱性物质，如氨基酸脱氨基所产生的氨，可经肝脏代谢后生成尿素，故对体液的酸碱度影响不大。

二、机体对酸碱平衡的调节

虽然机体在正常情况下不断生成和摄取酸性或碱性物质，但机体并没有因这些因素的存在而发生酸碱平衡紊乱，主要是依靠体液的缓冲、肺、肾和组织细胞的调节作用来保持酸碱平衡状态。

（一）血液缓冲系统在酸碱平衡调节中的作用

血液的缓冲作用是通过血液中的缓冲系统来完成的，缓冲系统由弱酸（缓冲酸）和与其相对应的共轭碱（缓冲碱）组成。当血中 H^+ 过多时，反应向左移动，使 H^+ 浓度不至于发生大幅度的增高，同时由于中和作用，缓冲碱的浓度会降低；当 H^+ 减少时，反应则向右移动，使 H^+ 浓度得到部分恢复，同时缓冲碱的浓度会增加。血液的缓冲系统主要包括碳酸氢盐缓冲系统、磷酸盐缓冲系统、血浆蛋白缓冲系统、血红蛋白缓冲系统、氧合血红蛋白缓冲系统五种见表 6-1、表 6-2。

1. 碳酸氢盐缓冲系统 由 HCO_3^-/H_2CO_3 组成，在血液缓冲系统中最重要、含量最多，缓冲能力最强，可直接影响血液的 pH，只有 HCO_3^-/H_2CO_3 的比值维持在 20∶1，pH 才能稳定在正常范围。碳酸氢盐缓冲系统可以缓冲所有的固定酸，但不能缓冲挥发酸。

2. 磷酸盐缓冲系统 由 $HPO_4^{2-}/H_2PO_4^-$ 组成，存于细胞内外液中，主要在细胞内及肾小管中发挥缓冲作用。

3. 血浆蛋白缓冲系统 由 Pr^-/HPr 构成，存在于血浆和红细胞内，只有当其他缓冲系统都被调动后，其作用才显示出来。

4. 血红蛋白缓冲系统与氧合血红蛋白缓冲系统 血红蛋白缓冲系统由 Hb^-/HHb 构成，氧合血红蛋白缓冲系统由 $HbO_2^-/HHbO_2$ 组成，两者主要在缓冲挥发酸中起作用。

表 6-1 血液的五种缓冲系统

缓冲酸		缓冲碱
H_2CO_3	⇔	$HCO_3^- + H^+$
$H_2PO_4^-$	⇔	$HPO_4^{2-} + H^+$
HPr	⇔	$Pr^- + H^+$
HHb	⇔	$Hb^- + H^+$
$HHbO_2$	⇔	$HbO_2^- + H^+$

表 6-2 各缓冲系统的含量与分布

缓冲体系	占全血缓冲系统（%）
血浆 HCO_3^-	35
细胞内 HCO_3^-	18
Hb^- 及 HbO_2^-	35
磷酸盐	5
Pr^-	7

（二）肺在酸碱平衡调节中的作用

肺通过改变呼吸运动频率和幅度来调节 CO_2 排出量，调节血浆 H_2CO_3 浓度，维持血浆 $[HCO_3^-]/[H_2CO_3]$ 的比值，以保持 pH 相对恒定。呼吸运动的调节是通过中枢和外周两方面来进行的。动脉血二氧化碳分压（$PaCO_2$）升高使脑脊液和脑间质液 $[H^+]$ 增高，从而刺激中枢化学感受器，使呼吸中枢兴奋。但如果 $PaCO_2$ 超过 80mmHg，呼吸中枢反而被抑制。位于颈动脉体和主动脉体的外周化学感受器能感受 $PaCO_2$、PaO_2 和 $[H^+]$ 的变化。呼吸中枢兴奋，呼吸加深加快，增加 CO_2 排出量，血浆 H_2CO_3 含量回降；当动脉血 $PaCO_2$ 降低或血浆 pH 升高时，呼吸就变浅变慢，CO_2 的排出减少，血浆 H_2CO_3 的含量增加。

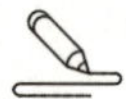

（三）肾在酸碱平衡调节中的作用

机体在代谢过程中产生大量酸性物质，需要不断消耗 $NaHCO_3$ 和其他碱性物质来中和。肾主要调节固定酸，通过肾小管上皮细胞泌 H^+、泌 NH_3 的过程来重吸收 Na^+、HCO_3^-（图 6-1），调节体液 HCO_3^- 的浓度，维持 pH 的相对恒定。通常情况下，肾小管上皮细胞在不断分泌 H^+ 的同时，将肾小球滤过的 $NaHCO_3$ 吸收入血，防止细胞外液 $NaHCO_3$ 的丢失。当血浆 $NaHCO_3$ 浓度下降或酸中毒时，通过上述途径不足以维持细胞外液的 $NaHCO_3$ 浓度，则肾小管上皮细胞内碳酸酐酶（CA）、谷氨酰胺酶活性增高，引起肾小管上皮细胞泌 H^+、泌 NH_3 作用加强，重吸收、新生成 $NaHCO_3$ 增多，以补充机体的消耗，从而维持血浆 $NaHCO_3$ 的相对恒定；而肾小管分泌的 H^+ 与小管液中的 Na_2HPO_4、NH_3 结合分别形成 NaH_2PO_4 和 NH_4^+，使尿液酸化。当血浆 $NaHCO_3$ 浓度升高或碱中毒时，肾小管上皮细胞内碳酸酐酶、谷氨酰胺酶活性降低，引起肾小管上皮细胞泌 H^+、NH_4^+ 泌作用减弱，重吸收 $NaHCO_3$ 减少。

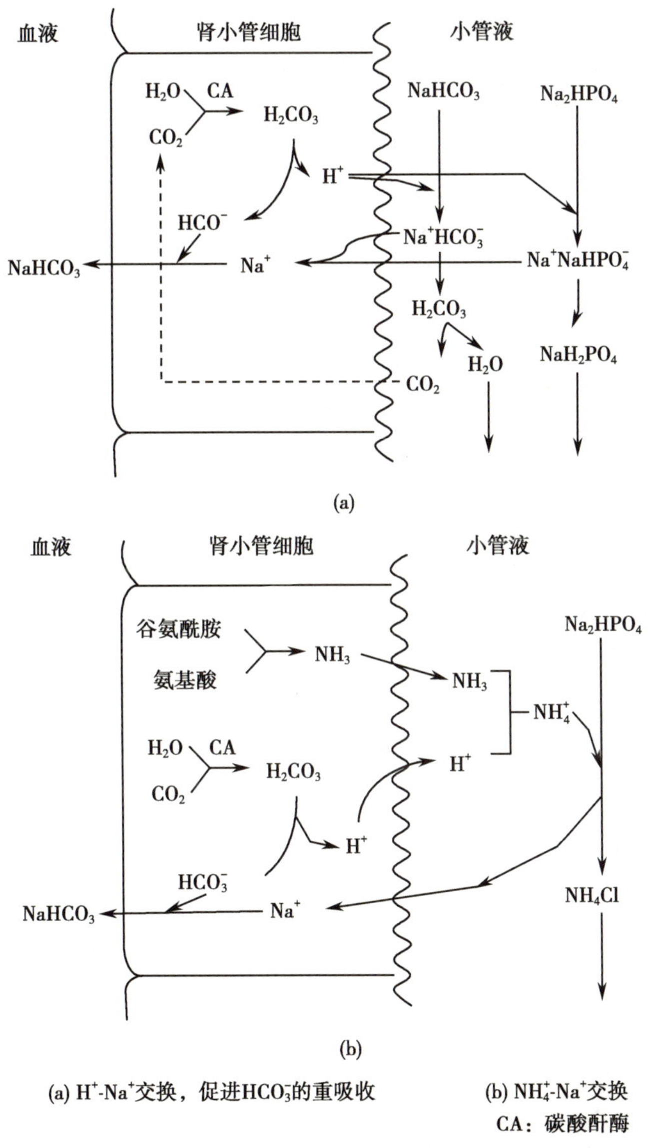

图 6-1　肾对酸碱平衡的调节示意图

（四）细胞内外离子交换在酸碱平衡调节中的作用

细胞内外可进行 H^+ 和 K^+、Na^+ 的交换，HCO_3^- 和 Cl^- 也可通过细胞膜进行交换，从而缓冲细

胞外液 H^+ 的变动。红细胞、肌细胞和骨组织均能发挥这种作用。如酸中毒时，细胞外液 H^+ 可弥散入细胞内，细胞内 K^+ 则移出细胞外，从而使细胞外液 H^+ 得以降低，但常导致血 K^+ 升高；碱中毒时则相反，会导致血 K^+ 降低。

上述调节共同维持体内的酸碱平衡。血液缓冲系统反应迅速，但缓冲作用不能持久；肺的调节效能快而大，30 分钟作用即达最高峰，但仅对 CO_2 有调节作用；细胞的缓冲能力较强，3～4 小时发挥作用，但可以致血钾异常；肾脏调节作用强而持久，但作用发挥比较慢。

三、反映机体酸碱平衡的常用指标及意义

（一）pH 和 H^+ 浓度

pH 是反映溶液中 H^+ 浓度的指标。医学上常采用动脉血检测血液 pH，其正常值是 7.35～7.45。pH 低于 7.35 为失代偿性酸中毒；pH 高于 7.45 为失代偿性碱中毒；pH 在正常范围内，可以表示酸碱平衡，也可表示处于代偿性酸、碱中毒阶段，或同时存在程度相近的混合性酸、碱中毒。判断酸碱平衡紊乱的具体类型不能单独依靠 pH 的情况，需要做进一步检测才能判断。

（二）动脉血 CO_2 分压

动脉血 CO_2 分压（$PaCO_2$）是指血浆中呈溶解状态的 CO_2 所产生的张力，反映血浆中 H_2CO_3 的浓度。$PaCO_2$ 正常值为 4.39～6.25kPa（33～46mmHg），平均为 5.32kPa（40mmHg）。$PaCO_2$ 是反映呼吸性酸、碱中毒的重要指标。$PaCO_2$ 高于正常值，表示肺通气不足，有 CO_2 潴留，见于呼吸性酸中毒或代偿后代谢性碱中毒；$PaCO_2$ 低于正常值，表示肺通气过度，CO_2 排出过多，见于呼吸性碱中毒或代偿后的代谢性酸中毒。

（三）标准碳酸氢盐和实际碳酸氢盐

标准碳酸氢盐（SB）指全血在标准条件下（温度 38℃、血红蛋白的氧饱和度为 100%、$PaCO_2$ 为 40mmHg）所测得的血浆 HCO_3^- 的含量。SB 已经排除了呼吸因素的影响，故可作为判断代谢因素的指标。正常值为 22～27mmol/L，平均为 24mmol/L。SB 升高表示代谢性碱中毒，SB 降低表示代谢性酸中毒。慢性呼吸性酸碱中毒时，由于有肾代偿，SB 也可继发性升高或降低。

实际碳酸氢盐（AB）是全血标本在隔绝空气的情况下，在实际 $PaCO_2$、体温和血氧饱和度的条件下测得血浆 HCO_3^- 的含量。AB 反映了血浆中 HCO_3^- 的实际浓度，包含呼吸性因素和代谢性因素双重影响。正常人 AB=SB，两者数值均低表明有代谢性酸中毒，均高表明有代谢性碱中毒。AB 与 SB 数值之差反映呼吸性因素对机体酸碱平衡情况的影响。若 SB 正常，AB<SB，表明 CO_2 排出过度，为呼吸性碱中毒；AB>SB，表明有 CO_2 潴留，为呼吸性酸中毒。

（四）缓冲碱

缓冲碱（BB）是指血液中具有缓冲作用的所有负离子碱的总和。包括血浆和红细胞中的 Hb^-、HCO_3^-、HbO_2^-、Pr^-、HPO_4^{2-}。通常在标准条件下测定，正常值为 45～52mmol/L，平均值为 48mmol/L。BB 也是反映代谢性因素的指标。BB 减少表示代谢性酸中毒，BB 增加表示代谢性碱中毒。

（五）碱剩余

碱剩余（BE）是指在标准条件下用酸或碱滴定全血标本，使 pH 到 7.40 时所需酸或碱的量。全血 BE 正常值范围是（0±3）mmol/L，BE 值是反映代谢性因素的指标。代谢性酸中毒时，血液中酸性物质过多，需用碱滴定，其负值增加；代谢性碱中毒时，血液中碱性物质过多，需用酸滴定，其正值加大。

（六）阴离子间隙

阴离子间隙（AG）是指血浆中未测定的阴离子（UA）与未测定的阳离子（UC）的差值，即

$AG=UA-UC$。血浆中的阳离子由UC和可测定阳离子（Na^+）组成，阴离子由UA和可测定阴离子（Cl^- 和 HCO_3^-）组成。而细胞外液阴阳离子总当量数相等，两者保持电中性，即 $UC+Na^+=UA+Cl^-+HCO_3^-$，故AG可用血浆中可测定阳离子（Na^+）与可测定阴离子（Cl^-、HCO_3^-）的差算出，即 $AG=UA-UC=Na^+-(Cl^-+HCO_3^-)=140-(24+104)=12mmol/L$，波动范围是（12±2）mmol/L。AG>16mmol/L可作为判断是否有AG增高型代谢性酸中毒的界限。常见于固定酸增多的情况：如磷酸盐、硫酸盐和乳酸堆积、酮体过多、水杨酸、甲醇中毒。AG降低在诊断酸碱失衡方面意义不大。

第二节　单纯型酸碱平衡紊乱

单纯型酸碱平衡紊乱分为代谢性酸中毒、呼吸性酸中毒、代谢性碱中毒和呼吸性碱中毒四种。

一、代谢性酸中毒

代谢性酸中毒（metabolic acidosis）是指以血浆 HCO_3^- 原发性减少，pH降低为特征的酸碱平衡紊乱。根据AG值的变化，代谢性酸中毒分为AG增高型代谢性酸中毒和AG正常型代谢性酸中毒。

（一）原因和机制

1. AG增高型代谢性酸中毒　其特点是血中固定酸增多，AG增高，血氯含量正常，故又称为正常血氯代谢性酸中毒。

（1）乳酸酸中毒：常见于休克、心搏骤停、低氧血症等，因组织缺氧，糖无氧酵解增强，导致乳酸产生增多。此外，严重肝脏疾患时因乳酸利用障碍也可引起血浆乳酸过多。

（2）酮症酸中毒：常见于糖尿病、严重饥饿和酒精中毒。因糖利用障碍或储备不足，导致体内脂肪被大量动员，产生过多的酮体，超过外周组织的利用能力及肾脏的排泄能力时，便可在体内大量蓄积发生酮症酸中毒。

（3）固定酸排泄障碍：肾功能衰竭出现少尿、无尿时，体内固定酸如硫酸、磷酸等不能被充分排出而在体内积聚，引起代谢性酸中毒。

（4）外源性固定酸摄入过多：①大量服用阿司匹林等水杨酸类药物，使血浆中有机酸阴离子增加；②甲醇中毒，甲醇不仅在体内代谢生成甲酸引起代谢性酸中毒，后期甲酸还可抑制线粒体细胞色素氧化酶，引起组织缺氧，乳酸堆积；③长期或大量应用含氯盐类药物，如氯化铵、盐酸精氨酸等在体内代谢过程中可解离出大量的HCl。

2. AG正常型代谢性酸中毒　其特点是血中 HCO_3^- 浓度原发性降低，血氯含量增高，AG正常，故又称高血氯代谢性酸中毒。

（1）肠道丢失 HCO_3^- 过多：严重腹泻、小肠和胆道瘘管、肠道引流等均可引起含大量 HCO_3^- 的肠液、胰液和胆汁丢失，使血浆 HCO_3^- 浓度降低，肾脏代偿使血氯增高。

（2）肾脏丢失 HCO_3^- 过多：①肾小管性酸中毒，因遗传、重金属（汞、铅）及药物（磺胺类）的影响，肾小管重吸收 HCO_3^- 减少，经尿排出增多，导致血浆中 HCO_3^- 浓度降低；②应用碳酸酐酶抑制剂，如乙酰唑胺能抑制肾小管上皮细胞内的碳酸酐酶活性，使肾小管上皮细胞重吸收 HCO_3^- 减少；③ HCO_3^- 被稀释，大量输入生理盐水，亦可造成血浆 HCO_3^- 稀释及血 Cl^- 增高。

（3）高钾血症：高血钾时，K^+ 与细胞内 H^+ 交换，引起细胞外 H^+ 增加，使 HCO_3^- 减少，导致代谢性酸中毒。在肾远端小管，因小管上皮细胞管腔侧 Na^+-K^+ 交换抑制 Na^+-H^+ 交换和小管上皮细

胞泌 H^+ 减少，尿呈碱性，引起反常性碱性尿。

（二）机体的代偿调节作用

1. 血浆缓冲系统与细胞内外离子交换的代偿调节 发生代谢性酸中毒后，血液中 H^+ 浓度升高，血液中 HCO_3^- 与 H^+ 结合，形成 H_2CO_3，血液中的 HCO_3^- 大量消耗而浓度降低。同时 H^+ 通过离子交换的方式进入细胞内，2～4 小时后约有一半的 H^+ 进入细胞被缓冲，K^+ 则从细胞内转移到细胞外，引起血钾升高。

2. 肺的代偿调节 血液中 H^+ 浓度升高，pH 降低，$PaCO_2$ 增高，反射性地引起呼吸中枢兴奋，使呼吸加深加快，排出大量 CO_2，从而使血浆中 H_2CO_3 的含量减少，使 HCO_3^-/H_2CO_3 比值趋于正常。

3. 肾的代偿调节 代谢性酸中毒时，肾小管上皮细胞中的碳酸酐酶和谷氨酰胺酶活性增强，排泌 H^+ 和 NH_4^+ 作用及对 Na^+ 和 HCO_3^- 的重吸收作用加强，使血浆 HCO_3^- 中的含量增加。

动脉血气变化：pH 下降；AB、SB、BB 均降低，BE 负值增大；AG 可增高，也可正常；$PaCO_2$ 继发性降低。

（三）对机体的影响

1. 心血管系统

（1）室性心律失常：酸中毒时多伴有血清 K^+ 浓度升高，可导致房室传导阻滞及心肌兴奋性消失，发生室性心律失常或心跳停止。

（2）心肌收缩力减弱：由于 H^+ 浓度的升高，竞争性地抑制心肌的兴奋 - 收缩耦联，同时 H^+ 影响 Ca^{2+} 内流、心肌细胞肌浆网释放 Ca^{2+}，使心肌收缩力降低，心排出量下降。

（3）血管系统对儿茶酚胺的反应性降低：以毛细血管前括约肌对儿茶酚胺的反应性降低最为明显，使血管容量加大，回心血量减少，血压下降。

2. 中枢神经系统 代谢性酸中毒时，患者常因中枢系统功能障碍出现意识障碍、嗜睡或昏迷等症状，严重者可出现呼吸中枢和血管运动中枢麻痹而死亡。

3. 骨骼系统 慢性代谢性酸中毒，尤其是慢性肾衰竭引起的代谢性酸中毒，因骨骼中的磷酸钙和碳酸钙释出，成人可发生骨软化症。小儿则影响骨骼发育，延迟生长，严重者可发生肾性佝偻病和纤维性骨炎。

二、呼吸性酸中毒

呼吸性酸中毒（respiratory acidosis）是指 CO_2 排出障碍或吸入过多引起的以血浆 H_2CO_3 浓度原发性升高、pH 降低为特征的酸碱平衡紊乱。按病程可分为急性呼吸性酸中毒和慢性呼吸性酸中毒，后者一般指持续 24 小时以上的 $PaCO_2$ 高浓度潴留。

（一）原因和机制

1. CO_2 排出障碍 ①呼吸中枢抑制，见于颅脑损伤、脑炎、脑血管意外、麻醉药或镇静药过量；②呼吸道阻塞，见于喉痉挛与水肿、吸入异物、支气管哮喘及慢性阻塞性肺部疾病等；③肺部疾病，见于心源性急性肺水肿、肺炎、肺气肿、急性呼吸窘迫综合征等，均可引起肺泡通气量减少，导致 CO_2 潴留；④呼吸肌麻痹，见于急性脊髓灰质炎、脊神经根炎、重症肌无力、有机磷中毒、重度低血钾或家族性周期性麻痹等；⑤胸廓病变，见于胸部创伤、严重气胸、胸腔积液或胸廓畸形等。

2. CO_2 吸入过多 较少见，多因坑道、矿井等作业，由于通风不良吸入过多的 CO_2。

（二）机体的代偿调节作用

1. 细胞内外离子交换和细胞内缓冲的代偿调节 是急性呼吸性酸中毒的主要代偿方式。急性呼吸性酸中毒时，血浆中的 H_2CO_3 浓度增高，并解离为 H^+ 和 HCO_3^-，H^+ 与细胞内的 K^+ 交

换，进入细胞内 H^+ 可被细胞内的蛋白质缓冲，血浆中的 HCO_3^- 浓度有所上升，使[HCO_3^-]/[H_2CO_3]接近 20∶1；同时，血液中的 CO_2 可弥散进入红细胞，在碳酸酐酶的作用下生成 H_2CO_3，H_2CO_3 分解为 H^+ 和 HCO_3^-，H^+ 血红蛋白和氧合血红蛋白缓冲，而 HCO_3^- 进入血浆与 Cl^- 交换，从而增加血浆中的 HCO_3^-。

2. 肾的代偿调节　是慢性呼吸性酸中毒的主要代偿方式。$PaCO_2$ 和 H^+ 浓度升高，可促进肾小管上皮排泌 H^+、NH_4^+ 和对 HCO_3^- 的重吸收增加，有利于维持[HCO_3^-]/[H_2CO_3]正常。

动脉血气变化：$PaCO_2$ 原发性升高；pH 降低；AB、SB、BB 均继发性升高，BE 正值增加，AB>SB。

（三）对机体的影响

呼吸性酸中毒对机体的影响类似于代谢性酸中毒，也可引起心律失常、心肌收缩力减弱、血钾升高等，但中枢神经系统的功能紊乱更为明显，主要表现有头痛、视物模糊、震颤、精神错乱、嗜睡，甚至昏迷，临床称之为肺性脑病。

三、代谢性碱中毒

代谢性碱中毒（metabolic alkalosis）是指细胞外液碱增多或 H^+ 丢失而引起的以血浆 HCO_3^- 原发性增多、pH 升高为特征的酸碱平衡紊乱。目前通常按给予生理盐水后代谢性碱中毒是否得到纠正，将其分为盐水反应性碱中毒和盐水抵抗性碱中毒。

（一）原因和机制

1. 酸性物质丢失过多　是引起代谢性碱中毒最常见的原因。包括严重的呕吐、胃减压引流等导致的胃液大量丢失；肾上腺皮质激素分泌过多或使用利尿剂，导致肾小管对 H^+ 的排泌作用加强，均可引起代谢性碱中毒。

2. 碱性物质摄入过多　在肾功能受损时，服用碱性药物过多，超过肾脏排泄能力，可引起代谢性碱中毒。

3. 低钾血症　细胞外液 K^+ 浓度降低，细胞内 K^+ 向细胞外转移，而细胞外液中的 H^+ 向细胞内移动。同时，低血钾可导致肾小管上皮细胞 K^+-Na^+ 交换减弱，H^+-Na^+ 交换增强，H^+ 排出增加，HCO_3^- 的重吸收增加，发生低钾性碱中毒。

（二）机体的代偿调节作用

1. 血液缓冲作用及细胞内外离子交换的代偿调节　代谢性碱中毒时，血浆中的 H^+ 浓度降低，HCO_3^- 浓度升高，一方面缓冲系统中的 H_2CO_3、$HHbO_2$ 等弱酸中和 HCO_3^-，使血浆中的 HCO_3^- 浓度下降；另一方面细胞内 H^+ 与细胞外 K^+ 交换，使血浆中的 H^+ 浓度升高，K^+ 浓度降低。

2. 肺代偿调节　由于 H^+ 浓度降低，使呼吸中枢受到抑制，呼吸变慢变浅，肺通气量减少，CO_2 排出量随之下降，血液中 H_2CO_3 的含量增加，使 HCO_3^-/H_2CO_3 的比值接近 20∶1。

3. 肾的代偿调节　由于血浆中 H^+ 减少和 pH 升高，肾小管上皮细胞的碳酸酐酶、谷氨酰胺酶活性受到抑制，对 H^+ 和 NH_4^+ 的分泌减少，对 HCO_3^- 的重吸收也减少，使血浆中 HCO_3^- 浓度下降。

动脉血气变化：血 pH 升高；AB、SB、BB 均原发性升高，BE 正值加大；$PaCO_2$ 继发性升高。

（三）对机体的影响

1. 中枢神经系统功能改变　血中 pH 升高时，脑组织内 γ- 氨基丁酸转氨酶活性增高而谷氨酸脱羧酶活性降低，所以 γ- 氨基丁酸分解增强而生成减少，对中枢神经系统抑制作用减弱，患者常有烦躁不安、意识障碍、精神错乱、谵妄等中枢神经系统兴奋症状。

2. 低钾血症　碱中毒时，由于钾离子向细胞内转移；同时肾小管上皮细胞泌钾增多，产生低钾血症。患者可出现肌无力、肠麻痹及心律失常等症状。

3. 对神经肌肉的影响 由于血液 pH 增高，血浆中的游离钙减少，引起神经肌肉的应激性增高，发生手足搐搦、惊厥等。

4. 血红蛋白氧离曲线左移 血液 pH 升高可使血红蛋白氧离曲线左移，血红蛋白与 O_2 的亲和力增强，不易将结合的 O_2 释出来，造成组织供氧不足。

四、呼吸性碱中毒

呼吸性碱中毒（respiratory alkalosis）是指肺通气过度引起的血浆 H_2CO_3 浓度原发性减少、pH 升高为特征的酸碱平衡紊乱。按发病时间分为急性呼吸性碱中毒和慢性呼吸性碱中毒。

（一）原因和机制

凡能引起肺通气过度的因素均可导致呼吸性碱中毒。①中枢神经系统疾病，如脑膜炎、脑肿瘤、颅脑损伤，可刺激呼吸中枢，使呼吸加深加快；②癔病发作时，可引起精神性通气过度；③低氧血症时，可反射性引起呼吸加深加快，造成呼吸过度；④某些药物（水杨酸、铵盐类）可直接兴奋呼吸中枢，引起通气增强；⑤机体代谢旺盛，如甲状腺功能亢进、高热时，由于血温升高和机体分解代谢亢进可刺激引起呼吸中枢兴奋；⑥人工呼吸机使用不当，通气量过大。以上因素均可导致 CO_2 排出过多，血浆中 H_2CO_3 的含量和 $PaCO_2$ 迅速降低，发生呼吸性碱中毒。

（二）机体的代偿调节作用

1. 细胞内外离子交换和细胞内缓冲的代偿调节 急性呼吸性碱中毒的主要代偿方式，细胞内的 H^+ 与细胞外液中的 Na^+、K^+ 交换，移出细胞外的 H^+ 与 HCO_3^- 结合，产生 H_2CO_3，使血浆中 H_2CO_3 浓度升高。

2. 肾的代偿调节 慢性呼吸性碱中毒的主要代偿方式，肾小管上皮细胞对 H^+ 和 NH_4^+ 的分泌减少，对 HCO_3^- 的排出增加，使血浆中 HCO_3^- 浓度降低。

动脉血气变化：血 pH 升高；$PaCO_2$ 原发性降低；SB、AB、BB 继发性减少，BE 负值增加，AB <SB。

（三）对机体的影响

呼吸性碱中毒对机体的影响与代谢性碱中毒相似，但呼吸性碱中毒比代谢性碱中毒更容易出现眩晕、口唇及四肢感觉异常、抽搐、意识障碍等症状。抽搐与低钙有关；神经系统功能障碍除与碱中毒对脑功能的损伤有关外，还与低碳酸血症引起脑血管收缩脑血流量减少有关。

几种常见的酸碱平衡紊乱的比较见表 6-3。

表 6-3 几种常见的酸碱平衡紊乱比较

	代谢性酸中毒	呼吸性酸中毒	代谢性碱中毒	呼吸性碱中毒
原因	固定酸增多、HCO_3^- 丢失、高钾血症	CO_2 排出减少、CO_2 吸入过多	酸性物质丢失过多（胃液、肾排酸过多）、碱性物质摄入过多、低钾血症	过度通气 CO_2 排出过多
机体代偿调节	血液的缓冲、细胞内外离子交换、呼吸加深加快使 CO_2 排出量增加、肾泌 H^+ 和 NH_4^+ 作用增强，HCO_3^- 重吸收增加	细胞内外离子交换和细胞内的缓冲、肾泌 H^+ 和 NH_4^+ 作用增强，HCO_3^- 重吸收增加	血液的缓冲、细胞内外离子交换、呼吸浅慢使 CO_2 排出量减少、肾泌 H^+ 和 NH_4^+ 作用减弱，HCO_3^- 重吸收减少	细胞内外离子交换和细胞内的缓冲、肾泌 H^+ 和 NH_4^+ 作用减弱，HCO_3^- 重吸收减少

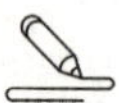

续表

	代谢性酸中毒	呼吸性酸中毒	代谢性碱中毒	呼吸性碱中毒
血气指标变化	pH 下降；AB、SB、BB 均降低，BE 负值增大；AG 可增高，也可正常；$PaCO_2$ 继发性降低	$PaCO_2$ 原发性升高；pH 降低；AB、SB、BB 均继发性升高，BE 正值增加，AB>SB	血 pH 升高；AB、SB、BB 均原发性升高，BE 正值加大；$PaCO_2$ 继发性升高	血 pH 升高；$PaCO_2$ 原发性降低；SB、AB、BB 继发性减少，BE 负值增加，AB<SB
对机体的影响	心肌收缩力减弱、心律失常、血压下降、中枢神经系统功能障碍、高钾血症	心肌收缩力减弱、心律失常、肺性脑病	神经肌肉兴奋性增高、手足搐搦、氧解离曲线左移、低钾血症	与代谢性碱中毒相似，但症状更易出现

（王　枫）

复习思考题

1. 简述机体酸碱平衡的调节所包括的四个内容。
2. 简述代谢性酸中毒对机体的影响。
3. 试述呼吸性酸中毒的原因。
4. 简述代谢性碱中毒的原因。

扫一扫，测一测

PPT课件

第七章 缺 氧

知识导览

学习目标

掌握各型缺氧的原因及血氧变化特点；熟悉缺氧时机体的变化特点，缺氧的防治原则；了解影响机体对缺氧耐受性的因素。

氧是正常生命活动所必需的物质，正常成年人在静息状态下每分钟的耗氧量约为250ml，而人体内储氧量为1 500ml，在无氧供给的情况下仅能维持6分钟静息状态下的代谢需氧。因此一旦呼吸、心跳停止，数分钟即可因缺氧而危及生命。缺氧是指由于氧的供应不足或组织细胞利用氧的能力障碍，引起机体组织器官的功能代谢、形态结构异常变化的病理过程。

第一节 常用的血氧指标

机体摄取、运输和利用氧是个复杂的过程，血氧的变化是反映组织供氧和耗氧的重要指标，组织供氧量＝动脉血氧含量×组织血流量；组织耗氧量＝(动脉血氧含量－静脉血氧含量)×组织血流量。常用的血氧指标有以下几项(表7-1)：

一、血氧分压

血氧分压(PO_2)是指以物理状态溶解于血液中的氧所产生的张力。正常动脉血氧分压(PaO_2)约为100mmHg(13.3kPa)，主要取决于吸入气体的氧分压和外呼吸功能状态。静脉血氧分压(PvO_2)约为40mmHg(5.33kPa)，主要取决于组织摄氧和利用氧的能力，反映内呼吸状态。

二、血氧容量

血氧容量(CO_{2max})是指在标准条件下(即在氧分压为150mmHg，温度38℃)100ml血液中的血红蛋白(Hb)最大携氧量。正常每100ml血液中含15g血红蛋白，CO_{2max}约为200ml/L，它主要取决于血液中血红蛋白的质和量，反映血液携氧的能力。

三、血氧含量

血氧含量(CO_2)是指100ml血液中的实际带氧量，包括血红蛋白实际结合氧的量和极少量溶解于血浆中的氧(正常约3ml/L)。正常时，动脉血氧含量(CaO_2)约为190ml/L，静脉血氧含量(CvO_2)约为140ml/L，它们均取决于氧分压和血红蛋白的质和量。

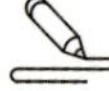

四、血氧饱和度

血氧饱和度（SO_2）是指血液中结合氧的血红蛋白占总血红蛋白的百分比，SO_2=（血氧含量－物理溶解的氧量）/ 血氧容量 ×100%。正常动脉血氧饱和度约为 95%，静脉血氧饱和度为 70%。

SO_2 主要取决于血氧分压，两者之间关系可用氧合血红蛋白解离曲线（ODS）表示（图 7-1）。P_{50} 指在一定体温和血液 pH 条件下，血红蛋白氧饱度为 50% 时的氧分压。P_{50} 反映血红蛋白与氧的亲和力，正常值为 26～27mmHg。当红细胞内 2，3- 二磷酸甘油酸（2,3-DPG）增多、酸中毒、二氧化碳增多及血温增高时，血红蛋白与氧的亲和力降低，在相同氧分压下血氧饱和度降低，氧解离曲线右移，P_{50} 增大。反之，氧解离曲线左移，P_{50} 减小，血红蛋白与氧的亲和力增大，血红蛋白结合的氧则不易释出。

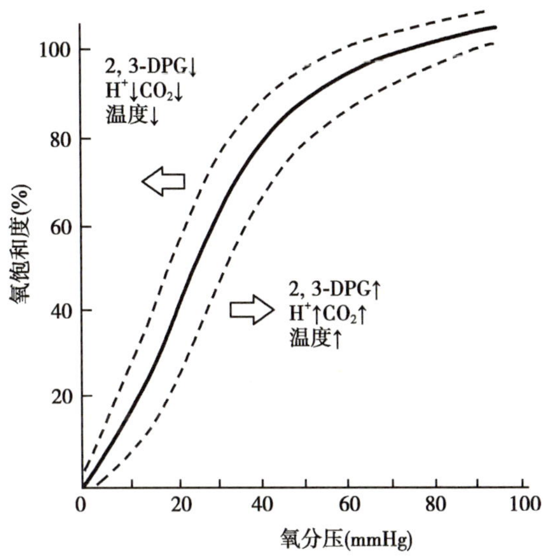

图 7-1　氧合血红蛋白解离曲线及其主要影响因素

五、动 - 静脉血氧含量差

动 - 静脉血氧含量差（A-VdO_2）是指动脉血氧含量减去静脉血氧含量的差值，即 A-VdO_2=CaO_2–CvO_2，正常值约为 50ml/L，表明 1L 血液流经组织细胞时约有 50ml 的氧被利用。该值主要反映组织摄氧和耗氧能力。

表 7-1　常用血氧指标及其意义

血氧指标	英文缩写		定义	正常值	意义
血氧分压	动脉血	PaO_2	溶解于动脉血中的氧产生的张力	100mmHg（13.3kPa）	取决于吸入气氧分压和外呼吸功能
	静脉血	PvO_2	溶解于静脉血中的氧产生的张力	40mmHg（5.33kPa）	反映细胞内呼吸状况
血氧容量		CO_{2max}	Hb 最大携氧量	200ml/L	取决于血液 Hb 的质和量，反映血液携氧能力
血氧含量	动脉血	CaO_2	动脉血中 Hb 实际结合氧的量	190ml/L	取决于 PaO_2 和 Hb 的质和量
	静脉血	CvO_2	静脉血中 Hb 实际结合氧的量	140ml/L	反映细胞内呼吸状况结合氧的量
氧饱和度	动脉血	SaO_2	动脉血中 1g 血红蛋白被氧饱和的程度	95%	取决于 PaO_2
	静脉血	SvO_2	静脉血中 1g 血红蛋白被氧饱和的程度	70%	取决于 PvO_2
动 - 静脉血氧含量差		A-VdO_2	动、静脉血氧含量的差值	50ml/L	反映组织摄氧和耗氧能力

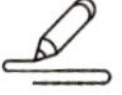

第二节 缺氧的类型、原因及发生机制

空气中的氧通过呼吸道进入肺泡，进入肺泡的氧通过呼吸膜进入肺泡壁毛细血管，并与血液中血红蛋白相结合，经血液循环运输到达全身毛细血管网，携带氧的红细胞释放氧供给组织细胞，组织细胞氧化利用氧，整个过程可概括为外呼吸、气体的运输和内呼吸三个环节，任何一个环节异常均可导致机体缺氧。

一、低张性缺氧

低张性缺氧又称乏氧性缺氧，指因动脉血氧分压降低导致组织供氧不足。

（一）原因

1. 吸入气体氧分压过低 多发生于高原、高空、通气不良的矿井、坑道或吸入低氧的混合气体、麻醉气体等。由于吸入气体中氧分压过低，致使 PaO_2 降低，故又称大气性缺氧。

2. 外呼吸功能障碍 因气道异物、喉头水肿、气胸、呼吸中枢抑制等导致阻塞性或限制性通气障碍，使氧气无法进入肺泡。肺实变、肺水肿、肺动脉栓塞等引起的换气功能障碍，均可导致 PaO_2 和血氧含量降低。外呼吸功能障碍引起的缺氧又称呼吸性缺氧。

3. 静脉血分流入动脉血 多见于存在右向左分流的先天性心脏病患者。

（二）血氧变化的特点及组织缺氧发生机制

1. 血氧变化的特点 动脉血氧分压、血氧含量、血氧饱和度均降低，动 - 静脉氧含量差减小或接近正常，血氧容量正常或增高。

2. 发生机制 低张性缺氧时，由于动脉血氧分压下降，可直接使血氧含量和血氧饱和度降低，但只有 PaO_2 降低到 60mmHg 以下时，才会使 CO_2 和 SO_2 显著降低。血液中的氧弥散入细胞的速度取决于血液与细胞内氧分压差，当 PaO_2 和 CO_2 严重减少时，使氧弥散速度减慢可引起细胞缺氧，此时组织细胞用氧减少，使 A-VdO_2 减小，但若为慢性缺氧，组织利用氧的能力可代偿性增强，故 A-VdO_2 可接近正常。急性低张性缺氧时因血红蛋白的质和量无变化，故 CO_{2max} 不变，但在慢性缺氧时红细胞数目可代偿性增多，使 CO_{2max} 增高。

（三）皮肤、黏膜颜色的变化

低张性缺氧时，动脉血与静脉血的氧合血红蛋白浓度均降低，毛细血管中氧合血红蛋白减少，还原性血红蛋白增加。当毛细血管中还原性血红蛋白平均浓度增加至 50g/L 以上，可使皮肤和黏膜呈青紫色，称为发绀。在慢性低张性缺氧很容易出现发绀。

二、血液性缺氧

血液性缺氧又称等张性缺氧，是指因血红蛋白的数量或性质异常，使氧不能被血红蛋白携带或血红蛋白结合的氧不易释出所致的缺氧。

（一）原因

1. 血红蛋白数量减少 各种原因引起的严重贫血，由于单位容积内的血红蛋白数量减少，携氧能力减弱，导致组织缺氧，又称贫血性缺氧。

2. 血红蛋白性质异常

（1）一氧化碳（CO）中毒：俗称“煤气中毒”。CO 与 Hb 结合生成碳氧血红蛋白（HbCO），使

Hb 丧失运氧能力。因 CO 与 Hb 的亲和力是 O_2 与 Hb 亲和力的 210 倍。故吸入气只要含 0.1% 的 CO，就可使血液约 50% 的 Hb 转变为 HbCO。此外，CO 还可抑制红细胞内糖酵解过程，使 2,3- 二磷酸甘油酸生成减少，氧离曲线左移，氧合血红蛋白难以释放 O_2。所以 CO 中毒既阻碍 O_2 与 Hb 的结合，又阻碍 O_2 的解离，造成组织严重缺氧。

(2) 高铁血红蛋白形成：血液中血红蛋白中的 Fe^{2+} 在硝基苯、亚硝酸盐、奎宁、非那西汀等氧化剂的作用下，大量被氧化成 Fe^{3+}，称高铁血红蛋白。Fe^{3+} 与羟基牢固结合使 Hb 丧失携氧能力，而剩余的 Fe^{2+} 与 O_2 的亲和力增大，结合的氧不易被释放，使组织严重缺氧。

3. 血红蛋白与氧亲和力过强 常见于输入大量库存血或碱性液体。因库存血中的红细胞 2,3-DPG 含量低，碱性溶液使血浆 pH 升高，均使氧离曲线左移，Hb 与 O_2 亲和力强，难以解离释放 O_2，引起组织缺氧。

（二）血氧变化特点及组织缺氧发生机制

1. 血氧变化的特点 血氧容量和血氧含量降低、动 - 静脉血氧含量差减小，动脉血氧分压和血氧饱和度正常。但由血红蛋白与氧的亲和力过强引起的血液性缺氧较特殊，因结合的氧不易释放，氧无法进入细胞内被利用，使动 - 静脉血氧含量差减小，其他指标均正常，甚至部分还可高于正常。

2. 发生机制 血液性缺氧时，因吸入气中氧分压及外呼吸功能正常，故动脉血氧分压及血氧饱和度正常，但血红蛋白的数量减少或因性质改变而丧失携氧能力，使血氧容量及血氧含量降低。血液由动脉端流向静脉端时，随着血氧含量减少，PaO_2 逐步降低，使氧向组织弥散速度减慢，引起细胞缺氧，此时组织细胞用氧减少，$A\text{-}VdO_2$ 减小。

（三）皮肤、黏膜颜色变化

单纯血红蛋白减少时，因氧合血红蛋白减少，另外患者毛细血管中还原性血红蛋白未达到出现发绀的阈值，所以皮肤、黏膜颜色较为苍白；碳氧血红蛋白本身具有特别鲜红的颜色，一氧化碳中毒患者时，由于血液中碳氧血红蛋白增多，所以皮肤、黏膜呈现樱桃红色，严重缺氧时由于皮肤血管收缩，皮肤、黏膜呈苍白色；高铁血红蛋白血症时，由于血中高铁血红蛋白含量增加，所以患者皮肤、黏膜出现深咖啡色或青紫色。因进食大量含硝酸盐的食品引起血红蛋白氧化造成的高铁血红蛋白血症又称肠源性发绀。

三、循环性缺氧

循环性缺氧是指因组织器官动脉血灌流不足（又称缺血性缺氧）或静脉血回流障碍（又称淤血性缺氧）导致血液循环不能及时将氧合血红蛋白运输给组织而引起的缺氧。

（一）原因

1. 全身血液循环障碍 当休克、DIC、心力衰竭等因素引起的急性循环障碍，使有效循环血量锐减，全身各器官动脉血灌流不足时，使组织细胞缺氧。

2. 局部血液循环障碍 血管的栓塞、血栓形成等常导致局部组织发生缺血、淤血而缺氧。

（二）血氧变化特点及组织缺氧发生机制

1. 血氧变化的特点 动脉血氧分压、血氧容量、血氧含量、血氧饱和度均正常，动 - 静脉氧含量差增大。

2. 发生机制 循环性缺氧时，因血液循环障碍，血液流经毛细血管的时间延长，组织细胞从淤积的血液中过度摄取氧，使静脉血氧含量降低，故动静脉氧含量差增大。因单位时间内流过毛细血管的血量减少，弥散至组织细胞的氧相应减少，引起组织缺氧。若血液循环障碍引起肺部病变，如肺动脉栓塞、休克肺、左心衰肺淤血等，则可合并有低张性缺氧，导致动脉血氧分压、血氧

含量、血氧饱和度降低。

（三）皮肤、黏膜颜色变化

由于静脉血的 CvO_2 和 PvO_2 较低，毛细血管中还原性血红蛋白可超过 50g/L，可引发皮肤、黏膜发绀。

四、组织性缺氧

组织性缺氧是指组织细胞利用氧的能力障碍，即内呼吸功能障碍导致的缺氧。

（一）原因

1. 细胞中毒 可见于氰化物、砷化物、磷等物质引起的组织细胞中毒，其中以氰化物中毒造成的组织性缺氧最为典型。0.06g 的氰化物即可致死，氰化物（如 KCN、HCN 和 NaCN）可经皮肤、消化道、呼吸道进入机体，其氰基迅速与氧化型细胞色素氧化酶的 Fe^{3+} 结合，形成氰化高铁细胞色素氧化酶，从而失去传递电子的能力，导致呼吸链中断，细胞用氧严重障碍而迅速致死。此外，硫化氢、砷化物等也可抑制细胞色素氧化酶而导致呼吸链阻断，使细胞利用氧障碍。

2. 线粒体损伤 线粒体是细胞进行氧化磷酸化产生能量的主要场所，大量放射线照射、细菌毒素、机械损伤等均可损害线粒体的结构或抑制其功能，致使组织利用氧障碍。

3. 呼吸酶的缺乏 核黄素、泛酸、烟酸及烟酰胺等均是呼吸链中脱氢酶的辅酶组成成分，当这些维生素严重缺乏时，可明显抑制呼吸链，引起组织细胞用氧障碍。

（二）血氧变化特点及组织缺氧发生机制

1. 血氧变化的特点 动脉血氧分压、血氧容量、血氧含量、血氧饱和度均正常，动 - 静脉氧含量差减小。

2. 发生机制 组织性缺氧时，细胞内呼吸障碍使组织不能充分利用氧，静脉血氧含量和静脉血氧分压较高，使得 $A\text{-}VdO_2$ 减小。

（三）皮肤、黏膜颜色变化

患者的皮肤、黏膜颜色因毛细血管内氧合血红蛋白的量高于正常，故常呈现鲜红色或玫瑰红色。

应当指出，临床上所见到的缺氧类型常不是单一类型，而是多种缺氧类型的不同组合。如失血性休克因全身循环血量不足主要引起循环性缺氧，失血伴有血红蛋白减少可引起血液性缺氧，并发休克肺时可出现低张性缺氧，持续缺氧使线粒体受损时又可发生组织性缺氧。各型缺氧血氧变化特点归纳如下（表 7-2）。

表 7-2 各型缺氧的血氧变化特点

缺氧类型	PaO_2	SaO_2	CO_{2max}	CaO_2	$A\text{-}VdO_2$
低张性缺氧	降低	降低	正常	降低	降低或正常
血液性缺氧	正常	正常	降低或正常	降低或正常	降低
循环性缺氧	正常	正常	正常	正常	升高
组织性缺氧	正常	正常	正常	正常	降低

第三节 缺氧时机体的功能和代谢变化

缺氧早期机体常通过改变器官功能代谢来代偿和适应，急性缺氧时以呼吸系统和循环系统

代偿为主，慢性缺氧时以血液系统和降低细胞耗氧来代偿。但后期严重缺氧超过了机体的代偿能力，就会出现功能代谢和形态结构的变化。

一、组织细胞的变化

急性缺氧时，组织细胞多来不及代偿。慢性缺氧时，组织细胞早期可通过增强储备氧、利用氧的能力或降低代谢耗氧量来进行代偿；后期因缺氧时间过长，最终引起组织细胞的器质性损伤。

（一）代偿性变化

1. 增强储备氧的能力 慢性缺氧时，肌肉中肌红蛋白明显增多，可增大肌肉储备氧的能力并提高氧的弥散速度，从而改善组织细胞的缺氧。

2. 增强利用氧的能力 慢性缺氧时细胞内线粒体数量增多、膜表面积增大、呼吸链中的琥珀酸脱氢酶、细胞色素氧化酶等酶数量增加、活性增强，均可使细胞利用氧的能力增强。

3. 降低代谢耗氧量 缺氧时细胞氧化过程受抑制，主要以加强糖无氧酵解来补偿机体能量的不足，同时还降低各种合成代谢和离子泵功能来降低耗氧量。

4. 无氧酵解增强 严重缺氧时，ATP 生成减少，ATP/ADP 比值下降，可激活磷酸果糖激酶，该酶是控制糖酵解过程最主要的限速酶，其活性增强可促使糖酵解过程加强，在一定的程度上可补偿能量的不足。

（二）细胞损伤

细胞损伤主要表现为细胞膜、线粒体及溶酶体的改变。

1. 细胞膜对离子的通透性增加 缺氧时因 ATP 生成减少，使细胞膜对 Na^+、K^+、Ca^{2+} 等离子的通透性增高，使细胞内电解质异常而影响或加重细胞损害。常有①Na^+ 内流增多：缺氧使胞膜 Na^+-K^+-ATP 泵功能障碍，细胞内钠离子增加，致细胞水肿；②K^+ 外流加快：造成细胞内缺钾使细胞合成代谢受损，使酶、ATP 生成进一步减少；③Ca^{2+} 内流增多：可抑制线粒体的呼吸功能，造成溶酶体膜被破坏，自由基生成增多，从而加重了细胞的损伤。

2. 线粒体变化 轻度缺氧可增强线粒体的呼吸功能。重度缺氧可使线粒体呼吸功能和氧化过程减弱，ATP 生成减少，甚至结构破坏。

3. 溶酶体变化 缺氧使机体产生代谢性酸中毒，pH 降低和胞质游离钙增加，可引起溶酶体膜通透性增加，使溶酶体肿胀、破裂，大量溶酶体酶释放引起细胞及其周围组织溶解坏死。

二、呼吸系统的变化

（一）代偿性变化

呼吸系统的代偿是急性缺氧时机体的主要代偿方式，但在慢性缺氧时，常起不到代偿作用。

1. 呼吸中枢兴奋 当动脉血氧分压降低至 8.0kPa（60mmHg）以下时，可直接刺激颈动脉体和主动脉体化学感受器，反射性兴奋呼吸中枢，使呼吸加深加快，肺泡通气量增多，PaO_2 随之增高。这是急性缺氧最重要的代偿反应。但若是因为通气功能障碍引起的缺氧，呼吸活动的加强不仅不能增加肺泡通气，反而因呼吸肌耗氧量增加而加重缺氧。单纯血液性缺氧和组织性缺氧因 PaO_2 基本正常，无法兴奋呼吸中枢，故呼吸运动变化不大。

2. 肺血流重新分布 肺泡氧分压降低可引起肺小动脉收缩，使缺氧的肺泡血流量减少而通

气好的肺泡血流量增加，这种血流重新分布，使通气较好的肺尖部通气与血流比例趋于平衡，有利于氧的弥散，PaO_2 随之增高。同时呼吸活动加强使胸廓运动增强，胸内负压加大，静脉回流增多，也使心排出量和肺血流量增加，促进氧的弥散和运输。

（二）呼吸功能障碍

1. 急性肺水肿 部分急性低张性缺氧，如快速登上 4 000m 以上的高原，患者可在 1～4 天内发生急性肺水肿，出现呼吸困难、发绀、咳嗽、咳粉红色泡沫样痰，甚至合并急性右心衰而危及生命。

2. 中枢性呼吸衰竭 重度缺氧时，若动脉血氧分压降低至 4.0kPa（30mmHg）以下时，不仅不兴奋反而抑制呼吸中枢，从而使呼吸变浅变慢，肺泡通气量减少，形成中枢性呼吸衰竭。

三、循环系统的变化

（一）代偿性变化

急性、慢性缺氧时循环系统均发挥强大的代偿功能。

1. 心排出量增加 为急性轻、中度低张性缺氧的主要代偿反应，可提高全身组织的供氧量。其机制为①心率增快：目前认为，心率加快很可能是通气增加所至肺膨胀对肺牵张感受器的刺激，反射性兴奋交感神经使心率加快，心排出量增加；②心肌收缩性增强：由于交感神经兴奋，释放大量肾上腺素和去甲肾上腺素，作用于心肌 β- 肾上腺素能受体，增强心肌的收缩性；③回心血量增加：由于缺氧使呼吸加深、胸腔负压增大、心脏运动增强所致。

2. 血液重新分布 各器官血管受体密度不同，对儿茶酚胺的反应性不同。急性缺氧时，皮肤、腹腔器官因交感神经兴奋，缩血管作用占优势，使血管收缩；心、脑血管因受局部代谢产物如乳酸、腺苷等扩血管物质作用使血管扩张、血流增加，这种血流的重新分布，对确保心、脑等生命重要器官的血液供应，具有重要的代偿作用。

3. 毛细血管增生 慢性缺氧时，脑、心和骨骼肌内的毛细血管常显著增生，密度增加，有利于增加氧的弥散，改善组织细胞供氧。

4. 肺血管收缩 当肺泡 PO_2 降低时，可引起肺小动脉收缩，使血流转向通气充分的肺泡，这是肺循环特有的生理现象，称为缺氧性肺血管收缩。

（二）循环功能障碍

严重缺氧使心肌细胞变性、坏死，心肌舒缩功能障碍。心肌兴奋性、自律性、传导性改变易发生心律失常。大量酸性代谢产物蓄积，外周血管床扩张，使回心血量减少，心排出量减少。肺动脉收缩使心脏后负荷过重。这些因素最终引起心脏泵功能障碍导致心力衰竭。

四、血液系统的变化

（一）代偿性变化

1. 红细胞增多 急性缺氧时，由于交感神经兴奋，脾、肝等储血器官收缩，储存的血液进入体循环，使血液中红细胞迅速增多。慢性缺氧时低氧血症刺激肾产生的促红细胞生成素增加，促进骨髓内红细胞增殖和成熟，使血液内红细胞增多，携氧能力增强。

2. 氧合血红蛋白解离曲线右移 缺氧时糖酵解增强，其中间产物 2,3-DPG 增加，导致氧离曲线右移。这时血红蛋白与氧亲和力下降，容易将结合的氧释放供给组织利用。

（二）损伤性变化

红细胞过多，使血液黏稠度增加，血流阻力加大，血流速度减慢，加重组织细胞缺氧，并易导致血栓形成及诱发心力衰竭等并发症。此外，当 PaO_2 低于 8.0kPa（60mmHg）时，氧离曲线过度右移，可导致动脉血氧饱和度明显下降，使血液通过肺泡时结合的氧量过少，组织供氧量显著下降。

五、中枢神经系统的变化

脑是耗氧最高、对缺氧最为敏感的重要生命器官，其耗氧量占机体总耗氧量的 23%，尤其是大脑皮质对缺氧极为敏感。急性缺氧早期，大脑皮质兴奋过程相对占优势，出现头痛、兴奋、情绪激动、思维力、记忆力、判断力降低及定向障碍等。后期严重缺氧使大脑皮质由兴奋转为抑制，出现惊厥、昏迷甚至死亡。慢性缺氧常表现为易疲劳、乏力、嗜睡、注意力不集中及精神抑郁等症状。

中枢神经系统的功能障碍主要与①缺氧增加脑血管通透性引起脑水肿；②干扰神经细胞能量代谢、递质合成、神经冲动传递；③直接引起神经细胞变性、坏死等多种因素有关。

第四节 影响机体对缺氧耐受性的因素

不同个体在不同的条件下对缺氧的耐受性不同。影响机体对缺氧耐受性的因素有很多，如年龄、心理状态、环境温度、健康状况及机体的代偿适应能力，概括起来主要有两个方面。

一、机体的代谢耗氧率

机体耗氧量越大，对缺氧耐受性就越差。如甲状腺功能亢进、发热、运动及寒冷刺激等均可增加耗氧量，使机体对缺氧的耐受性降低。反之当体温降低、中枢神经被抑制时可降低机体耗氧率，对缺氧的耐受性则增强。故临床上常采用人工冬眠、低温麻醉等措施来提高患者对缺氧的耐受性。

二、机体的代偿能力

缺氧时机体可通过一系列代偿反应加以适应，但有心肺功能不全、血液病等疾病患者或年老体弱者则对缺氧的代偿能力差，对缺氧的耐受性降低，易发生缺氧。此外，机体对缺氧的耐受力可以通过锻炼来提高。长期体力劳动和体育锻炼能增强心肺功能和呼吸酶活性，提高机体缺氧耐受力。

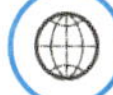

知识链接

缺氧的治疗

对于缺氧患者的治疗，除针对缺氧的原始病因外，吸氧是治疗缺氧的最基本方法，而且对各种类型的缺氧均有一定疗效。在给患者吸氧过程中，应注意检测氧疗效果、保持呼吸道通畅；对于严重慢性肺疾病患者应采取控制性氧疗；同时针对呼吸道不全阻塞的患者，应防止吸收性肺不张和肺气压伤。

（黄小环）

复习思考题

扫一扫，测一测

1. 简述四种类型缺氧的血氧变化特点。
2. 血液性缺氧的原因是什么？
3. 论述慢性缺氧时中枢神经系统的变化。
4. 急性低张性缺氧时，机体有哪些代偿反应，发生机制如何？

第八章　发　　热

PPT课件

学习目标

掌握发热的概念，发热过程三个时相的热代谢特点和主要临床表现；熟悉发热时机体主要代谢和功能变化；了解发热的发生机制。

知识导览

正常成人体温始终维持在37℃左右，可因昼夜变化而呈周期性波动，但波动范围一般不超过1℃。当由于致热原的作用，使体温调节中枢的调定点上移而引起调节性体温升高时，称为发热。目前临床以体温超过正常值0.5℃作为判断发热的标准。人们曾经把体温高于正常称之为发热，实际上体温升高与发热并非完全等同。体温升高包括以下两种情况：①生理性体温升高：是指生理功能增强，产热过多引起的体温升高，体温调定点并无变化，见于剧烈运动、月经前期、心理应激等。生理性体温升高随生理过程结束自动恢复正常体温，对机体一般无危害，不需治疗。②病理性体温升高：包括发热和过热。发热是由于调定点上移，体温调节中枢在较高的水平上对体温进行调节，是许多疾病所共有的病理过程和临床表现，也是发生疾病的重要信号。过热属于病理性的、非调节性体温升高，体温调节中枢的调定点并未上移，是体温调节机构不能将体温控制在与调定点相适应的水平上，而引起的被动性体温升高。过热主要见于A. 过度产热，如癫痫大发作导致的剧烈抽搐、甲状腺功能亢进、某些全身性麻醉药物导致的恶性高热；B. 散热障碍，如先天性或后天性汗腺缺陷、环境温度过高引起的中暑；C. 体温调节中枢功能障碍，丧失调节能力，如下丘脑的损伤、出血、炎症。

第一节　发热的原因与机制

一、发热激活物

凡是能够激活体内产内生致热原的细胞，产生和释放内生致热原的物质称为发热激活物。发热激活物包括外致热原和某些体内产物。

（一）外致热原

来自体外的发热激活物称为外致热原。

1. 细菌　革兰氏阳性菌感染是常见的发热原因，主要有金黄色葡萄球菌、溶血性链球菌、肺炎球菌、白喉杆菌等，此类细菌感染，菌体及其产生的外毒素皆可致热。革兰氏阴性菌主要有大肠杆菌、伤寒杆菌、淋病奈瑟球菌、脑膜炎球菌等，此类细菌的致热性除全菌体和细胞壁中所含肽聚糖外，最主要成分是菌壁中所含的脂多糖，又称内毒素（ET）。ET是最常见的外致热原，有极强的致热性，较强的耐热性（160℃干热2小时才能灭活），且在自然界中分布极广，一般方法难以消除。临床上输血或输液过程中出现的发热反应，多数是由ET污染所致。

2. 病毒　常见的有流感病毒、麻疹病毒、柯萨奇病毒、出血热病毒、SARS病毒等。病毒是

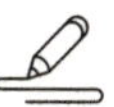

以其全病毒体和所含的血凝素致热。

3. 真菌 许多真菌感染性疾病伴有发热。如白假丝酵母菌感染引起的肺炎、鹅口疮、慢性脑膜炎。真菌是以全菌体及菌体内所含的荚膜多糖和蛋白质致热。

4. 其他 立克次体、衣原体、钩端螺旋体等致病微生物细胞壁中亦含有脂多糖成分，其致热性可能与此有关。此外，尚有许多病原微生物并不产生特异性致热物质或其致热物质尚不清楚，它们引起发热的机制可能是其在体内繁殖引起相应抗原表达或细胞自身抗原的变异，激活了体内产内生致热原的细胞。

（二）体内产物

1. 抗原抗体复合物 抗原抗体复合物对产生内生致热原的细胞有激活作用。如系统性红斑狼疮、类风湿。

2. 类固醇 体内某些类固醇代谢产物对人体有致热性，睾酮的中间代谢产物本胆烷醇酮是典型代表。某些不明原因的周期性发热患者的血浆中发现此物质浓度常升高。

3. 致炎物 尿酸盐结晶、硅酸盐结晶可激活产内生致热原的细胞引起发热。组织坏死过程或坏死组织引起的无菌性炎症，可能释放某些发热激活物。

二、内生致热原

内生致热原（EP）是指产 EP 的细胞在发热激活物的作用下，产生和释放的能引起体温升高的细胞因子。

（一）内生致热原的产生和释放

能够产生和释放 EP 的细胞称产 EP 细胞，包括单核细胞、巨噬细胞、成纤维细胞、内皮细胞、淋巴细胞、星形细胞和肿瘤细胞等。EP 的产生和释放是一系列复杂的细胞信息传递和基因表达的调控过程。当产 EP 细胞与发热激活物如脂多糖（LPS）结合后，即被激活，从而启动内生致热原的合成和释放。经典的产内生致热原细胞激活方式主要有两种：一种是通过 Toll 样受体介导的细胞活化；另一种是通过 T 细胞受体介导的 T 淋巴细胞活化途径，从而启动 EP 的合成。

（二）内生致热原的种类

EP 是一组由产内生致热原细胞产生的不耐热的小分子蛋白质，具有致热性，主要包括：

1. 白细胞介素 -1（IL-1） 是由单核细胞、巨噬细胞、内皮细胞、星形细胞等产 EP 细胞产生的多肽类物质。IL-1 受体广泛分布于脑内，尤其靠近体温调节中枢的下丘脑外侧密度最大。IL-1 是最早发现的内生致热原，其特点是致热性强和不耐热（70℃加热 30 分钟可失去活性）。

2. 肿瘤坏死因子（TNF） TNF 分为 TNF-α 和 TNF-β 两种亚型，TNF-α 主要由激活的单核巨噬细胞分泌；TNF-β 主要由激活的 T 淋巴细胞分泌，具有 IL-1 相似的生物学活性，两者引发的热型也相似。TNF 不耐热，反复注射不产生耐受性。

3. 干扰素（IFN） 主要由白细胞产生，IFN 有 IFN-α、IFN-β 和 IFN-γ 三种亚型，与发热相关的是 IFN-α 和 IFN-γ。IFN-α 的致热性强，可引起单相热。IFN 不耐热，60℃加热 40 分钟即可失去活性，反复注射可产生耐受性。

4. 白细胞介素 -6（IL-6） IL-6 是由单核细胞、成纤维细胞和内皮细胞等分泌的细胞因子。IL-6 致热活性弱于 IL-1、IFN。

5. 其他 巨噬细胞炎症蛋白 -1（MIP-1）是内毒素作用于巨噬细胞所诱导产生的肝素 - 结合蛋白质，已证明用纯化的 MIP-1 给家兔静脉注射，可引起剂量依赖性单相热。白细胞介素 -2（IL-2）也可诱导发热，但发热反应出现晚。此外，睫状神经营养因子（CNTF）、白细胞介素 -8（IL-8）、内皮素等也被认为与发热有一定的关系。

三、发热时的体温调节机制

（一）体温调节中枢

目前认为发热时的体温调节中枢涉及中枢神经系统的多个部位，可能由两部分组成：一个是正调节中枢，位于下丘脑，特别是视前区 - 下丘脑前部（POAH）。该区含有温度敏感神经元，对于来自外周和深部的温度信息起到整合作用；另一个是负调节中枢，位于腹中隔（VSA）、中杏仁核（MAN）和弓状核，均可释放中枢解热介质，对发热时的体温产生负向调节。正、负调节的相互作用决定调定点的上移水平及发热的幅度和热型。

（二）致热信号传入中枢的机制

血液循环中的EP可能通过以下三种途径将致热信息传入体温调节中枢。

1. 通过下丘脑终板血管器 终板血管器（OVLT）位于第三脑室视上隐窝上方，紧靠POAH，该处毛细血管壁有孔，通透性大，是血脑屏障的薄弱部位，EP可能由此入脑。目前认为这可能是EP作用于体温调节中枢的主要通路。

2. 通过血脑屏障 这是一种较直接的信号传递方式。EP可能通过血脑屏障的特异性转运机制入脑。也可能从脉络丛部位渗入或易化扩散入脑，通过脑脊液循环分布到下丘脑POAH。

3. 通过迷走神经 EP可刺激肝脏Kupffer细胞周围的迷走神经将信息传入中枢。切断膈下迷走神经后，腹腔内注射IL-1则不再引起发热。

（三）发热中枢调节介质

通常发热是由发热激活物作用于机体，激活产EP细胞产生和释放EP，后者作用于体温调节中枢，引起发热中枢介质的释放，继而使调定点上移，引起体温上调而发热。发热中枢调节介质可分为正调节介质和负调节介质。发热时，体温升高并稳定于一定水平，是体温正负调节介质的相互作用的结果。

1. 正调节介质

（1）前列腺素E（PGE）：是重要的中枢发热介质。其特点是发热呈现剂量依赖关系；潜伏期比EP短；外周静脉注射EP可引起脑脊液中PGE_2浓度增高和含量增多；阻断PGE合成的药物有解热作用。

（2）Na^+/Ca^{2+}比值升高：实验显示，给多种动物脑室内灌注Na^+可使体温很快升高，灌注Ca^{2+}则使体温很快下降，降Ca^{2+}剂脑室内灌注也引起体温升高。这表明Na^+/Ca^{2+}比值升高在发热机制中可能起重要的中介作用。

（3）环磷酸腺苷（cAMP）：cAMP是脑内多种介质的第二信使，也是重要的发热介质。其特点是潜伏期明显短于EP性发热；注射磷酸二酯酶抑制剂（减少cAMP分解）能提高脑内cAMP浓度，并增强中枢致热作用，同时增加PGE_2和内毒素导致的发热反应；注射磷酸二酯酶激活剂（加速cAMP分解）能引起相反作用；ET和EP双相热期间，脑脊液（CSF）中cAMP含量与体温呈同步性双相变化。

（4）促肾上腺皮质激素释放激素（CRH）：主要分布于室旁核和杏仁核，其特点为IL-1和IL-6能使下丘脑释放CRH；CRH抗体或受体拮抗剂可阻断IL-1β引起的发热效应；CRH抗体能限制无菌性炎症反应引起的发热效应和高代谢反应，脑内注射环氧化酶抑制剂时没有抑制作用。

（5）一氧化氮（NO）：NO是广泛分布于中枢神经系统的一种新型神经递质，引起发热的作用机制可能是通过作用于下丘脑POAH、OVLT等部位，介导发热时的体温升高；通过刺激棕色脂肪组织的代谢活动导致产热增多；抑制发热时负调节介质的合成和释放。

2. 负调节介质 临床和实验研究均表明，发热时的体温升高极少超过41℃，即使大量增加致热原的量，也难以超过此热限。这种发热时体温升高的高度被限定在一定范围内的现象称为

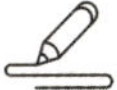

热限。有关热限的成因学说较多，体温的负反馈调节机制可能是其基本机制。目前较为认可的负调节介质有：

（1）精氨酸加压素（AVP）：AVP 由下丘脑神经元合成，是一种与多种中枢神经系统功能有关的神经递质。脑室内微量注射具有解热作用，应用 AVP 拮抗剂可阻断其解热作用。

（2）α- 黑素细胞刺激素（α-MSH）：α-MSH 是由腺垂体分泌的多肽激素，具有极强的解热作用，可能控制发热的高度和持续时间。

（3）脂皮质蛋白 -1（lipocortin-1）：是一种钙依赖性磷脂结合蛋白，主要分布于脑、肺等器官。向大鼠脑室内注射重组的脂皮质蛋白 -1，可明显抑制白细胞介素等诱导的发热反应。研究发现，糖皮质激素的解热作用依赖于脂皮质蛋白 -1 的释放。在 EP 引起调定点上移的形成机制中，正调节介质和负调节介质可能同时或先后被释放，共同控制着调定点上移和上移的幅度。保证了发热时体温不至于过高，从而避免了高热引起脑细胞损伤。这是机体的自我保护功能和自稳调节机制，具有重要的生物学意义。

总之，发热的发生机制比较复杂，有不少细节尚未阐明，概括起来为：发热时，发热激活物作用于产 EP 细胞，产生和释放 EP，EP 经不同途径将信息传递到体温调节中枢，引起中枢正、负发热介质的释放，后者相继或同时作用于相应的神经元，使体温调节中枢调定点上移。由于调定点高于正常中心温度，体温调节中枢发出指令，一方面通过运动神经引起骨骼肌紧张度增强，使产热增加；另一方面经交感神经系统引起皮肤血管收缩，使散热减少。由于产热大于散热，体温上升直至与调定点新的高度相适应（图 8-1）。

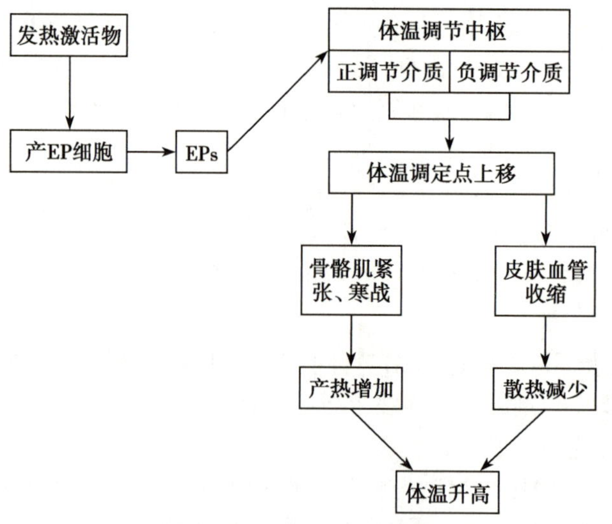

图 8-1 发热的机制示意图

思政元素

不畏艰苦，不怕牺牲

人体体温相对恒定，这是在体温调节中枢控制下，机体的产热活动和散热活动保持动态平衡的结果。体温调节包括自主性体温调节和行为性体温调节。行为性体温调节是机体在大脑皮层的控制下，通过一定的行为保持体温相对稳定的过程，是对自主性体温调节的补充。例如：人在严寒中原地踏步、跑动以取暖，就属于行为性体温调节。联想到在零下 30℃的严寒季节里，为了祖国和人民的安宁，那些坚守哨位的解放军战士们，他们不惧严寒、不畏艰苦、不怕牺牲的大无畏精神是我们每一个人应该敬佩和学习的。

第二节 发热的时相及热代谢特点

发热过程大致可分为三个时相：体温上升期、高温持续期、体温下降期。

一、体温上升期

在发热的开始阶段，因体温调节中枢调定点上移，原来的正常体温变成了“冷刺激”，中枢冷敏神经元兴奋，发出指令经交感神经到达散热器官，使皮肤血管和竖毛肌收缩，皮肤血流量减少，导致皮肤温度降低，散热随之减少。患者主要表现为自感发冷或恶寒，皮肤苍白和出现“鸡皮疙瘩”。同时指令到达产热器官，引起物质代谢加强和骨骼肌不随意的节律性收缩，使产热增多，患者主要表现为寒战。因产热增多，散热减少，产热大于散热，结果体温不断上升，直至体温到达与新调定点相适应的水平。

二、高温持续期

当体温上升到与新的调定点水平相适应的高度后，便不再继续上升，而是波动于该高度附近，出现高温持续期。产热与散热在新调定点水平上保持高水平的动态平衡。此时患者寒战停止并开始出现散热反应，表现为皮肤血管扩张，血流速度加快，皮肤温度上升，故患者不再感到寒冷，反而有酷热的感觉，皮肤的“鸡皮疙瘩”消失。由于皮肤温度升高，水分蒸发增多，患者皮肤和口唇干燥。

三、体温下降期

经历了高热持续期后，随着发热激活物、EP 及发热介质的清除，体温调节中枢调定点恢复到正常水平，此时血液温度高于调定点水平。下丘脑 POAH 的冷敏神经元受抑制，产热减少。热敏神经元兴奋，发放频率增加，使交感神经的紧张性活动降低，发汗中枢活动加强，引起皮肤血管扩张和汗腺分泌增加，使散热增加，患者主要表现为大量出汗。因散热增加，产热减少，体温开始下降，逐渐恢复到与正常调定点相适应的水平。此期由于大量出汗易造成脱水，甚至循环衰竭，应注意补充水和电解质。

第三节 发热时机体主要代谢和功能变化

一、代谢的变化

体温恒定是机体内环境稳态的主要指标之一，是机体新陈代谢和一切生命活动正常进行的必要条件。发热时，物质代谢明显加快。一般认为，体温每升高 1℃，基础代谢率约升高 13%。所以持久发热患者的物质消耗明显增多。

1. 糖代谢 发热时，由于产热的需要，糖的分解代谢加强，糖的储备减少。机体代谢率明显增大，使部分组织相对缺氧，糖无氧酵解加强，ATP 生成减少，乳酸生成增多，可导致肌肉酸痛和代谢性酸中毒。

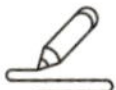

2. 脂肪代谢 发热时由于糖原储备不足，营养物质摄入相对减少，机体动用储备脂肪。因脂肪分解加强且氧化不全，可引起酮血症，患者长期发热易致脂肪大量消耗而消瘦。

3. 蛋白质代谢 发热时，蛋白质分解加强，由于氧化不全，可出现氮质血症，尿素氮比正常人增加 2～3 倍。如果此时未能及时补充足够的蛋白质，则将出现负氮平衡，不利于急性期反应蛋白的合成和组织的修复。

4. 维生素代谢 发热时，由于患者食欲不振和消化液分泌减少，可导致维生素摄入和吸收减少，又因机体代谢增强而消耗增多，患者往往出现维生素 C 和维生素 B 族的缺乏。故对于长期发热患者，应适当补充维生素。

5. 水、电解质代谢 在体温上升期，患者尿量明显减少，可致水、钠和氯在体内潴留。高温持续期和体温下降期，因尿量恢复及大量出汗，加之皮肤和呼吸道水分丢失，如果不注意及时补充可引起脱水。因此，高热患者退热期应及时补充水分和适量的电解质。

二、功能的变化

1. 中枢神经系统 发热患者多有不同程度的中枢神经系统症状，如患者感觉不适、烦躁、头晕、头痛、嗜睡等，严重者可出现谵妄、幻觉，这些症状可能与 EP 的作用有关。小儿在高热中容易出现抽搐，常见于 4 个月到 4 岁的幼儿，称高热惊厥。这可能与小儿中枢神经系统尚未发育成熟有关。

2. 循环系统 发热时心率加快，体温每升高 1℃，心率平均增加 18 次 /min，儿童增加更快。这是血液温度升高刺激窦房结及交感 - 肾上腺髓质系统兴奋所致。在一定限度内（150 次 /min），心跳加快可增加心排出量，但也同时增加了心脏的负荷，对原有心脏病损或心脏有潜在病灶的患者，易诱发心力衰竭，应及时预防。

3. 呼吸系统 发热时，血液温度升高，可刺激呼吸中枢并提高呼吸中枢对 CO_2 的敏感性。同时，发热时代谢加强，CO_2 及乳酸等酸性代谢产物增多，共同促使呼吸加深加快，使肺通气加强，呼吸道散热量增加。但 CO_2 过度排出可导致呼吸性碱中毒。

4. 消化系统 发热时，由于交感神经兴奋，使消化液分泌减少，胃肠蠕动减弱，胃排空减慢，导致食欲不振、厌食、腹胀、便秘等。发热时，中枢发热介质 PG 产生增多，可引起厌食、恶心。由于唾液分泌减少及发热时水分蒸发增加，则出现口腔黏膜干燥、口腔异味等。

5. 免疫系统 发热时，内生致热原（IL-1、IL-6、IFN、TNF）产生增多，其本身即是一些免疫调节因子，可刺激淋巴细胞增殖、分化，产生抗体，淋巴因子增多；促进肝细胞产生急性期蛋白；增强吞噬细胞的杀菌活性，并诱导其他细胞因子的生成等。另外，一定程度的体温升高也可使吞噬细胞的吞噬活性增强。因此，发热时免疫系统的功能总体表现是增强的。但持续高热可能造成免疫系统的功能紊乱。因各种细胞因子具有复杂的网络关系，过度激活将引起它们的平衡关系紊乱，导致机体失控的自我持续放大和自我破坏的全身炎症反应。过高热还可使吞噬细胞的趋化作用、吞噬功能降低。

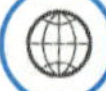

知识链接

发热的处理

首先积极查明引起发热的病因，治疗原发病。一般性发热，体温不过高（<40℃），又不伴有其他严重疾病者，可不急于解热。小儿、心脏病患者、妊娠期妇女、恶性肿瘤患者发热，以及高热（>40℃）应及时解热。常用解热措施有物理降理，如用冰帽冰袋冷敷头部，在四肢大血管处用酒精擦浴促进散热。药物散热，常用水杨酸盐类、类固醇解热药、清热解毒中药散热。

（曹颖莉）

复习思考题

1. 简述发热激活物的种类。
2. 简述发热时机体的代谢改变。
3. 试述发热过程三个时相的热代谢特点和主要临床表现。

扫一扫，测一测

PPT课件

第九章　弥散性血管内凝血

学习目标

掌握弥散性血管内凝血的概念、主要发生原因、发生发展的影响因素及主要临床表现；熟悉弥散性血管内凝血的分期和分型；了解弥散性血管内凝血的发生机制。

知识导览

弥散性血管内凝血（DIC）是指在各种病因作用下，大量促凝血物质入血，凝血因子和血小板被激活，使凝血酶增加，导致微循环中广泛微血栓形成，致使凝血因子与血小板大量消耗，继发性纤维蛋白溶解功能亢进，出现凝血功能障碍并以广泛出血为病理特征的临床综合征。急性DIC患者预后差，病死率高。

第一节　弥散性血管内凝血的病因和发病机制

一、弥散性血管内凝血的病因

DIC的病因是指容易引起DIC的一些基础性疾病。主要包括：①最常见的是感染性疾病，约占DIC发病总数的31%～43%，细菌性败血症是引起急性DIC的常见病因；②其次为恶性肿瘤，约占DIC患者的24%～34%；③产科意外，约占DIC患者的4%～12%，常见于羊水栓塞、死胎滞留、重症妊娠高血压综合征、子宫破裂、胎盘早剥；④外科手术及广泛组织损伤，约占DIC患者的1%～5%；⑤其他因素：在疾病过程中某些因素也能触发凝血系统和促进DIC发生、发展。例如缺氧、酸中毒、抗原 - 抗体复合物、自由脂肪酸与脂类物质，以及相继激活、触发的纤维蛋白溶解系统、激肽系统、补体系统等，这些称为DIC的触发因素。

二、弥散性血管内凝血的发病机制

DIC的发病机制十分复杂。凝血过程启动是DIC发生的始动环节。近年的研究表明，以组织因子为始动环节的外源性凝血系统激活，在启动凝血过程中起到比内源性凝血系统更加重要的作用。

（一）组织因子释放，启动外源性凝血系统

组织因子（TF）即凝血因子Ⅲ。在正常组织和恶性肿瘤等组织中富含组织因子，当创伤、手术、产科意外等使组织损伤，以及肿瘤组织大量坏死，TF大量释放入血。与血液接触的血管内皮细胞、中性粒细胞、单核细胞、巨噬细胞虽在生理状态下不表达TF，但在受到损伤、感染或炎症介质激活下，可迅速表达TF。当血液中有大量的TF时，TF可与活化的凝血因子Ⅶ（FⅦ）及Ca^{2+}结合形成复合物，同时激活FⅦ形成FⅦa，经过传统通路使凝血因子Ⅹ（FⅩ）活化，或经过选择通路使凝血因子Ⅸ（FⅨ）活化，使凝血酶原变成凝血酶，进而使纤维蛋白原变成稳定的纤维蛋白，使血液发生凝固，促进 DIC 的发生。

（二）血管内皮细胞损伤，凝血、抗凝血平衡机制紊乱

严重的感染、内毒素、缺氧、酸中毒、抗原 - 抗体复合物等损伤均可损伤血管内皮细胞，导致凝血与抗凝血平衡机制紊乱，呈现明显的凝血倾向。

其产生机制包括：①当感染、酸中毒、缺氧等使血管内皮细胞损伤时，内皮细胞下的胶原暴露出来，胶原和内毒素、免疫复合物等带负电荷的物质与凝血因子Ⅻ（FⅫ）接触后，FⅫ的分子构型发生变化，Ⅻ被激活，变成有活性的Ⅻ（即Ⅻ a），启动内源性凝血系统；②受损的内皮细胞释放 TF，启动外源性凝血系统；③血管内皮细胞血栓调节蛋白 - 蛋白 C 和抗凝的肝素 - 抗凝血酶Ⅲ系统功能低下，组织因子抑制物产生不足，导致内皮细胞抗凝功能减弱；④血管内皮细胞损伤，促进血小板黏附、聚集和释放反应；⑤内皮细胞产生的组织型纤溶酶原激活物减少，纤溶酶原激活物抑制剂增多，使纤溶酶活性降低。

（三）血细胞破坏及血小板激活

1. 红细胞大量破坏　异型输血、恶性疟疾、蚕豆病等引起急性溶血时可破坏红细胞。红细胞破坏时，一方面可释放大量 ADP，促进血小板黏附和聚集；另一方面红细胞膜磷脂可浓缩、局限凝血因子，导致大量凝血酶生成。

2. 血小板被激活　血小板在 DIC 的发生发展中起重要作用。血管内皮细胞下暴露的胶原等物质可激活血小板，继而血小板发生黏附和聚集，引起释放反应，可释放出多种血小板因子（PF）、ADP、5- 羟色胺、血栓素 A_2 等，进一步激活血小板并促进 DIC 形成。活化的血小板表面可出现带负电荷磷脂质（PF3），凝血因子可通过 Ca^{2+} 与血小板表面磷脂结合，使这些凝血因子相继激活并产生大量凝血酶。

3. 白细胞受损伤　白血病经放疗、化疗等治疗后，导致白细胞大量破坏时，释放组织因子样物质，激活外源性凝血系统；内毒素、抗原抗体复合物激活单核细胞、中性粒细胞时，可大量释放 TF，启动凝血过程。

（四）其他促凝物质

细菌及其内毒素、抗原 - 抗体复合物、羊水、骨折伴发的脂肪微滴分泌特有的促凝物质，激活 FⅩ；胰蛋白酶、某些蛇毒含有的蛋白分解酶可通过酶切作用将凝血酶原转变为凝血酶；急性坏死性胰腺炎时，大量胰蛋白酶进入血液可激活凝血酶原。这些均可触发血液凝固（图 9-1）。

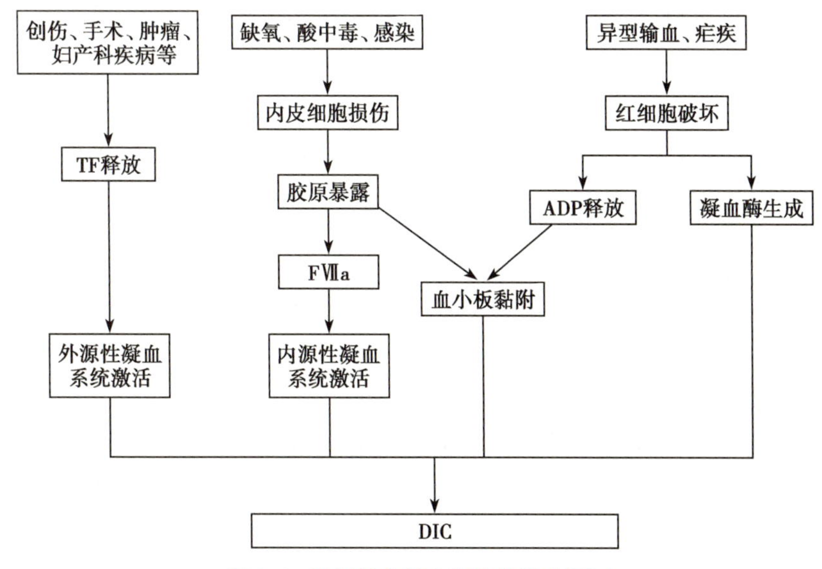

图 9-1　弥散性血管内凝血的发病机制

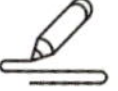

三、影响弥散性血管内凝血发生发展的因素

（一）单核巨噬细胞系统功能受损

单核巨噬细胞系统具有吞噬和清除功能，可以吞噬清除血液中一定量的促凝物质，使凝血与抗凝血之间保持动态平衡。单核巨噬细胞可以吞噬清除细菌内毒素、组织细胞碎片、免疫复合物、细胞因子和ADP等促凝物质。另外，在凝血系统被激活过程中，单核巨噬细胞也能对凝血酶、纤维蛋白、补体等形成的复合物进行吞噬、清除。因此，当单核巨噬细胞系统功能严重障碍或由于过量吞噬导致细胞功能受封闭时，单核巨噬细胞对血液中促凝物质清除减少，大量促凝物质堆积，易诱发DIC。

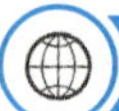

知识链接

Shwartzman反应

Shwartzman反应（又称施瓦茨曼反应）可能是由内毒素引起DIC的一种特殊形式。将革兰氏阴性菌培养上清液或杀死的菌体注入家兔内，8～24小时后，由静脉注射同种或另一种革兰氏阴性菌，4～8小时左右可见第一次注射的局部皮肤发生出血坏死。若两次均为静脉注射，则动物两侧肾皮质呈现坏死，最终死亡。反应的机制与白细胞减少或增多、血管内凝血、激肽系统、凝血系统、补体系统的激活，血小板的凝集等因素有关。现认为第一次剂量的内毒素封闭了单核巨噬细胞系统，以致不能消除第二次注入的内毒素，故发生这种反应。

（二）肝功能严重障碍

1. 肝脏合成抗凝物质减少 抗凝血物质大多是由肝脏合成的，所以慢性普通型肝炎和肝硬化时，肝脏合成抗凝物质减少，血液处于高凝状态，易诱发DIC。

2. 肝脏灭活凝血因子减少 在凝血系统激活过程中，活化的凝血因子均在肝脏内被清除和灭活，在急性重症肝炎、肝硬化时灭活活化凝血因子减少，血液处于高凝状态，易诱发DIC。

3. 肝脏释放组织因子和某些病因直接激活 急性重型肝炎时可大量释放组织因子，导致外源性凝血系统激活。肝功能障碍的某些病因（病毒、某些药物）激活凝血因子。

（三）血液的高凝状态

血液的高凝状态是指在某些生理或病理条件下，血液凝固性增高，有利于血栓形成的一种状态。

血液的高凝状态见于各种血液和非血液疾病，可使血浆凝血因子增多，如肥胖、糖尿病、高血压、高脂血症、吸烟等情况下，可使纤维蛋白原浓度增高。恶性肿瘤、吸烟、酗酒及口服避孕药等情况，可使FⅦ增高。肾病综合征患者血中可有凝血因子Ⅱ（FⅡ）、凝血因子Ⅴ（FⅤ）、FⅦ、凝血因子Ⅷ（FⅧ）等浓度增高。妊娠期可有生理性高凝状态，从妊娠三周开始孕妇血液中血小板及凝血因子逐渐增加，胎盘产生的纤溶酶原激活物抑制物增多，使血液渐趋高凝状态，到妊娠末期最明显。

（四）微循环障碍

休克导致的严重微循环障碍，微循环内血流缓慢，出现血液涡流或淤滞，血细胞聚集，促使DIC形成。休克时局部酸中毒和血管内皮的损伤，或者发生白细胞反应，通过炎症介质的释放诱导TF表达均可诱发DIC的发生。

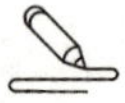

第二节　弥散性血管内凝血的分期和分型

一、弥散性血管内凝血的分期

根据DIC的病理生理特点和发展过程，典型的DIC病程可分为以下三期。

1. 高凝期　主要表现为血液的高凝血状态，微循环内可有微血栓形成，是由于各种原因引起的凝血系统被激活，凝血酶含量增高所致。

2. 消耗性低凝期　主要表现为出血倾向，也可伴随休克或器官功能障碍等。由于大量微血栓形成，消耗了血液中的凝血因子和血小板，加之纤溶系统被激活，血液呈现低凝状态。

3. 继发性纤溶亢进期　主要表现为各种出血症状明显，严重的患者可有多器官功能衰竭和休克。是由于大量纤溶酶被激活，纤溶系统功能亢进，纤维蛋白降解产物形成，进一步增强纤溶和抗凝作用。

二、弥散性血管内凝血的分型

（一）按弥散性血管内凝血发生速度分型

1. 急性DIC　常见于严重感染和休克、严重创伤、羊水栓塞、血型不合的输血、急性移植排异反应等。其特点是DIC可在数小时或1～2天内发病。临床表现以休克和出血为主，病情迅速恶化，分期不明显。

2. 亚急性DIC　常见于恶性肿瘤转移、胎盘早期剥离、羊水栓塞、宫内死胎等。其特点是数天到数周内渐形成DIC。临床表现介于急性与慢性之间。

3. 慢性DIC　常见于恶性肿瘤、胶原病和慢性溶血性贫血等。其特点是发病缓慢、病程较长，机体可以通过肝脏合成凝血因子增加进行代偿，且单核巨噬细胞系统功能较健全，使临床表现较轻，不明显，常以某器官功能不全为主要表现，诊断较困难。

（二）按弥散性血管内凝血的代偿情况分型

在DIC发生、发展过程中，根据凝血物质消耗和代偿情况，可将DIC分为三型：失代偿型（显性DIC）、代偿型（非显性DIC）和过度代偿型。

第三节　弥散性血管内凝血的临床表现

一、出　　血

1. 主要临床特点　出血是DIC最常见的表现之一，其特点是：①发生率高，约80%的DIC患者是以出血为最初症状；②多部位出血，且出血原因不能用原发病解释；全身各部位都有出血倾向，尤其以皮肤、胃肠道、口腔、泌尿生殖道、伤口等处最常见；③出血量不等，严重出血及重要器官出血可危及生命；④普通止血药物和方法止血效果不佳。

2. DIC发生出血的主要机制

（1）凝血物质大量消耗：在DIC发生、发展过程中，由于大量血小板和凝血因子被消耗，超过代偿性增加，使血液中Fbg、凝血因子Ⅴ、凝血因子Ⅷ、凝血因子Ⅸ、凝血因子Ⅹ和血小板急剧减少，使凝血过程障碍，导致出血。

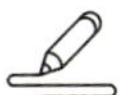

（2）继发性纤溶系统激活：纤溶系统增强产生大量纤溶酶，纤溶酶是一种活性较强的蛋白酶，除能降解 Fbg/Fbn 外，还能水解各种凝血因子，使血液中凝血物质急剧减少，加剧凝血功能障碍并引起出血。

（3）纤维蛋白（原）降解产物形成：纤溶酶水解 Fbg/Fbn 裂解出各种片段，统称为纤维蛋白（原）降解产物（FDP），是造成血液的止、凝血功能障碍和引起 DIC 出血的重要机制之一。DIC 时产生强大的抗凝血和抗血小板聚集作用，使机体止血、凝血功能明显降低，产生了严重的出血倾向。

（4）微血管壁损伤：DIC 发生发展过程中继发的缺血缺氧、酸中毒、细胞因子和自由基等损伤微血管壁，促进出血。

二、休　　克

急性 DIC 常伴有休克发生，DIC 与休克之间互为因果，往往形成恶性循环。DIC 引起休克常有以下几个特点：①突然出现休克或患者临床症状与病情不符；②伴有严重广泛的出血及四肢末梢的发绀；③有多器官功能不全综合征出现；④对休克的综合治疗缺乏反应，病死率高。

DIC 导致休克的机制见图 9-2。

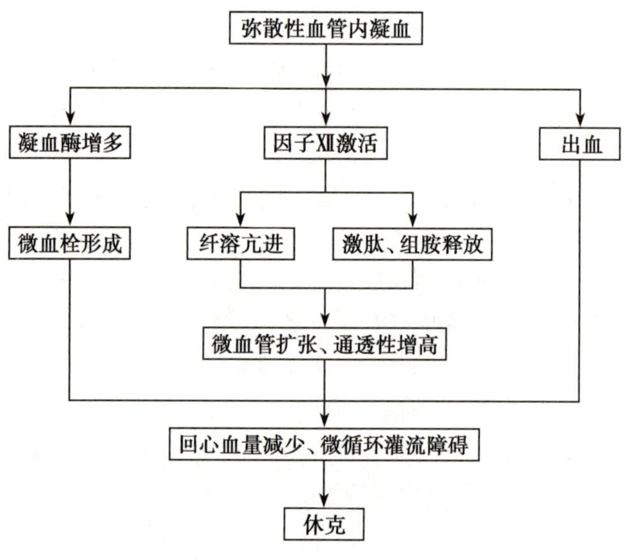

图 9-2　DIC 导致休克的机制

三、器官功能障碍

DIC 时器官功能衰竭的主要原因是广泛的微血栓形成，阻塞微血管，引起组织细胞缺血缺氧，从而发生代谢、功能障碍或缺血坏死，严重者可导致器官功能不全甚至衰竭。临床患者器官功能障碍的范围与程度是多样的，轻者仅表现出个别器官部分功能异常，但重者常会同时或相继出现两种或两种以上器官功能障碍，形成多器官功能衰竭，是 DIC 引起患者死亡的重要原因。

四、微血管病性溶血性贫血

DIC 患者可伴有一种特殊类型的贫血，即微血管病性溶血性贫血。其特征是：外周血涂片中可见一些带刺的收缩红细胞，可见新月体、盔甲形等形态各异的红细胞或红细胞碎片，称为裂体

细胞。由于裂体细胞脆性高，易发生溶血。

裂体细胞产生机制是在凝血反应的早期，纤维蛋白在微血管内形成细网，当红细胞（RBC）流过细网孔时，可以黏着、滞留或挂在纤维蛋白网上，由于血流不断冲击下，使红细胞破裂，此外内毒素等也可使红细胞容易破裂，故外周血涂片中可出现较多的上述各种红细胞碎片。

（熊美燕）

复习思考题

1. 简述引起 DIC 的原因。
2. 简述微血管病性溶血性贫血的特征及发生机制。
3. 说明 DIC 的出血特点及发病机制。
4. 叙述 DIC 的分期、分型和临床表现。

扫一扫，测一测

PPT课件

第十章 炎　　症

学习目标

掌握炎症的定义，炎症局部基本病理变化的特点及炎症临床表现；熟悉炎症的原因，炎症介质的作用，炎症病理类型及其特点；了解炎症介质的种类及白细胞渗出过程。

知识导览

炎症是一种十分常见且重要的病理过程，机体各器官、组织在遭受内、外源性损伤因子刺激时都可发生炎症。如肺炎、肾炎、肝炎、阑尾炎、某些过敏性疾病及外伤感染等都属于炎症。正确认识炎症的发生发展规律，对于防治炎症性疾病具有非常重要的意义。

第一节　概　　述

一、炎症的概念

炎症是具有血管系统的活体组织对损伤因子的刺激所发生的以防御为主的反应。这种防御反应是生物在进化过程中逐渐发展形成的。单细胞和多细胞生物对局部损伤发生的防御反应，如吞噬和清除损伤因子，通过细胞或细胞器肥大应对有害刺激物等，这些反应均不能称为炎症。只有当生物进化到具有血管系统时，才能发生以血管反应为中心环节，同时又保留了上述吞噬及清除功能的复杂而完善的炎症反应。

炎症是损伤、抗损伤和修复的综合过程，经过一系列连续的步骤发展：①各种损伤因子对机体组织、细胞造成损伤；②损伤周围组织中的前哨细胞（如巨噬细胞、肥大细胞等）识别损伤因子及坏死组织，并产生炎症介质；③在炎症介质参与下，引发炎症局部的血管反应和白细胞反应，即血管扩张充血，血管壁通透性增加，血浆外渗，白细胞渗出并被激活，共同破坏和消除有害物质；④炎症反应被控制并终止，实质细胞及间质细胞增生，使受损组织得到修复。

二、炎症的原因

凡能引起组织和细胞损伤的因素都可以成为炎症的原因，这些因素称为致炎因子。常见的致炎因子包括：

1. 生物性因子　包括细菌、病毒、立克次体、支原体、螺旋体、真菌和寄生虫等，可在人体内繁殖、扩散，或释放毒素和代谢产物，或诱发免疫反应而损伤组织细胞引起炎症。生物性因子是最常见的致炎因子，由其所致的炎症通常称为感染。

2. 理化因子　物理因素如机械力的损伤、高温、低温、放射线、紫外线等；外源性化学物质如强酸、强碱、强氧化剂、多种毒气、松节油、巴豆油；内源性化学物质有坏死组织的分解产物，以及在病理状态下堆积于体内的代谢产物，如尿素、尿酸，均可引起炎症反应。

3. 异常免疫反应 当机体免疫反应异常时，可引起不适当或过度的免疫反应，造成组织、细胞损伤引起炎症。如各种类型的过敏反应、某些自身免疫性疾病如系统性红斑狼疮、类风湿性关节炎、肾小球肾炎、干燥综合征。

4. 异物 手术缝线、二氧化硅晶体或物质碎片残留体内可导致炎症。

5. 组织坏死 任何原因引起的组织坏死都是潜在的致炎因子，能引发周围健康组织的炎症反应。如在新鲜梗死灶的边缘出现的充血出血带及炎症细胞浸润便是炎症的表现。

上述各种致炎因子作用于机体是否引起炎症，以及炎症反应的强弱程度，不仅与致炎因子的性质、强度、作用时间有关，还与机体的防御功能及反应性有关。

第二节 炎症局部基本病理变化

炎症时局部组织可发生一系列功能和形态的改变。虽然炎症的表现千差万别，但其基本病理变化均表现为局部组织的变质、渗出和增生。一般情况下，急性炎症或炎症早期多以变质和渗出为主，慢性炎症或炎症后期多以增生为主。

一、变 质

变质是指炎症局部组织、细胞发生的各种变性和坏死。炎区组织的变性和坏死是由于致炎因子的直接损伤、局部血液循环障碍、局部异常代谢产物堆积、炎症介质产生，以及变质组织释放的多种蛋白水解酶等综合作用的结果。

1. 形态变化 实质细胞常出现细胞水肿、脂肪变性、凝固性坏死、液化性坏死等，间质成分如纤维结缔组织可发生黏液样变性和纤维素样坏死等。

2. 代谢变化

(1) 局部酸中毒：炎症局部组织分解代谢显著增强、耗氧量增加、血液循环障碍、酶系统功能受损等，导致氧化不全的酸性代谢产物（乳酸、脂肪酸）堆积，组织发生代谢性酸中毒。

(2) 渗透压升高：炎区内分解代谢增强和坏死组织的崩解，使大分子蛋白质分解为大量的小分子物质，加之血管壁通透性增加，血浆蛋白渗出，使炎区的胶体渗透压显著升高。同时，局部氢离子浓度升高，以及组织分解加强，从细胞释放出来的钾离子和磷酸离子增多，导致炎区的晶体渗透压升高。渗透压升高以炎症灶中心最为显著，为局部血液循环障碍和炎性渗出提供了重要条件。

二、渗 出

渗出是指炎症局部组织血管内的液体、蛋白质和白细胞通过血管壁进入组织间隙、体腔、体表和黏膜表面的过程。渗出的成分称为渗出物或渗出液。渗出液若积聚于组织间隙可形成炎性水肿；积聚到浆膜腔则形成炎性积液。渗出是炎症最具特征性的变化，是机体抵抗致炎因子的主要防御手段。

炎症的渗出过程是在局部血流动力学变化、血管壁通透性增高的基础上发生发展的，炎症介质在渗出过程中发挥重要作用。

（一）血流动力学改变

当局部组织受致炎因子刺激后，很快发生一系列血流动力学变化。

1. 细动脉迅速短暂的痉挛 主要因神经调节和炎症介质的作用所致，反应迅速，作用时间短，细动脉痉挛仅持续几秒钟到几分钟。

2. 动脉性充血 细动脉、毛细血管扩张，局部血流加快，血流量增多，形成动脉性充血，也称为炎性充血，是炎症局部组织发红和发热的原因。持续时间取决于致炎因子的强弱及炎症的类型，长的可达几小时。血管扩张的发生机制与神经及体液因素有关，神经因素即轴突反射，体液因素（组胺、一氧化氮、缓激肽和前列腺素等炎症介质）作用于血管平滑肌引起血管扩张。

3. 静脉性充血 随着毛细血管的开放和小静脉血管持续扩张，血流速度由快变慢，血管壁通透性升高，导致静脉性充血。此时富含蛋白质的液体渗出到血管外，使局部血管内红细胞聚集，血液黏稠度增加，血流阻力增大，血流缓慢，甚至停滞。血流停滞为白细胞游出创造了条件（图 10-1）。

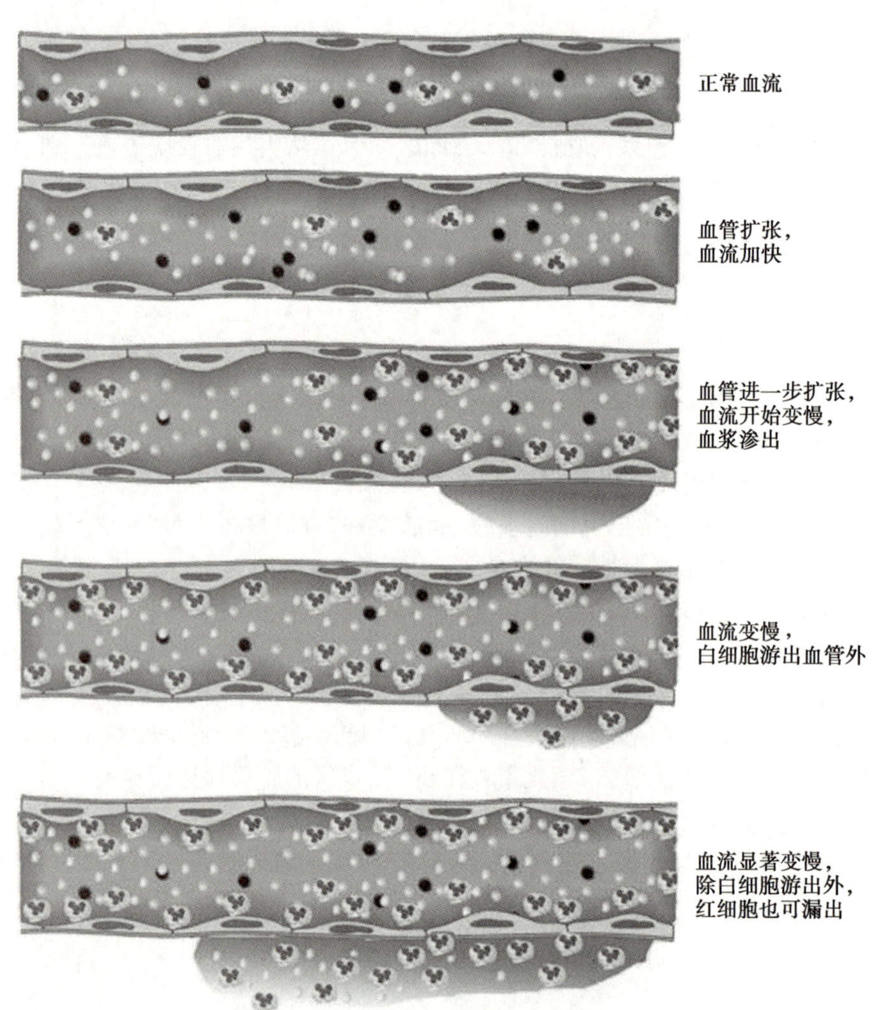

图 10-1 炎症时血流动力学变化模式图

（二）液体渗出

炎症过程中富含蛋白质的液体通过血管壁到达血管外的过程，称为液体渗出。引起液体渗出的机制较为复杂，其中血管壁通透性增高是液体渗出的主要因素。此外也与炎区组织内渗透压升高、炎区血流缓慢、静脉淤血引起的毛细血管内流体静压升高有关。

1. 血管壁通透性增高的机制

（1）内皮细胞收缩：炎症介质如组胺、缓激肽、白细胞三烯与内皮细胞的相应受体结合，使内皮细胞迅速发生收缩，内皮细胞间缝隙加大，是造成血管壁通透性增高的最常见原因。这种反应仅持续15～30分钟，而且是可逆的，故称速发短暂反应，通常发生在细静脉，可能与细静脉的内皮细胞具有较多炎症介质受体有关，抗组胺药物可抑制此反应。引起内皮细胞收缩的另一机制是炎症时细胞因子如白细胞介素-1（IL-1）、肿瘤坏死因子（TNF）、干扰素-γ（IFN-γ）及缺氧，可使内皮细胞内的骨架结构发生重组，其发生较晚且持续时间较长，多在受损伤后4～6小时出现。

（2）内皮细胞损伤：严重烧伤和化脓性感染时，可直接损伤内皮细胞使之坏死脱落，血管基膜完整性也可遭到破坏，使血管通透性迅速增加，可持续数小时至数天，直至血栓形成或内皮细胞再生修复为止，称为速发持续反应。这种损伤可累及毛细血管、细静脉和细动脉。另外，黏附于内皮细胞的白细胞激活后，释放氧代谢产物及蛋白分解酶，也可损伤内皮细胞，引起血管壁通透性增高，主要发生在细静脉、肾和肺的毛细血管。

（3）穿胞作用增强：内皮细胞胞质中存在相互连接的囊泡体形成穿胞通道，其开放活跃也使血管壁通透性增高，使富含蛋白质的液体通过穿胞通道穿越内皮细胞的现象称为穿胞作用。血管内皮生长因子（VEGF）的释放可引起内皮细胞穿胞通道增加和囊泡口径增大而促进穿胞作用。组胺、缓激肽、白细胞三烯等炎症介质也是促成这一机制发生的重要因素。

（4）新生毛细血管壁的高通透性：在炎症修复过程中所形成的新生毛细血管，其内皮细胞分化尚不成熟，细胞连接不健全，并且具有较多的炎症介质受体，因而具有高通透性。

上述引起血管壁通透性增加的因素可同时或先后起作用。例如烧伤可通过内皮细胞收缩、直接损伤内皮细胞及白细胞介导的内皮细胞损伤等机制，引起液体渗出。

2. 渗出液与漏出液的区别 炎症时从血管内渗出到血管外的液体称为渗出液，其成分与致炎因子、炎症部位和血管壁损伤程度等因素有关。当血管壁受损较轻时，渗出液中主要为水、盐类和分子量较小的白蛋白；当血管壁受损较重时，分子量较大的球蛋白、纤维蛋白原也能渗出。

由于血管内流体静压升高导致的血管内液体漏出称为漏出液，两者在发病机制和成分上均有不同（表10-1），但两者都可以在组织间隙内积聚形成水肿，在体腔内积聚形成积液。区别渗出液及漏出液对临床某些疾病的诊断及鉴别具有一定的意义。

表10-1 渗出液与漏出液的区别

	渗出液	漏出液		渗出液	漏出液
原因	炎症	非炎症	Rivalta试验	阳性	阴性
蛋白量	>30g/L	<30g/L	凝固性	能自凝	不自凝
相对密度	>1.018	<1.018	外观	混浊	澄清
有核细胞数	$>500\times10^6$/L	$<100\times10^6$/L			

注：Rivalta试验，即李凡他试验，也称黏蛋白定性试验

3. 渗出液在炎症中的作用 渗出液对机体具有一定的保护意义：①渗出液可以稀释毒素和有害物质，减轻毒素对组织的损伤；②渗出液中含有大量的抗体、补体及溶菌物质，有利于杀灭病原微生物；③渗出物中的纤维蛋白原所形成的纤维蛋白（纤维素）交织成网，可限制病原微生物的扩散，还有利于白细胞吞噬消灭病原微生物，并在炎症后期成为修复的支架。④渗出液中的病原微生物和毒素可随淋巴液回流到局部淋巴结，刺激机体产生细胞免疫和体液免疫。

过多的渗出液也可给机体带来危害，如严重的喉头水肿可引起窒息；心包腔及胸膜腔渗出液过多时，可压迫并妨碍心脏和肺的正常活动；过多的纤维素渗出而不能完全吸收时，则可发生机化并引起器官粘连。

（三）白细胞渗出

炎症时血液中各种白细胞通过血管壁游出到血管外的现象，称为白细胞渗出。渗出的白细胞聚集于炎症局部组织间隙内，称为炎症细胞浸润，是炎症反应的重要形态特征，也是白细胞在损

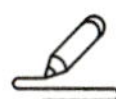

伤部位发挥吞噬作用并构成炎症防御反应的主要环节。白细胞渗出是一个主动、耗能、复杂的连续过程，包括白细胞边集和滚动、黏附、游出、趋化和吞噬等步骤。

1. 白细胞边集和滚动 随着炎症灶内血流缓慢及液体渗出，白细胞离开血管的中心部（轴流），到达血管的边缘部，称为白细胞边集。随后，内皮细胞被激活并表达黏附分子（如E选择素、P选择素），白细胞与内皮细胞表面的黏附分子不断地发生结合和分离，在内皮细胞表面翻滚，称为白细胞滚动。

2. 白细胞黏附 白细胞黏附于内皮细胞是白细胞游出血管的前提。该过程是由白细胞表面的黏附分子（整合素）与内皮细胞表达的配体（免疫球蛋白超家族分子）介导的。正常情况下，白细胞表面的整合素以低亲和力的形式存在，不与其特异性的配体结合。但在炎症过程中，白细胞被激活，其表面的整合素发生构象改变，转变为高亲和力的形式，同时，内皮细胞被巨噬细胞释放的TNF、IL-1等因子激活，整合素的配体表达量增多，故白细胞能够紧密黏附于内皮细胞上。

3. 白细胞游出 黏附的白细胞逐步游出血管壁（主要是毛细血管后小静脉及毛细血管）的过程，称为白细胞游出。白细胞附壁后，在炎症病灶产生的化学趋化因子介导下，白细胞以阿米巴运动的方式从内皮细胞连接处游出，穿过内皮细胞的白细胞同时分泌胶原酶降解血管基膜进入血管外组织中，并通过白细胞表面的整合素等黏附分子黏附于细胞外基质，使白细胞滞留在炎症病灶处。每一个白细胞大约需要2～12分钟才能完全通过血管壁（图10-2）。

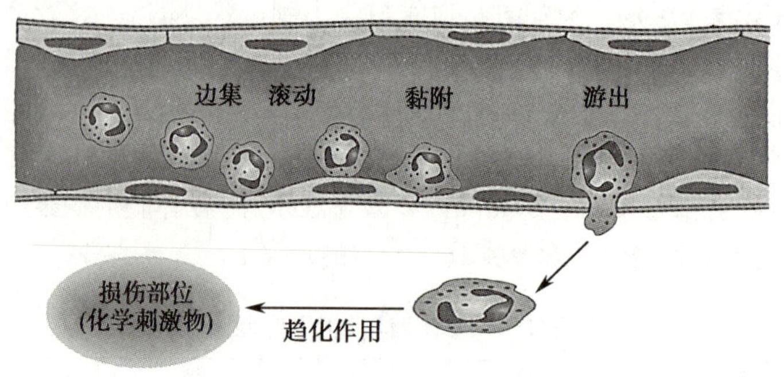

图10-2 白细胞游出过程模式图

各种白细胞都以同样的方式游出，但在炎症的不同阶段，以及致炎因子的不同，游出的白细胞种类有所差别：①中性粒细胞游走能力最强，游出最早，移动最快，而淋巴细胞最弱。②急性炎症或炎症早期中性粒细胞首先游出，24～48小时后由单核细胞取代。其主要原因是不同炎症阶段激活的黏附分子及趋化因子不同，其次是中性粒细胞寿命短，24～48小时后逐渐崩解消失，而单核细胞的生存期较长；此外，中性粒细胞崩解能释放单核细胞趋化因子，可以诱导单核细胞的游出。③损伤因子不同游出的白细胞种类也不同。化脓性感染以中性粒细胞浸润为主，病毒感染以淋巴细胞浸润为主，一些过敏反应和寄生虫感染以嗜酸性粒细胞浸润为主。

红细胞无运动能力，当血管壁受损严重时，红细胞也可以通过血管壁到达血管外，称为红细胞漏出，这与白细胞游出不同，其漏出是一种被动的过程。

4. 趋化作用 白细胞沿浓度梯度向着化学刺激物所在部位做定向移动称为趋化作用。这些化学刺激物称为趋化因子。趋化因子有内源性和外源性两大类。最常见的外源性趋化因子是细菌产物。内源性趋化因子包括补体成分，如补体成分5a（C5a）、补体成分3a（C3a）；白细胞三烯，如白三烯B_4（LTB_4）；细胞因子，如IL-8。趋化因子不仅有吸引白细胞做定向运动的作用，还对白细胞有激活作用。

趋化因子具有特异性，有些趋化因子只吸引中性粒细胞，有些则吸引单核细胞或嗜酸性粒细胞。另外，不同的炎症细胞对趋化因子的反应能力也不同，中性粒细胞和单核细胞对趋化因子反应强，淋巴细胞对趋化因子反应较弱。

趋化因子与白细胞表面相应的趋化因子受体特异性结合，引起一系列信号转导活动，导致细胞内钙离子浓度升高，激发细胞内骨架结构组装和解聚，引起细胞运动。

5. 白细胞在炎症局部的作用 白细胞聚集到组织损伤部位后，必须被激活才能发挥作用。白细胞的激活可由病原微生物、坏死细胞产物、抗原抗体复合物和细胞因子引起。这些激活因子通过白细胞表面的 Toll 样受体、G 蛋白偶联受体、调理素受体、细胞因子受体等使白细胞识别感染的微生物和坏死组织，并被激活，在炎症局部发挥吞噬作用和免疫调节作用。

（1）吞噬作用：炎症细胞吞入并杀伤或降解病原微生物和组织碎片的过程称为吞噬作用。白细胞的吞噬作用是机体消灭致病因子的一种重要手段，是炎症防御反应的重要环节。具有吞噬作用的炎症细胞主要是中性粒细胞和巨噬细胞，嗜酸性粒细胞也有较弱的吞噬功能，主要吞噬抗原抗体复合物。吞噬过程可分为三个阶段。

1）识别和黏着：指炎症灶内吞噬细胞首先与病原微生物或组织崩解碎片等异物接触、黏着的阶段。在血清中有调理素（主要包括抗体的可结晶段 Fc 段、补体成分 C3b）存在时，吞噬细胞借助其表面存在的 Fc 和 C3b 受体和凝集素受体，能识别被抗体或补体包围的细菌，并将细菌黏着于吞噬细胞表面。

2）吞入：指吞噬物质被牢固地黏着在吞噬细胞表面后，吞噬细胞的胞质伸出伪足，将其包入胞质内形成吞噬体的阶段。吞噬体和吞噬细胞胞质内的初级溶酶体融合而形成吞噬溶酶体，继而溶酶体内容物倾入其中，称为脱颗粒，使细菌在吞噬溶酶体中被杀伤、降解。

3）杀伤或降解：指吞噬溶酶体内释放的多种溶酶体酶将被吞噬物杀伤和降解的过程。其机制可分为依赖氧和不依赖氧两种，前者是指吞噬溶酶体内的病原微生物被活性氧代谢产物杀伤，是最主要的杀伤机制。后者是靠吞噬细胞内的一种通透性增加蛋白，激活磷脂酶降解磷脂，增加微生物外膜的通透性而杀菌。此外，由于炎症细胞本身糖酵解作用增强，乳酸生成增多，使吞噬体内 pH 降至 4～5，有利于杀菌（图 10-3）。

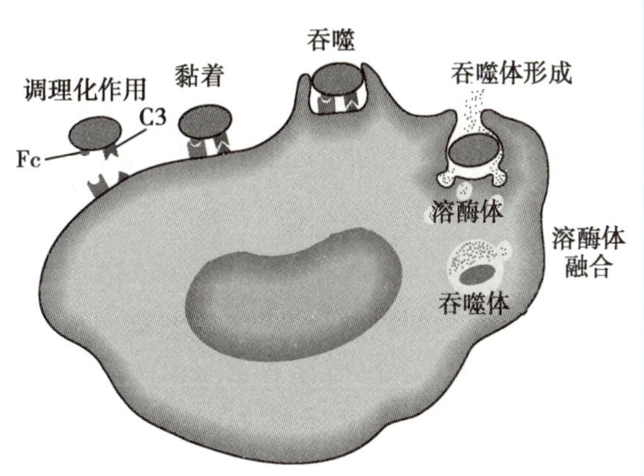

图 10-3 白细胞吞噬过程模式图

（2）免疫作用：参与免疫作用的细胞主要是巨噬细胞、淋巴细胞及浆细胞。抗原进入机体后，巨噬细胞将其吞噬处理，然后把抗原呈递给 T 细胞和 B 细胞。免疫活化的 T 细胞产生淋巴因子参与细胞免疫；B 细胞转化为浆细胞，产生抗体参与体液免疫，共同发挥着杀伤病原微生物的作用。此外，自然杀伤细胞（NK 细胞）也是机体重要的免疫细胞，不需先致敏，不依赖抗体就可溶解病毒感染的细胞，是抗病毒感染的第一道防线。

（3）组织损伤作用：白细胞在趋化、激活和吞噬过程中可将产物（如溶酶体酶、活性氧自由基、前列腺素、白细胞三烯等）释放到细胞外间质中，损伤正常细胞和组织，加重原始致炎因子的损伤作用。这种由白细胞介导的组织损伤在许多炎症性疾病中都可见到，如沉积在肾小球基底膜的免疫复合物，不易被白细胞所吞噬清除，故可以引发白细胞高度激活，溶酶体酶被释放到细胞外间质中，加重组织细胞的损伤，因此，在治疗此类疾病时控制白细胞渗出有一定的意义。

综上所述，白细胞在机体的防御反应中起着重要作用。当机体白细胞数量不足或功能障碍时，可导致严重及反复的感染。如再生障碍性贫血及肿瘤化疗患者白细胞数量的减少，以及任何影响白细胞黏附、趋化、吞入、杀伤降解的先天性或后天性缺陷，均可导致反复或难以控制的感染。

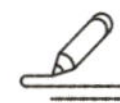

6. 白细胞种类、功能及临床意义（见书后彩色插图9）（表10-2）。

表10-2 白细胞的种类、功能及临床意义

种类	来源	功能	临床意义
中性粒细胞	血液	能吞噬细菌、组织碎片、抗原抗体复合物，崩解后释放蛋白溶解酶	见于急性炎症、化脓性炎及炎症早期
单核细胞及巨噬细胞	血液及组织	能吞噬较大的病原体、异物、坏死组织碎片等，释放内源性致热原	见于急性炎症后期、慢性炎症、非化脓性炎以及病毒感染
嗜酸性粒细胞	血液	能吞噬抗原抗体复合物	见于寄生虫感染、变态反应性炎
淋巴细胞	血液及淋巴组织	T细胞参与细胞免疫、释放多种淋巴因子	见于慢性炎症或病毒感染
浆细胞	B细胞转变而来	产生抗体，参与体液免疫	见于慢性炎症
嗜碱性粒细胞	血液	释放肝素、组胺、5-羟色胺	见于变态反应性炎

（四）炎症介质

炎症介质是指炎症过程中产生并参与引起炎症反应的化学物质，亦称化学介质。炎症介质对炎症的发生发展过程，尤其是对局部炎症灶的血管反应和细胞渗出具有重要意义。其主要作用是扩张小血管、使血管壁通透性增高、白细胞趋化作用、发热和致痛及造成组织损伤。

炎症介质的共同特点包括：①可来自血浆或细胞。来自血浆的炎症介质主要在肝脏内合成，并以前体的形式存在，需经蛋白酶水解才能激活。来自细胞的炎症介质，有些以细胞内颗粒的形式储存于细胞内，在炎症刺激下分泌，有些在致炎因子的刺激下即刻合成。产生急性炎症介质的细胞主要是中性粒细胞、单核/巨噬细胞、肥大细胞、树突状细胞、内皮细胞及成纤维细胞等。②多数炎症介质需要通过与靶细胞的表面受体结合而发挥其生物学效应。③一种炎症介质可作用于一种或多种靶细胞，对不同类型的组织细胞产生不同的生物学效应。④炎症介质受到精细调节，当炎症介质被激活分泌或释放到细胞外后，其半衰期十分短暂，很快衰变，或被酶解灭活，或被拮抗分子抑制或清除，机体通过这种调控体系使体内炎症介质处于动态平衡。⑤炎症介质作用于靶细胞后，可引起靶细胞产生次级炎症介质，次级炎症介质能够放大或抵消初级炎症介质的作用。

1. 细胞释放的炎症介质 指细胞（包括各种组织细胞、白细胞、血小板、巨噬细胞、肥大细胞等）受到损伤因子刺激或损伤时所生成或释放的炎症介质。

（1）血管活性胺：包括组胺和5-羟色胺（5-HT），储存在细胞的分泌颗粒中，在急性炎症反应时最先释放。组胺主要存在于肥大细胞、嗜碱性粒细胞和血小板内。当肥大细胞受到某种刺激时即可释放组胺。组胺主要通过血管内皮细胞的H_1受体起作用，使细动脉扩张及细静脉通透性增高，对嗜酸性粒细胞具有趋化作用。5-HT主要存在于血小板中，其作用与组胺相似。胶原纤维、凝血酶、ADP、免疫复合物等可促进血小板聚集并释放5-HT。

（2）花生四烯酸的代谢产物：花生四烯酸（AA）是存在于细胞膜磷脂成分内的二十碳不饱和脂肪酸，主要来源于饮食或由亚油酸转换产生的。当细胞受到刺激时，其磷脂酶被激活，使AA自细胞膜的磷脂释放出来，再分别通过环氧化酶和脂质氧化酶两个不同代谢途径，分别生成前列腺素、白细胞三烯和脂质素，可引发炎症反应和启动凝血系统。

1）前列腺素（PG）：是AA通过环氧化酶途径生成的代谢产物，包括前列腺素D_2（PGD_2）、前列腺素E_2（PGE_2）、前列腺素F_2（PGF_2）、前列腺素I_2（PGI_2）和血栓素A_2（TXA_2）等。TXA_2主要由

血小板产生，使血小板聚集和血管收缩。PGI_2 主要由血管内皮细胞产生，抑制血小板聚集和使血管扩张。PGD_2 主要由肥大细胞产生。PGD_2、PGE_2 和 PGF_2 协同作用引起血管扩张和促进水肿发生。PG 还可引起发热和致痛。临床上的解热止痛药（如阿司匹林）就是通过对环氧化酶的抑制作用及减少 PG 合成而控制炎症的发展。

2）白细胞三烯（LT）：是 AA 通过脂质氧化酶途径产生的，包括 LTB_4、LTC_4、LTD_4、LTE_4、5- 羟基花生四烯酸（5-HETE）等。LTB_4 对中性粒细胞有趋化作用，并能促进白细胞与内皮细胞的黏附、溶酶体酶的释放。LTC_4、LTD_4 和 LTE_4 主要由肥大细胞释放，可引起支气管痉挛和血管通透性增加。5-HETE 是中性粒细胞的趋化因子。

3）脂质素（LX）：是 AA 通过脂质氧化酶途径产生的，是白细胞三烯的内源性拮抗剂。主要功能是抑制中性粒细胞的趋化作用及黏附于内皮细胞，与炎症的消散有关。

（3）白细胞产物及溶酶体成分：主要来自中性粒细胞和单核细胞。

1）活性氧：主要包括 O_2^-、H_2O_2、OH•，以及与 NO 结合产生的活性氮中间产物，它们在吞噬细胞依赖氧的杀菌机制中产生，具有杀菌作用。少量释放到细胞外时，可促进趋化因子、细胞因子（如 IL-8）及黏附分子的表达，引发炎症的级联反应并产生放大效应；大量释放则会损伤内皮细胞，导致血管壁通透性增高，破坏细胞外基质，造成组织的损伤。

2）溶酶体成分：存在于中性粒细胞和单核细胞溶酶体颗粒内的酶，可以杀伤和降解吞噬的微生物，并引起组织损伤。溶酶体颗粒中含有多种酶，如酸性水解酶、中性蛋白酶、溶菌酶。中性蛋白酶（如弹力蛋白酶、胶原酶）可降解各种细胞外基质成分，如胶原纤维、基膜、纤维素、弹力蛋白，加重了组织破坏。酸性水解酶在吞噬溶酶体内降解细菌及其碎片。

（4）细胞因子：是由多种细胞产生的多肽类物质，主要由激活的淋巴细胞、巨噬细胞、树突状细胞、内皮细胞等产生，参与免疫反应和炎症反应。TNF 和 IL-1 是其中最重要的两个因子，主要由激活的巨噬细胞、肥大细胞等产生，两者均可促进内皮细胞黏附分子（如 E 选择素、P 选择素）的表达和其他细胞因子、趋化因子的分泌；激活炎症细胞，提高其吞噬和杀伤功能；引起发热，参与组织损伤。

化学趋化因子是一组小分子蛋白质，是一类具有趋化作用的细胞因子，主要功能是刺激白细胞的渗出，以及调控白细胞在淋巴结和其他组织中的分布。

（5）血小板激活因子（PAF）：由嗜碱性粒细胞、血小板、中性粒细胞、巨噬细胞、肥大细胞和内皮细胞产生。具有激活血小板、增加血管通透性、引起支气管收缩等作用。PAF 在极低浓度下可使血管扩张和通透性增加，比组胺作用强 100～10 000 倍；PAF 还可引起白细胞与内皮细胞黏附，促进白细胞趋化和脱颗粒。

（6）一氧化氮（NO）：可由内皮细胞、巨噬细胞和脑内某些神经细胞产生。NO 可引起血管扩张，抑制血小板黏附和聚集；抑制肥大细胞引起的炎症反应；调节、控制炎症细胞向炎症灶集中；NO 及其衍生物还可减少病原微生物复制，杀灭病原微生物。但大量的 NO 也可造成组织和细胞的损伤。

（7）神经肽：属于小分子蛋白质，如 P 物质可传递疼痛信号，调节血压，刺激免疫细胞、内分泌细胞分泌作用，还可引起血管壁通透性增高。

2. 血浆中的炎症介质　血浆中存在着相互关联的激肽系统、补体系统、凝血系统和纤维蛋白溶解系统，在正常情况下都是以酶原的形式存在，在激活过程中所产生的一些片段是重要的炎症介质。

（1）激肽系统：主要为缓激肽，由激肽原酶作用于血浆中激肽原产生。缓激肽可以使细动脉扩张、血管通透性增加、支气管平滑肌痉挛，并可引起疼痛。激肽原酶本身还具有趋化作用，并能使 C5 转变成 C5a。

（2）补体系统：是血浆中一组具有酶活性的糖蛋白，平时以非激活的形式存在，在炎症或免

疫反应过程中被激活。补体的激活有三条途径：经典途径（抗原 - 抗体复合物）、替代途径（病原微生物表面分子）和凝聚素途径。三种途径均可以激活 C3 使之转化为 C3a 和 C3b，进一步激活 C5 使之转化为 C5a 和 C5b。

C3a 和 C5a 能使肥大细胞释放组胺，使血管扩张和通透性增强。C5a 能激活中性粒细胞和单核细胞的花生四烯酸代谢，进一步合成和释放炎症介质，且对中性粒细胞和单核细胞具有强烈的趋化作用，并能促使中性粒细胞黏附于血管内皮。C3b 是重要的调理素之一，能促进吞噬细胞的吞噬功能。补体的激活还能产生膜攻击复合物，在入侵的微生物细胞膜上打孔，杀死微生物。

（3）凝血系统和纤维蛋白溶解系统：炎症时的组织损伤，可激活凝血因子Ⅻ，启动凝血系统，同时也激活了纤维蛋白溶解系统。凝血系统中具有炎症介质活性的物质是凝血酶、纤维蛋白多肽和凝血因子Ⅹa（简称Ⅹa 因子，fⅩa）。凝血酶能促使白细胞黏着和成纤维细胞增生，纤维蛋白多肽能促使血管壁通透性增高，并对白细胞有趋化作用，Ⅹa 因子能促使血管壁通透性增高及白细胞游出。纤溶系统中具有炎症介质活性的物质是纤维蛋白降解产物（FDP）及纤维蛋白溶酶，前者能使血管壁通透性增高，并对中性粒细胞有趋化作用；后者可裂解 C3，产生 C3a。

主要炎症介质的作用归纳如下（表 10-3）。

表 10-3 主要炎症介质及其功能

功 能	主要炎症介质
血管扩张	组胺，缓激肽，前列腺素（PGI_2，PGE_2，PGD_2），NO
血管通透性升高	组胺，缓激肽，C3a 和 C5a，白三烯 C_4、D_4、E_4，PAF，P 物质
趋化作用	LTB_4，C5a，细菌产物，阳离子蛋白，化学因子
发热	IL-1，TNF-α，PGE_2
疼痛	PGE_2，缓激肽
组织损伤	氧自由基，溶酶体酶，NO

三、增 生

损伤因子的长期作用和炎区内的代谢产物可刺激局部组织发生增生。增生的细胞主要有单核巨噬细胞、成纤维细胞和毛细血管内皮细胞。炎症灶中的被覆上皮、腺上皮及其他实质细胞也可发生增生。一般情况下，在炎症早期细胞增生不明显，而在炎症后期和慢性炎症时则较显著，但某些炎性疾病初期或急性炎症也可呈现明显的增生。如急性肾小球肾炎时的肾小球系膜细胞和内皮细胞增生。

炎性增生是一种防御反应，增生的巨噬细胞具有吞噬病原微生物和清除组织崩解产物的作用，增生的成纤维细胞和血管内皮细胞可形成炎性肉芽组织，有助于炎症局限及损伤组织的修复。但过度的组织增生可使原有组织遭受破坏，影响器官的功能，如慢性肝炎所致肝硬化和心肌炎后引起的心肌硬化。

尽管不同类型的炎症在临床表现上差别很大，但其基本病理变化特征都是变质、渗出和增生。在炎症早期和急性炎症多以变质和渗出为主，而炎症后期和慢性炎症则以增生为主。变质是以损伤为主的过程，而渗出和增生是以抗损伤为主的防御反应和修复过程。

第三节 急性炎症

在炎症的分类中，根据炎症局部基本病理变化可以分为变质性炎、渗出性炎和增生性炎三

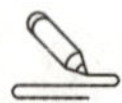

种；按照发病缓急和病程长短可以分为超急性炎症、急性炎症、亚急性炎症和慢性炎症。临床以急性炎症和慢性炎症最为常见。

急性炎症起病急骤，持续时间短，一般仅几天或几周，多数不超过1个月。急性炎症的主要病变特点是以变质及渗出性变化为主，渗出的白细胞以中性粒细胞为主。

一、变质性炎

病变以局部组织细胞的变性、坏死为主，而渗出、增生较轻微的炎症，称为变质性炎。常发生于心、肝、脑等实质性器官，一般由重症感染、细菌毒素及病毒引起。由于病变器官的实质细胞发生严重变性和坏死，常造成相应器官功能障碍。如急性重型肝炎以肝细胞大面积坏死为主，导致急性肝功能衰竭；乙型脑炎病毒引起神经细胞广泛变性和坏死，导致严重中枢神经系统功能障碍。

二、渗出性炎

渗出性炎是以渗出为主，变质及增生性变化较轻的炎症，最为常见。根据渗出物成分的不同，又可分为以下几种：

（一）浆液性炎

浆液性炎是以浆液渗出为特征，其中蛋白质占3%～5%（主要为白蛋白），混有少量纤维蛋白、中性粒细胞及脱落的上皮细胞。好发于疏松结缔组织、浆膜、黏膜及皮肤等处。常见的原因有高温（烧伤）、毒蛇咬伤、蚊蜂叮咬及其他化学性因子、病毒、细菌感染等，如结核分枝杆菌引起的浆液性胸膜炎、风湿病时的风湿性关节炎，以及感冒初期的鼻炎（见书后彩色插图10）。

浆液性渗出物若弥漫浸润疏松结缔组织，可造成局部明显炎性水肿；若聚集于浆膜腔，则引起炎性积液。浆液性炎的病变一般较轻，易于消散。但如浆膜腔内炎性积液过多，可压迫器官（如心肺），引起明显的器官功能障碍；如渗出的液体未被及时吸收，可引起轻度粘连。

（二）纤维素性炎

纤维素性炎是以渗出物中含有大量纤维素为特征的炎症。常见于黏膜、浆膜和肺脏。多由细菌毒素（如白喉杆菌、痢疾杆菌和肺炎球菌的毒素）或各种内、外源性毒物（如尿毒症时体内蓄积的尿素、汞）引起，这些致炎因子对血管壁损伤严重，通透性增加明显，引起纤维蛋白原大量渗出，继而形成纤维蛋白（也称纤维素）。

1. 病变特点 纤维素性炎发生在黏膜时，渗出的纤维素、白细胞和其下的坏死黏膜组织形成一层灰白色的膜状物，称为假膜，这种炎症又称为假膜性炎（图10-4）。由于不同组织结构不同，有的假膜牢固附着于黏膜表面不易脱落（如咽白喉）；有的假膜则与黏膜损伤部位结合松散而容易脱落（如气管白喉），可造成气管堵塞窒息而危及生命。发生在心包膜的纤维素性炎，由于心脏搏动，渗出的纤维素在心外膜表面被牵拉成绒毛状，称为绒毛心（见书后彩色插图11）。大叶性肺炎时肺泡腔有大量纤维素充填可致肺实变。

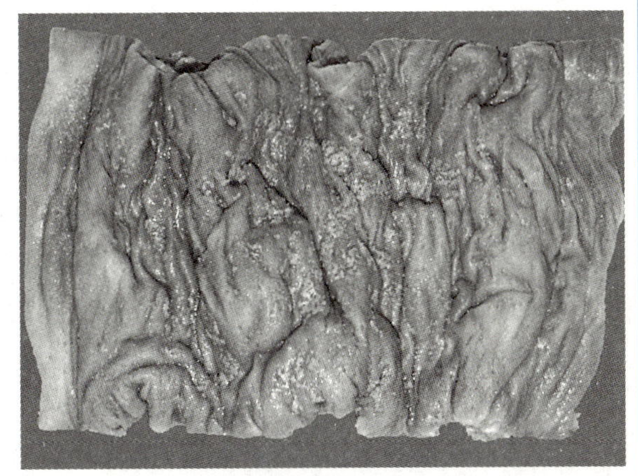

图10-4 假膜性炎（细菌性痢疾）

2. 经过和结局 纤维素性渗出物可由白细胞释放出的蛋白水解酶溶解、液化并被吸收。但如果渗出的白细胞数量少，纤维素不能被蛋白水解酶完全溶解吸收，则可发生机化，引起浆膜增厚和粘连。例如大叶性肺炎时，肺泡腔内的纤维素性渗出物可液化，通过淋巴管被吸收或经气管咳出；如不能被完全溶解、液化，则易被机化，最终形成肺肉质变。

（三）化脓性炎

化脓性炎是以中性粒细胞渗出为主，伴不同程度的组织坏死和脓液形成为特征的一类炎症。多由化脓菌（如葡萄球菌、链球菌、脑膜炎双球菌）感染引起，亦可由坏死组织和化学物质（如松节油）所致。

1. 病变特点 病灶中的中性粒细胞容易变性、坏死，释放出蛋白水解酶，使坏死组织液化，形成灰黄色或黄绿色混浊、黏稠的液体，称为脓液。脓液是由大量变性坏死的中性粒细胞、坏死组织、细菌和渗出的浆液组成。脓液形成的过程称为化脓，脓液中变性、坏死的中性粒细胞称为脓细胞。脓液中的纤维蛋白因被脓细胞释放的蛋白水解酶所破坏，故脓液不会凝固。

2. 分类 化脓性炎按照病因、发生部位及病变特点可分为三类：

（1）蜂窝织炎：是指发生在疏松结缔组织的弥漫性化脓性炎，常发生于皮肤、肌肉和阑尾等处。蜂窝织炎主要由溶血性链球菌引起，链球菌分泌的透明质酸酶能降解疏松结缔组织中的透明质酸，分泌的链激酶能溶解纤维素，因此细菌易于通过组织间隙和淋巴管扩散。炎症病变组织内可见大量中性粒细胞弥漫性浸润，与周围组织分界不清（图 10-5）。蜂窝织炎轻者可完全吸收消散，重者可经淋巴道扩散而致局部淋巴结肿大及全身中毒症状。

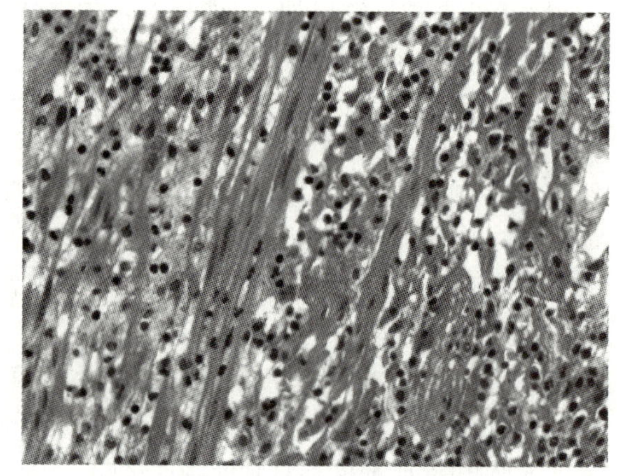

图 10-5 蜂窝织炎性阑尾炎（镜下）
阑尾各层大量炎症细胞浸润

（2）脓肿：是局限性化脓性炎伴脓腔形成。常发生于皮下和内脏等部位，主要由金黄色葡萄球菌引起。金黄色葡萄球菌产生的毒素可致局部组织坏死，继而大量中性粒细胞浸润，释出蛋白水解酶，使坏死组织液化形成脓液。金黄色葡萄球菌可产生血浆凝固酶，使渗出的纤维蛋白原转变成纤维素，包裹病灶，因而病变较局限，仅在局部形成一个圆形或不规则的脓腔（见书后彩色插图 12）。早期脓肿周围水肿，炎症细胞浸润。以后周围的肉芽组织逐渐增生，形成包绕脓腔的壁，称为脓肿壁。小脓肿可以吸收消散，较大脓肿需要切开排脓或穿刺排脓，其所留下的缺损可由肉芽组织长入而形成瘢痕修复。

脓肿常可发展或蔓延形成溃疡、窦道、瘘管。溃疡是皮肤黏膜的脓肿向表面破溃而形成的组织缺损；窦道是指深部的脓肿向体表或自然管道穿破，形成有一个排脓的盲端通道；若深部脓肿的一端向体表或体腔穿破，另一端向自然管道穿破或在两个有腔器官之间形成贯通两侧的通道称为瘘管。窦道和瘘管常见于肛管直肠周围，常因长期排脓而不易愈合。

疖是单个毛囊及其所属皮脂腺和周围组织的化脓性炎，病原菌多为金黄色葡萄球菌，好发于毛囊和皮脂腺丰富的部位，如颈、头、面部及背部。当部分患者抵抗力较低，或伴有营养不良、糖尿病时，许多疖可同时或先后发生，称为疖病。如果多个疖相互融合沟通，则称为痈，多见于后颈部、背部、腰臀部等皮肤厚韧处，皮肤表面可见多个开口。

（3）表面化脓和积脓：是指发生在黏膜和浆膜的化脓性炎，其特点是中性粒细胞主要向黏膜、浆膜表面渗出，深部组织无明显炎症细胞浸润。如化脓性尿道炎或化脓性支气管炎，渗出的脓液可沿尿道或支气管排出体外。当化脓性炎发生于浆膜、胆囊和输卵管时，脓液则在浆膜腔、胆囊和输卵管腔内积存，称为积脓。

（四）出血性炎

炎症时由于血管损害严重，渗出物中含有大量红细胞，称为出血性炎。出血性炎并不是一种独立性炎症，常和其他类型炎症混合存在，如出血性纤维素性炎等，主要由某些毒力很强的病原微生物引起，如炭疽、流行性出血热、钩端螺旋体病。

此外，卡他性炎也属于一种渗出性炎。卡他性炎是指发生在呼吸道、胃肠道等处黏膜较轻的渗出性炎，常由病毒、细菌及慢性刺激等引起。根据渗出物不同可将卡他性炎分为浆液性卡他、黏液性卡他和脓性卡他三种，在炎症过程中各类型可互相转化。

上述渗出性炎的分类并不是绝对的，有时两种不同类型可以并存，如浆液性纤维素性炎、化脓性出血性炎等。在炎症发展过程中，不同类型之间还可互相发生转化。

第四节 慢性炎症

慢性炎症病程较长，常达数月至数年以上。多由急性炎症迁延而来，或致炎因子的刺激较轻并持续时间较长，一开始即呈慢性经过。慢性炎症局部病变多以增生为主，变质和渗出较轻；病灶局部浸润的炎症细胞多以淋巴细胞、巨噬细胞和浆细胞为主。

一、非特异性增生性炎

非特异性增生性炎主要特点是：①常有较明显的成纤维细胞、血管内皮细胞，以及被覆上皮、腺体或其他实质细胞等的增生，以替代和修复损伤的组织；②组织破坏主要由致炎因子的持续作用或炎症细胞的持续存在引起；③炎症灶内浸润的炎症细胞主要为淋巴细胞、浆细胞和巨噬细胞。

发生在黏膜的慢性炎症，局部的黏膜上皮和腺体及肉芽组织可过度增生，形成向外表突出的带蒂状肿物，称为炎性息肉，如鼻息肉、宫颈息肉、肠息肉。若炎性增生形成境界清楚的肿瘤样团块，称为炎性假瘤，多见于肺和眼眶。肺的炎性假瘤应注意与肺部肿瘤相区别。

二、特异性增生性炎

特异性增生性炎是一种特殊类型的慢性炎症，以肉芽肿形成为主要表现。所谓肉芽肿是指炎症局部以巨噬细胞及其衍生的细胞增生为主，并形成境界清楚的结节状病灶（直径0.5～2mm），又称为肉芽肿性炎。根据病因及形态特点可分为感染性肉芽肿、异物性肉芽肿和原因不明的肉芽肿。

1. 感染性肉芽肿 由病原微生物如结核分枝杆菌、伤寒杆菌、寄生虫等感染引起的肉芽肿，其增生的细胞成分在形态学上常具有一定的特殊性，对诊断有一定的意义。如结核分枝杆菌引起的“结核性肉芽肿”，典型者中心为干酪样坏死，周围分布着上皮样细胞、朗汉斯巨细胞，再向外为大量淋巴细胞浸润，结节周围可见纤维结缔组织包绕。

2. 异物性肉芽肿 常由手术缝线、石棉、滑石粉、隆胸术的填充物或移植的人工血管等引

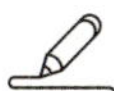

起。病变以异物为中心，周围有数量不等的巨噬细胞、异物巨细胞、淋巴细胞及成纤维细胞等，形成结节状病灶。

3. 原因不明的肉芽肿 如结节病肉芽肿，在形态学上结节病肉芽肿具有明显的纤维化和玻璃样变趋势，其病因尚不明确。

在病理表现上，急性炎症与慢性炎症的区分并不是绝对的。例如，在急性肾小球肾炎（急性弥漫性增生性肾小球肾炎）则是以肾小球毛细血管内皮细胞和系膜细胞的增生为其主要病理特点；伤寒病时，病变以单核巨噬细胞增生为主。此外，还有一类病程介于急性和慢性之间的亚急性炎症，如亚急性感染性心内膜炎，变质、渗出和增生三种病理变化均较明显，且渗出的炎症细胞类型包含中性粒细胞、单核细胞和淋巴细胞。

第五节 炎症的临床表现和结局

一、炎症的临床表现

（一）局部表现

炎症局部可出现红、肿、热、痛和功能障碍，尤以体表的急性炎症最为明显。红、热是由于炎症局部血管扩张，血流加快，局部代谢增强，产热增多所致。肿是由于局部炎症性充血、血液成分渗出引起，慢性炎症局部肿大则多是局部增生的结果。疼痛与多种因素有关，如渗出物压迫和某些炎症介质（如前列腺素、缓激肽）等直接作用于神经末梢引起疼痛。炎症时由于变性、坏死、代谢障碍、炎性渗出物的压迫等因素引起实质细胞不同程度的功能障碍，如病毒性肝炎时肝细胞的变性坏死可引起肝功能障碍，急性心包炎可因心包积液的压迫而影响心脏功能等。

（二）全身反应

1. 发热 是由于下丘脑体温调节中枢受致热原作用产生的。在感染性炎症，特别是当病原微生物蔓延入血时，发热常明显。发热是由内源性和外源性致热原所致。细菌的代谢产物，尤其是内毒素是常见的外源性致热原，而细胞因子如 IL-1、TNF 及前列腺素是常见的内源性致热原。一定程度的体温升高，可促进淋巴细胞增殖和抗体形成，增强吞噬细胞的吞噬功能和肝脏的解毒功能，从而提高机体的防御作用。但高热或长期发热，可影响机体的代谢过程，引起各系统特别是中枢神经系统的功能紊乱。

2. 外周血白细胞增多 是炎症反应的常见表现，特别是细菌感染时，白细胞计数可达（15～20）$\times 10^9$/L。如果达到（40～100）$\times 10^9$/L，则称为类白血病反应。外周血白细胞增加主要是由于 IL-1 和 TNF 等刺激骨髓中的白细胞释放，故幼稚的杆状核中性粒细胞比例增加（核左移），如果持续感染还能刺激集落刺激因子的产生，引起骨髓造血前体细胞的增殖。不同病原微生物感染可导致不同种类白细胞增多，如多数细菌特别是化脓菌感染引起中性粒细胞增加，寄生虫感染和过敏反应引起嗜酸性粒细胞增加，一些病毒感染如单核细胞增多症、腮腺炎和风疹等可选择性引起淋巴细胞增加，但多数病毒、立克次体、原虫感染，甚至极少数细菌（如伤寒杆菌）感染，以及体抵抗力降低时，会引起外周血白细胞计数减少。

3. 单核巨噬细胞系统增生 单核巨噬细胞系统是机体的重要防御系统，包括肝、脾、骨髓和淋巴结中的巨噬细胞，在炎症过程中常有不同程度的增生，功能增强，有利于吞噬、消化病原微生物和组织崩解产物。在临床上表现为肝、脾、淋巴结肿大。

知识链接

全身炎症反应综合征

全身炎症反应综合征(SIRS)是因感染或非感染病因作用于机体而引起的机体失控的、自我持续放大和自我破坏的炎症。表现为炎症细胞过度激活和炎症介质过量释放。炎症细胞过度活化后，不仅可释放氧自由基、炎症介质(如TNF-α、IL-1)引起局部组织细胞的损伤，还可泛滥入血，随血液循环到达远隔部位，进一步引起炎症细胞播散性活化；同时，TNF-α、IL-1可诱导更多的炎症细胞活化，引起级联放大效应，产生更多的炎症介质(如IL-2、IL-6、IL-8)，两者互为因果，引起炎症介质的不断释放，形成炎症的“瀑布效应”。危重患者因机体代偿性抗炎反应能力降低，以及代谢功能紊乱，最易引发SIRS。

二、炎症的结局

通过机体的防御反应，以及积极有效的治疗，多数炎症性疾病能够痊愈，部分急性炎症可迁延为慢性炎症和亚急性炎症，少数甚至蔓延扩散，导致病情恶化。

(一)痊愈

1. 完全痊愈 当机体抵抗力较强或经过适当治疗，侵入的病原微生物可被消灭，炎症局部的少量渗出物及坏死组织崩解产物可被溶解液化，并通过淋巴管吸收，以致完全恢复病变组织、器官的正常结构和功能，称为完全痊愈。

2. 不完全痊愈 如果机体的抗病能力较弱，炎症病灶变质和渗出较严重时，病灶周围的肉芽组织增生，可将其机化、包裹，并发生纤维化，形成瘢痕，以致不能完全恢复原组织器官的正常结构和功能，称为不完全痊愈。

(二)迁延转为慢性

如果机体的抗病力低下或治疗不适当，致炎因子持续或反复作用于机体，不断损伤组织，急性炎症则可转变为慢性炎症，病情时轻时重，迁延不愈。

(三)蔓延扩散

当机体抵抗力低下，病原微生物数量多、毒力强时，病原微生物在体内可不断繁殖，使炎症向周围组织扩散，并可经淋巴管、血管播散。

1. 局部蔓延 炎症灶的病原微生物经组织间隙或器官的自然通道向周围组织和器官扩散。如肾结核时结核分枝杆菌可沿泌尿道下行播散，引起输尿管和膀胱结核。

2. 淋巴道播散 病原微生物侵入淋巴管内，随淋巴液到达局部淋巴结，引起淋巴管炎和淋巴结炎。例如足部感染时，炎症可沿淋巴管扩散而致腹股沟淋巴结炎。病原微生物可进一步通过淋巴系统入血，引起血道蔓延。

3. 血道播散 病原微生物及其毒素从炎症灶侵入血液循环或被吸收入血，引起毒血症、菌血症、败血症和脓毒败血症，严重者可危及生命。

(1)菌血症：细菌在局部病灶繁殖，并经血管或淋巴管入血，血液中可查到细菌，但患者全身症状不明显。如伤寒、流行性脑脊髓膜炎早期，都有菌血症的存在。

(2)毒血症：大量细菌毒素或毒性代谢产物被吸收进入血液，并引起高热、寒战等全身中毒症状。严重时患者可出现脓毒症休克，心、肝、肾的实质细胞可发生变性或坏死，但血培养找不到细菌。

(3)败血症：细菌入血，并在血中大量生长繁殖及产生毒素，出现严重的全身中毒症状和病理变化。患者除有毒血症的表现外，还常出现皮肤和黏膜的多发性出血点，以及脾脏和淋巴结肿

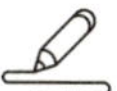

大等。此时，血液中可培养出细菌。

（4）脓毒败血症：化脓菌引起的败血症称为脓毒败血症。此时除有败血症的表现外，可在肺、肾、肝、脑等脏器中出现多发性脓肿，脓肿灶通常较小，位于器官表面，是由化脓菌栓塞于小血管或毛细血管引起，因此又称栓塞性脓肿或转移性脓肿。

思政元素

疫情风暴中的逆行者　和平年代真正的英雄

2003年，在抗击"非典"的严峻时刻，中国工程院院士、著名呼吸病学专家——钟南山说了一句掷地有声的话："把重症病人都送到我这里来。"那一年，他已经67岁了。面对患者，他将生死置之度外，亲自接诊患者，制定治疗方案。他实事求是、不畏权威，勇敢地对"衣原体是非典型性肺炎的病因"这一观点提出质疑，维护了科学的尊严，赢得了国人的尊重，为广东、为中国、同时也为全人类抗击"非典"做出了重大贡献。

17年后，他亦是如此。面对武汉突发新冠疫情，84岁的他毅然选择了奔赴前线，再次做出"绝不放弃任何一个患者"的庄严承诺。在疫情防控、重症救治、科研攻关等方面做出了杰出贡献，获得"共和国勋章"。

更令人动容的是，我们中国有无数个"南山"。在危险与困难面前，他们义无反顾，选择逆流而上，他们与时间赛跑救治患者，用医者仁心守护生命，他们是——普普通通的医务工作者，是一个被历史与人民永远铭记的英雄群体，是和平年代真正的英雄。

（吕红梅）

复习思考题

扫一扫，测一测

1. 试述炎症局部的基本病理变化。
2. 试述炎症介质的来源及其主要作用。
3. 何谓化脓性炎？试比较蜂窝织炎和脓肿的区别。
4. 何谓特异性增生性炎？举例说明其基本结构。
5. 简述炎症局部的临床表现及其机制。

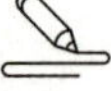

第十一章 肿　　瘤

PPT 课件

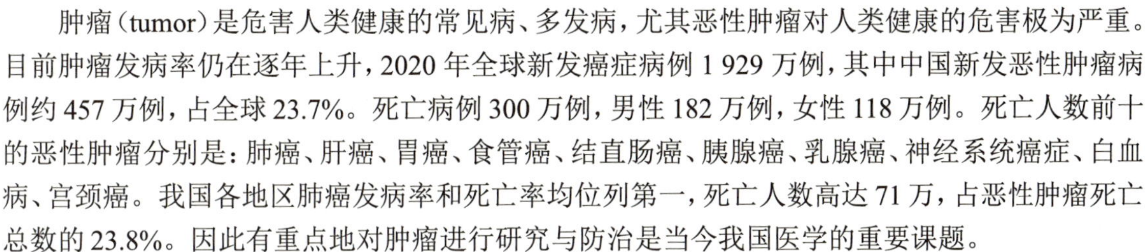
学习目标

掌握肿瘤的概念、基本特征、对机体的影响及其生长和扩散，良性肿瘤与恶性肿瘤的区别；熟悉肿瘤的命名，癌与肉瘤的鉴别及常见恶性肿瘤的特点；了解肿瘤的分类、分级、分期、病因学及发病学。

知识导览

肿瘤（tumor）是危害人类健康的常见病、多发病，尤其恶性肿瘤对人类健康的危害极为严重。目前肿瘤发病率仍在逐年上升，2020 年全球新发癌症病例 1 929 万例，其中中国新发恶性肿瘤病例约 457 万例，占全球 23.7%。死亡病例 300 万例，男性 182 万例，女性 118 万例。死亡人数前十的恶性肿瘤分别是：肺癌、肝癌、胃癌、食管癌、结直肠癌、胰腺癌、乳腺癌、神经系统癌症、白血病、宫颈癌。我国各地区肺癌发病率和死亡率均位列第一，死亡人数高达 71 万，占恶性肿瘤死亡总数的 23.8%。因此有重点地对肿瘤进行研究与防治是当今我国医学的重要课题。

第一节　肿瘤的概念

肿瘤是机体在各种致瘤因素作用下，局部组织细胞在基因水平上失去对其生长的正常调控，导致克隆性异常增生所形成的新生物，因常表现为局部肿块，故称为肿瘤。

肿瘤细胞由机体发生肿瘤性转化的单个细胞，反复分裂增殖，克隆出多个子代细胞，组成肿瘤细胞群并形成肿块，这个过程是单克隆性增殖，称肿瘤性增生。肿瘤性增生与炎性或修复性增生等非肿瘤性增生有本质区别，具体表现为：①肿瘤细胞的形态、功能和代谢与其起源组织有差异，不同程度地丧失了分化成熟的能力。②相对无限制地生长，并失去控制。去除致瘤因素，肿瘤细胞仍继续增生。③与机体不协调，对机体有害无益，不是机体需要的增生。

非肿瘤性增生是机体针对病因刺激所发生的反应性增生，其增生的过程受机体的精确控制，增生的程度与机体协调，是机体修复损伤所需要的，增生的组织细胞分化成熟，当刺激因素消失，增生即可停止。

第二节　肿瘤的形态结构和异型性

一、肿瘤的大体形态

肿瘤形态多样，其形状、大小、数目、颜色、质地等可在一定程度反映肿瘤的组织起源、生物学特性和良、恶性。

1. 形状　主要取决于肿瘤发生的部位和性质。生长在皮肤、黏膜表面的良性肿瘤多呈息肉状、乳头状、蕈伞状、绒毛状、菜花状。若是恶性肿瘤除向外生长，还向深部浸润，常呈火山口状、溃疡状。生长在深部组织和器官的肿瘤，良性多呈结节状、分叶状或囊状，边界清楚，有包膜。恶性多向周围浸润，境界不清，呈蟹足状或不规则形状（图 11-1）。

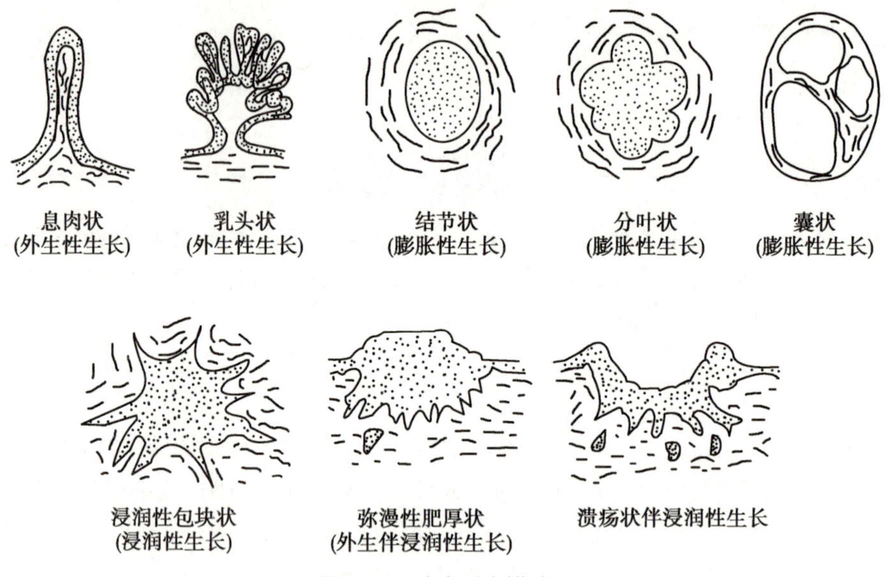

图 11-1 肿瘤形态模式图

2. 大小 肿瘤大小主要取决于肿瘤的生长部位、生长时间和性质。有的肿瘤极小，仅能在显微镜下可见，如原位癌。生长在体表或体腔的肿瘤，可长得较大，巨大时可达数十千克，如卵巢囊腺瘤。良性肿瘤对机体的影响小，生长时间长且生长缓慢，可长得较大。恶性肿瘤生长迅速，对机体危害严重，多数发现即被切除，故一般体积较小。

3. 颜色 大多数肿瘤的切面呈灰白色或灰红色，多与起源组织的颜色相似。如乳腺癌呈灰白色，黑色素瘤呈黑褐色，脂肪瘤呈黄色（见书后彩色插图 13），血管瘤呈暗红色。若肿瘤发生出血、坏死、感染、骨化、钙化等继发改变时，其颜色可发生相应的改变。

4. 质地 肿瘤的质地取决于组织起源、实质与间质的比例，以及有无继发改变。如脂肪瘤质地软，骨瘤质地坚硬。实质多而间质少的肿瘤质地较软，反之质地较硬。继发坏死、液化、囊性变的肿瘤质地变软，而继发玻璃样变、钙化或骨化的肿瘤质地变硬。

5. 数目 肿瘤多为单个，少数患者可同时或先后发生多个同种组织起源的肿瘤，称多发性肿瘤，如家族性多发性结肠腺瘤性息肉病，肿瘤可多达数十个甚至数百个。

二、肿瘤的组织结构

肿瘤组织由实质和间质组成。

1. 肿瘤的实质 即肿瘤细胞，是构成肿瘤的主要成分。肿瘤实质决定肿瘤的组织起源、命名、分类、生物学特性及良、恶性。多数肿瘤只有一种实质，少数肿瘤可由两种或多种实质构成，如乳腺纤维腺瘤，含有纤维组织和腺上皮两种实质；畸胎瘤则由多种实质成分构成。不同肿瘤的实质各不相同，同类肿瘤的实质因分化程度的不同也各有差异。

2. 肿瘤的间质 是肿瘤的非特异性成分，主要由结缔组织和脉管构成，对肿瘤实质起着支持和营养作用，构成肿瘤细胞的微环境。各种肿瘤的间质基本相同，但存在数量和分布的差异。间质内的结缔组织主要有纤维细胞、肌成纤维细胞和胶原纤维构成，既是肿瘤细胞的生长支架，又在一定程度上遏制肿瘤细胞的生长和扩散。间质内还有数量不等的淋巴细胞、浆细胞和巨噬细胞浸润，是机体对肿瘤组织免疫反应的表现。肿瘤间质内淋巴细胞一般多预后相对较好。

肿瘤的间质多是由肿瘤细胞产生的生长因子的刺激下形成的，如血管内皮细胞生长因子、成纤维细胞生长因子等，它们与肿瘤周围正常组织的内皮细胞和成纤维细胞表面的相应受体结合，诱导这些细胞分裂和生长，形成结缔组织和血管。肿瘤血管生成是肿瘤持续生长的重要条件，并为血道转移创造了条件。

三、肿瘤的分化与异型性

分化是指细胞或组织从幼稚到成熟的生长发育过程。肿瘤的分化程度是指肿瘤组织在形态结构上与起源的正常组织的相似程度。肿瘤组织与起源组织越相似，其分化越成熟，分化程度越高。反之，若与起源组织不相似，则分化程度越低。肿瘤分化程度的高低决定了肿瘤的异型性大小和恶性程度的高低。

异型性是指肿瘤细胞在组织结构和细胞形态上与其起源组织的差异。异型性是肿瘤细胞分化障碍在形态学上的表现，是病理学上区分肿瘤良、恶性的重要依据。若肿瘤组织与起源组织差异越小即相似度高，则异型性越小，分化程度高，恶性程度较低。肿瘤组织与起源组织差异越大，异型性越大，分化程度低，恶性程度越高。有些恶性肿瘤细胞主要由未分化细胞构成，或完全缺乏分化，异型性显著，称为间变，这类肿瘤多是高度恶性肿瘤。

（一）肿瘤组织结构的异型性

肿瘤组织结构的异型性主要是指肿瘤细胞丧失了正常的排列规则或极性，并与间质的关系紊乱。良性肿瘤与起源组织相似，异型性小且主要表现为组织结构的异型，即肿瘤组织分布和瘤细胞的排列不太规则，在一定程度上失去了起源组织正常有序的结构与层次。如腺瘤的腺体数目增多，大小及形态不太一致；平滑肌瘤和纤维瘤常呈束状或编织状。恶性肿瘤组织结构的异型性明显，主要表现为瘤组织和瘤细胞的分布和排列明显紊乱。如腺癌的癌细胞排列成大小不等、形态不规则的腺样结构，细胞层次增多，极性丧失，甚至不形成腺样而成不规则实性癌细胞巢（图 11-2）。

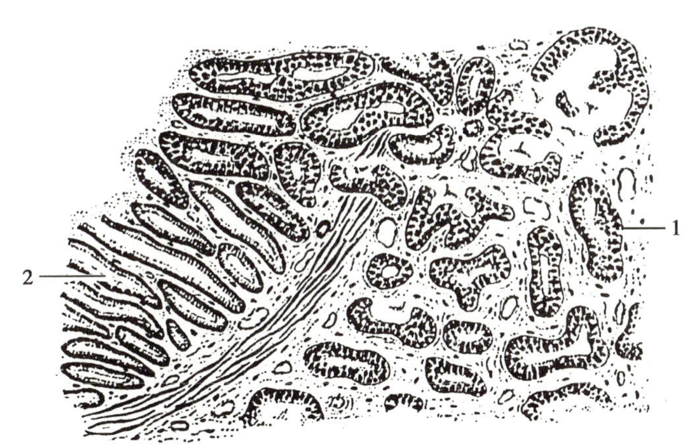

图 11-2　结肠腺癌

1. 结肠腺癌；2. 正常结肠腺

（二）肿瘤细胞的异型性

良性肿瘤细胞分化好，与起源的正常细胞很相似，细胞异型性小，如脂肪瘤细胞与正常脂肪细胞没有明显区别。恶性肿瘤细胞分化差，常具有高度的异型性，主要表现为：

1. 肿瘤细胞的多形性　恶性肿瘤细胞与起源的正常细胞形态差异明显，一般比正常细胞大，有时可见瘤巨细胞，也可比正常小，且大小不一致，形态各异，显示明显的多形性。

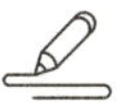

2. 核的多形性 即核的大小、形态、数量不一致。主要表现为：①核大深染，可出现双核、多核、巨核、畸形核；②核质比增高，如正常上皮细胞核质比约1∶4～1∶6，而癌细胞可接近1∶1；③核膜增厚，核染色质呈粗颗粒状，分布不均，常堆积在核膜下；④核仁增大及数目增多；⑤核分裂象明显增多，出现不对称性、三极或多极及顿挫型等病理性核分裂象（图11-3）。

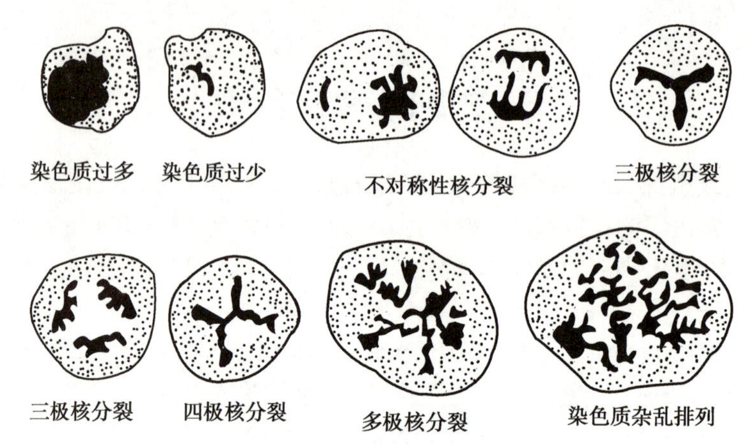

图11-3 恶性肿瘤的病理性核分裂象

3. 胞质的改变 因瘤细胞胞质内核蛋白体增多而多呈嗜碱性。

在临床病理诊断中，肿瘤细胞的形态，特别是细胞核的多形性是恶性肿瘤的重要形态特征，对区别良恶性肿瘤和恶性肿瘤的分级有重要的意义，一般来说，核分裂象增多常反映细胞增殖活跃，肿瘤增长快，恶性程度高。肿瘤细胞胞质内的特异性产物常有助于判断肿瘤的来源。

第三节 肿瘤的生长与扩散

一、肿瘤细胞的代谢特点

肿瘤细胞的代谢与正常细胞有明显差异。无论在有氧或无氧条件下，肿瘤细胞均以糖酵解方式获取能量，糖酵解过程的强弱一般与肿瘤的恶性程度成正比，恶性程度越高，糖酵解关键酶的活性也越高。核酸和蛋白质合成代谢明显增强且高于分解代谢是肿瘤生长的显著特点。肿瘤细胞内参与核酸和蛋白质合成的酶活性明显增强，使细胞内RNA、DNA含量增加，是肿瘤细胞快速增生的物质基础。同时肿瘤细胞对氨基酸的摄取利用明显增强，与正常细胞争夺营养，合成其生长所需的蛋白质，维持肿瘤增生需要，并造成恶性肿瘤患者晚期恶病质。此外，肿瘤细胞还可合成一些特殊的酶、抗原或激素，如甲胎蛋白和癌胚抗原等，这些物质可作为肿瘤特异性标志物，广泛用于肿瘤的诊断与病情监测。

二、肿瘤的生长

（一）肿瘤的生长方式

1. 膨胀性生长 肿瘤在组织内逐渐增大，推开或挤压周围正常组织，多呈结节状或分叶状生长，常有完整的包膜，与周围组织分界清楚。触诊时瘤体可活动，手术易切除，术后少复发。多为良性肿瘤的生长方式（见书后彩色插图13）。

2. 浸润性生长 瘤细胞借助于自身的运动能力，穿破原有的组织，到达周围甚至远处，称为浸润。肿瘤细胞生长迅速，如树根长入泥土一样，浸润、破坏周围正常组织，与其紧密粘连，分界不清，多无包膜，甚至侵犯血管、淋巴管或神经。触诊时瘤体活动度小或完全固定，手术难以摘除干净，术后易复发。多为恶性肿瘤的生长方式(见书后彩色插图14)。

3. 外生性生长 发生在体表、体腔或自然管道(如消化道、泌尿生殖道)表面的肿瘤，常向表面生长，形成突起的乳头状、息肉状、蕈状或菜花状的肿块，这种生长方式称为外生性生长。良性肿瘤和恶性肿瘤均可呈外生性生长，但恶性肿瘤在外生性生长的基础上伴有向基底部浸润性生长。外生性生长的肿瘤如果出现血液供应不足，常发生坏死、脱落、溃疡及出血。

(二)肿瘤的生长速度

肿瘤的生长以肿瘤细胞不断分裂增生为基础，其生长速度和生长特点取决于多种因素，主要体现在以下四个方面：

1. 瘤细胞的生成与丢失 肿瘤细胞群体中，进入增殖阶段即DNA复制期(S期)和有丝分裂前期(G_2期)的瘤细胞占瘤细胞总数的比例称肿瘤的生长分数，生长分数越大，进入增殖阶段的瘤细胞越多，分裂增殖形成的新肿瘤细胞就越多，肿瘤生长越快，反之，生长分数越小则生长慢。此外，瘤细胞在增殖的同时，部分肿瘤细胞因营养不足、缺血、机体抗肿瘤免疫反应或凋亡诱导基因等因素影响下而不断死亡丢失。若肿瘤细胞生成远大于丢失，则肿瘤生长快；生成小于丢失，肿瘤生长停止甚至回缩。

2. 肿瘤的性质 良性肿瘤分化程度高，大部分瘤细胞处于非增殖状态，故生长缓慢，常经数年或数十年才能形成一定体积的肿块。若良性肿瘤短期内体积迅速增大应考虑肿瘤恶性变，或者继发坏死、出血、囊性变等。恶性肿瘤分化程度低，大部分细胞处于活跃增殖状态，故生长较快，尤其是低分化肿瘤常在短期内形成明显的肿块。

3. 肿瘤血管形成 肿瘤早期无血管，其营养主要靠弥散方式获得，当瘤体直径达到1～2mm以后，肿瘤细胞及周边炎症细胞可释放多种血管生长因子，刺激血管内皮细胞增生，诱导血管大量形成，使瘤细胞得到充足的血液和营养而迅速生长，同时也为肿瘤的血道转移提供了方便条件。通常血管形成越丰富，肿瘤生长得越快，而抑制肿瘤血管形成是当前治疗肿瘤的重要途径。此外，部分高度侵袭性肿瘤细胞还可自身形成类似血管，只有基膜而无内皮细胞被覆的小管状结构，直接与血管交通获取营养，称“血管生成拟态”。

4. 肿瘤的异质性与演进 肿瘤的异质性是指由同一个克隆来源的肿瘤细胞呈现出多种不同基因表型的瘤细胞亚群，即同一瘤体内的肿瘤细胞在生长过程中形成在侵袭能力、生长速度、对激素的反应、对放疗化疗的敏感性等方面的差异性。随着肿瘤病程延长，这些瘤细胞亚群经过竞争和筛选，侵袭能力较强、增殖活跃、能逃避免疫监视而不易被机体抗肿瘤反应杀死、能适应局部环境的肿瘤细胞亚群被保留下来。正是由于肿瘤细胞的异质性，使恶性肿瘤在生长过程中变得越来越富有侵袭性的现象称为肿瘤的演进，常表现为生长速度加快、浸润周围组织和发生远处转移等。

三、肿瘤的扩散

肿瘤通过一定的途径到达邻近组织器官或机体其他远离部位并继续生长的现象，称为扩散。扩散方式包括直接蔓延和转移。其扩散机制主要是肿瘤细胞表面黏附分子减少，使细胞彼此分离，并与基膜黏着增强，同时肿瘤细胞产生大量蛋白溶解酶，降解细胞外基质和基膜，最终肿瘤细胞以阿米巴运动穿过基膜向周边浸润，在间质中游走，甚至溶解脉管壁进入血管或淋巴管。

1. 直接蔓延 肿瘤细胞沿组织间隙、脉管壁或神经束衣等侵袭或破坏邻近组织或器官，并继续生长，称为直接蔓延。如乳腺癌可直接蔓延到胸肌和胸壁，子宫颈癌可蔓延到膀胱、直肠、宫旁组织或骨盆等。

2. 转移 恶性肿瘤细胞从原发部位侵入淋巴管、血管或体腔，迁徙到其他部位继续生长，形

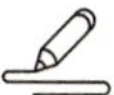

成与原发瘤同种类型的肿瘤，这个过程称转移。所形成的肿瘤称转移瘤或继发瘤。转移是恶性肿瘤最重要的生物学特性，也是恶性肿瘤难以根治和导致死亡的重要原因。常见的转移途径有：

（1）淋巴道转移：是癌最常见的转移途径。癌细胞首先侵入毛细淋巴管，随淋巴液回流到局部淋巴结，聚集于边缘窦，逐渐增殖破坏整个淋巴结，形成淋巴结转移癌（图 11-4）。受累淋巴结呈无痛性肿大，灰白色，质硬，可推动，若侵犯多个淋巴结后可因癌性粘连而固定成块，不易推动。如乳腺癌可转移到同侧腋窝淋巴结，沿着淋巴循环依次至乳内及纵隔淋巴结、锁骨上淋巴结、锁骨下淋巴结、胸壁淋巴结等远处淋巴结转移，最终癌细胞可经胸导管进入血流，继而发生血道转移。

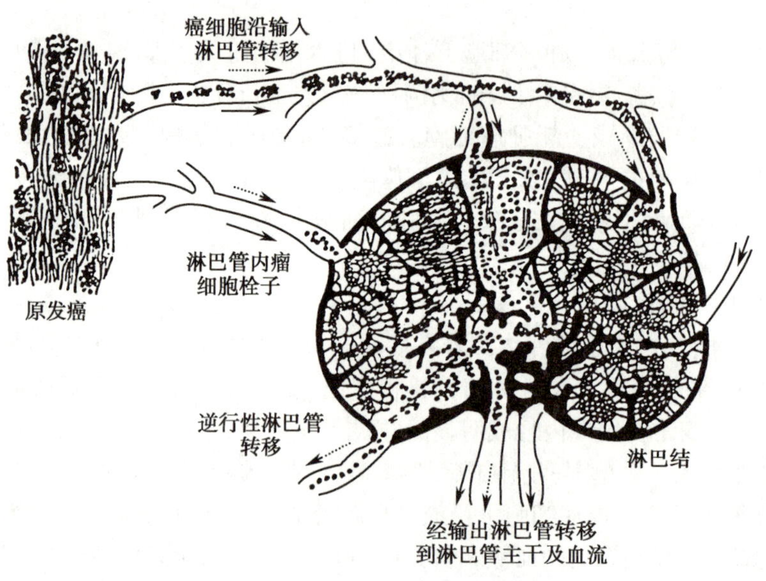

图 11-4　癌的淋巴道转移模式图

（2）血道转移：是肉瘤最常见的转移途径，部分未分化癌、绒毛膜上皮癌，以及富含血管的癌如肝细胞癌也易经血道转移。瘤细胞首先脱离原发瘤，浸润细胞外基质，再经毛细血管或薄壁小静脉侵入血管，形成肿瘤细胞栓子，随血流运行到达远隔器官的血管内，再穿出血管进入组织间隙继续生长增殖，形成转移瘤（图 11-5）。

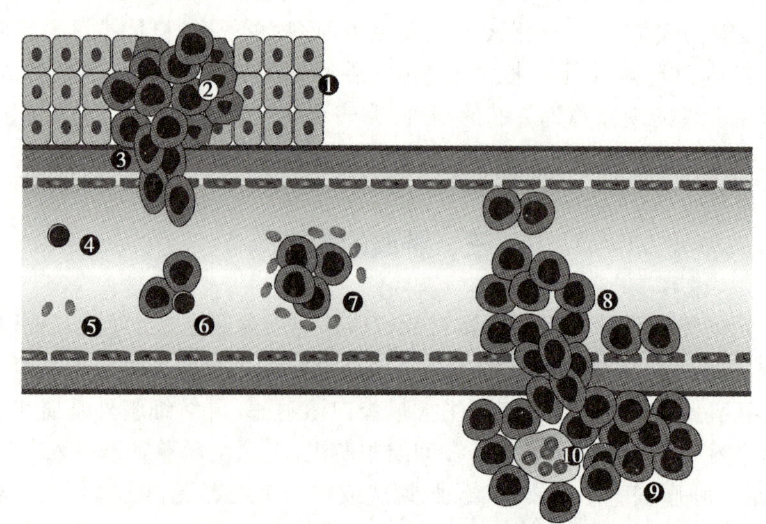

图 11-5　恶性肿瘤血道转移模式图

1. 正常组织细胞；2. 原发瘤细胞；3. 血管基膜；4. 淋巴细胞；5. 血小板；6. 淋巴细胞攻击肿瘤细胞；7. 血小板包被肿瘤细胞，失去抗原性；8. 肿瘤细胞附壁，移出血管；9. 移出的瘤细胞形成转移瘤；10. 转移瘤的血管生成

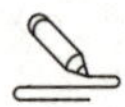

肿瘤细胞栓子运行途径多与血流方向一致，故血道转移瘤的发生部位与血流方向密切相关。侵入体循环静脉的瘤细胞经右心到肺，在肺内形成转移瘤；侵入食管静脉、胃底静脉、肠系膜静脉的瘤细胞经门静脉到达肝，在肝内形成转移瘤；侵入肺静脉的瘤细胞可回流到左心，再经主动脉到全身各器官形成广泛转移；侵入胸、腰、骨盆静脉的瘤细胞，可通过吻合支进入脊椎静脉丛，转移到脊椎和脑。血道转移瘤常呈多发性、散在分布、边界清楚的球形结节。位于器官表面的转移瘤，由于结节中央出血、坏死而下陷，可形成状如肚脐的“癌脐”。肺和肝是血道转移瘤最常累及的器官，故临床上判断肿瘤有无血道转移，做肺和肝的影像学检查十分必要。

（3）种植性转移：当体腔内器官的恶性肿瘤蔓延至浆膜时，瘤细胞可脱落，像播种一样散落于体腔的浆膜或其他远隔器官表面，继续生长形成多个转移瘤称种植性转移。如晚期胃癌破坏胃壁侵及浆膜时，癌细胞自浆膜脱落后，可种植到大网膜、腹膜、盆腔器官如卵巢等，形成广泛种植性转移。如果癌细胞种植到卵巢，使双侧卵巢增大，其内大量癌细胞弥漫浸润，称Krukenberg瘤。

浆膜腔的种植性转移常伴有浆膜腔血性积液，多由浆膜下淋巴管或毛细血管被瘤栓阻塞，管壁通透性增加，或管壁内皮被癌细胞破坏，血液漏出所致。临床上抽取浆膜腔积液做细胞学检查寻找癌细胞，有助于肿瘤的诊断。

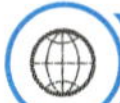

知识链接

癌症会传染吗?

从人类发现恶性肿瘤至今，从未有过关于恶性肿瘤传染的明确记载，直至目前也还没有证据表明肿瘤会传染。传染性疾病需要具备传染源、传播途径、易感人群三个因素，常见传染源为病毒、细菌。肿瘤是正常细胞发生突变产生恶性细胞，这类患者不存在病毒或细菌感染的可能，由此不会传染。另外，肿瘤细胞脱离正常人体，没有生存环境后不能存活，也不引起传染。

四、肿瘤的分级与分期

肿瘤的分级和分期只用于恶性肿瘤，用于判定其恶性程度和进展情况，便于临床确立治疗方案和判定预后。

1. 分级 通常根据肿瘤细胞的分化程度高低、异型性大小和核分裂象的数目对恶性肿瘤进行分级。一般采用三级分级法：Ⅰ级为高分化，低度恶性；Ⅱ级为中分化，中度恶性；Ⅲ级为低分化，高度恶性。

2. 分期 根据肿瘤的大小、浸润深度、扩散范围及转移情况对肿瘤的生长状态进行综合评判分期。国际上广泛采用TNM分期。T指肿瘤原发灶，Tis表示原位癌，随肿瘤的增大和邻近组织受累范围的增加，依次用T_1～T_4来表示；N指淋巴道转移，N_0表示淋巴结未受累，随淋巴结受累程度和范围的增加依次用N_1～N_3来表示；M指血道转移，M_0表示无血道转移，M_1表示有血道转移。

肿瘤的类型不同，其T_1～T_4或者N_1～N_3所代表的值各不相同，分期的划分也各不相同。例如乳腺癌一般分0、Ⅰ、Ⅱ、Ⅲ、Ⅳ共五期，0期指Tis N_0 M_0；Ⅰ期为T_1 N_0 M_0，即肿块≤2cm，无淋巴道及血道转移；Ⅱ期为T_1～T_3 N_0～N_2 M_0；Ⅲ期为T_4 N_0～N_2 M_0或者T_1～T_3 N_3 M_0；Ⅳ期为T_1～T_4 N_0～N_3 M_1。

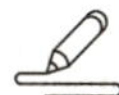

第四节　肿瘤对机体的影响

肿瘤对机体的影响主要取决于肿瘤的良、恶性质，分化程度，生长部位和继发改变。

一、良性肿瘤对机体的影响

良性肿瘤分化程度高，异型性小，生长速度缓慢，对周围组织不浸润，不转移，一般对机体影响较小。

1. 局部压迫和阻塞　生长在体腔或自然管道的良性肿瘤达到一定体积时，可压迫周围组织器官或阻塞管腔，引起器官功能障碍。如颅内的肿瘤压迫脑组织，引起头痛、偏瘫、失语、失明等压迫症状；肠平滑肌瘤可阻塞肠腔，引起肠梗阻或肠套叠。

2. 继发性病变　良性肿瘤若供血障碍可发生出血、坏死、感染、囊性变或钙化等继发病变，如卵巢囊腺瘤蒂扭转压迫血管常发生瘤体坏死、出血、感染，子宫肌瘤若血供不足可出现囊性变或钙化。

3. 激素影响　起源于内分泌细胞的良性肿瘤可分泌过量激素，引起相应临床表现。如垂体腺瘤可分泌大量促生长激素，引起巨人症或肢端肥大症。

二、恶性肿瘤对机体的影响

恶性肿瘤分化程度低，异型性大，生长迅速，除了压迫或阻塞器官，还可侵袭破坏周围组织，发生远处转移，对机体危害严重，主要表现在：

1. 侵袭和破坏　恶性肿瘤常侵袭破坏周围组织器官，引起组织坏死和器官功能障碍。如骨肉瘤破坏正常骨组织，引起病理性骨折。癌细胞破坏正常肝组织，引起肝功能障碍。

2. 继发性改变　恶性肿瘤可侵袭破坏血管和组织引起出血、坏死；因免疫功能低下常合并感染；坏死组织、肿瘤细胞和病原体等发热激活物还可引起发热；若肿瘤压迫或侵犯神经还可引起顽固性疼痛。

3. 恶病质　恶性肿瘤患者晚期出现进行性消瘦、严重贫血、全身多器官衰竭的状态称恶病质。其发生与机体营养物质大量消耗而摄入不足，肿瘤分解产物的毒性作用，以及患者不良的精神心理状态和疼痛等多方面因素有关。

4. 异位内分泌综合征　一些非内分泌细胞起源的肿瘤也能产生和分泌激素或激素样物质，如促肾上腺皮质激素、促甲状腺激素、生长激素、抗利尿激素、胰岛素等，这些激素可导致患者出现内分泌功能紊乱的症状，称为异位内分泌综合征。

5. 副肿瘤综合征　指由肿瘤产生的异位激素、异常免疫反应或其他不明原因引起内分泌、神经、消化、造血、骨关节、肾及皮肤等器官发生的病变和临床表现，称副肿瘤综合征。这些临床表现可随肿瘤的治疗而减轻，随肿瘤的复发而加剧。常不能用肿瘤侵袭、转移或起源组织分泌的激素来解释。如部分肺癌能分泌促肾上腺皮质激素形成满月脸、水牛背、皮肤色素沉着、皮肌炎、骨关节病等，却没有咳嗽、咳痰和咯血等典型症状，属于肺癌的副肿瘤综合征。正确认识副肿瘤综合征，有助于发现早期肿瘤。

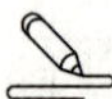

第五节 良性肿瘤与恶性肿瘤的区别

确定肿瘤的良、恶性质和类型是临床准确诊断、合理治疗和判断预后的关键。正确区分肿瘤性质，必须从肿瘤的细胞形态、生长特点、继发改变、对机体的影响等多方面进行综合分析、全面考虑。现将两者的主要区别归纳如下表（表 11-1）。

表 11-1 良性肿瘤与恶性肿瘤的区别

	良性肿瘤	恶性肿瘤
分化程度	分化程度高，异型小，与起源组织的形态相似	分化程度低，异型性大，与起源组织的形态差别明显
核分裂象	无或少见，无病理性核分裂象	多见，有病理性核分裂象
生长速度	缓慢	迅速
生长方式	膨胀性生长或外生性生长，常有包膜或蒂，边界清楚，有一定活动度	浸润性生长或外生性生长，无包膜，边界不清，常粘连固定不活动
继发性病变	少见	常发生出血、坏死、溃疡或感染
复发	术后一般不复发	术后易复发
转移	不转移	常有转移
对机体影响	较小，主要为局部压迫或阻塞	较大，除压迫、阻塞外，还可侵袭破坏组织器官，引起疼痛、恶病质或并发症

值得注意的是，肿瘤类型繁多，其特性也千差万别，以上表内的区别要点仅是相对的。如血管瘤虽是良性肿瘤，但无包膜且呈浸润性生长。基底细胞癌虽为恶性肿瘤，但一般生长缓慢，很少发生转移。有些肿瘤形态学上分化良好，但却容易发生浸润和转移，如甲状腺滤泡型腺癌。有些良性肿瘤也容易复发，如涎腺多形性腺瘤。若良性肿瘤多次复发，还可转变为恶性肿瘤，称恶性变。极少数恶性肿瘤未经治疗，也可部分或全部消退而自行痊愈。此外，良性肿瘤与恶性肿瘤之间并无绝对界限，有些肿瘤在形态学和生物学行为上介于良性和恶性之间，称为交界性肿瘤，如卵巢交界性囊腺瘤，出现腺上皮细胞层次增多，并有一定的异型性，但无间质浸润。因交界性肿瘤具有不同程度的潜在恶性表现，临床上应予以积极治疗和加强随访。

第六节 肿瘤的命名与分类

一、肿瘤的命名

肿瘤的命名主要取决于肿瘤的部位、形态、组织来源和良恶性质。

（一）良性肿瘤的命名

良性肿瘤一般是在其来源组织名称后加“瘤”字。如纤维瘤、腺瘤、脂肪瘤、平滑肌瘤，分别起源于相应组织的良性肿瘤。有时可结合肿瘤发生部位、形态特点、组织起源再加“瘤”字命名，

如卵巢浆液性囊腺瘤，即生长在卵巢、分泌浆液、呈囊性结构的腺上皮来源的良性肿瘤。葡萄胎、畸胎瘤等则是以其生长的形状特点命名。

（二）恶性肿瘤的命名

1. 癌 起源于上皮组织的恶性肿瘤统称为癌。其命名一般是：部位（+ 形状）+ 组织来源 + 癌，如食管鳞状细胞癌、甲状腺乳头状腺癌、结肠黏液腺癌。而“癌症”是泛指所有的恶性肿瘤。

2. 肉瘤 起源于间叶组织的恶性肿瘤统称为肉瘤。间叶组织包括纤维、脂肪、平滑肌、横纹肌、软骨、骨、脉管和淋巴造血组织。其命名一般是：部位 + 组织来源 + 肉瘤，如皮肤纤维肉瘤、肋骨软骨肉瘤、肝血管肉瘤。

3. 癌肉瘤 同时具有癌和肉瘤两种成分的恶性肿瘤，称为癌肉瘤。

癌与肉瘤的区别见表 11-2。

表 11-2 癌与肉瘤的区别

	癌	肉 瘤
组织来源	上皮组织	间叶组织
发病率	较高，多见于 40 岁以上的成人	较低，多见于青少年
大体特点	质较硬、灰白色、较干燥	质较软、粉红色、湿润、鱼肉状
组织学特点	癌细胞形成巢状结构，实质与间质分界清楚	肉瘤细胞弥漫分布，实质与间质分界不清楚
网状纤维	癌巢周围有网状纤维围绕	肉瘤细胞周围有网状纤维
转移	多经淋巴道转移	多经血道转移

（三）肿瘤的特殊命名

1. 以母细胞命名 是起源于幼稚组织的肿瘤。大多数为恶性，如神经母细胞瘤、肾母细胞瘤、视网膜母细胞瘤等；少数为良性，如肌母细胞瘤、软骨母细胞瘤。

2. 在肿瘤名称前加“恶性” 如恶性畸胎瘤、恶性淋巴瘤、恶性神经鞘瘤、恶性葡萄胎。

3. 以“瘤”命名的恶性肿瘤 如精原细胞瘤、黑色素瘤、骨髓瘤、淋巴瘤，均为恶性肿瘤。

4. 以“瘤病”或“病”命名的肿瘤 有些肿瘤常有多个，呈全身多发状态，称“瘤病”，如神经纤维瘤病、脂肪瘤病、血管瘤病、家族性腺瘤型息肉病等均是多发性的良性肿瘤，而白血病则是造血组织的恶性肿瘤，蕈样霉菌病是皮肤 T 细胞淋巴瘤。

5. 以“人名”命名的恶性肿瘤 如霍奇金淋巴瘤是恶性淋巴瘤的一种，尤文肉瘤为骨组织内未分化细胞发生的恶性肿瘤。

二、肿瘤的分类

肿瘤的分类可依据肿瘤的组织来源、良恶性质、好发部位等情况来划分。通常最基本最简单的肿瘤分类是按组织来源大致分为：上皮组织肿瘤、间叶组织肿瘤、淋巴造血组织肿瘤、神经组织肿瘤及其他肿瘤五大类。临床上肿瘤种类繁多，确定肿瘤分类，不仅是拟定治疗计划、判定预后的重要依据，也有利于明确诊断标准，统一诊断术语，是临床病理诊断的前提，更是疾病流行病学调查、病因和发病机制研究的重要基础。表 11-3 简要介绍肿瘤分类方法。

表 11-3 肿瘤的分类

组织来源	良性肿瘤	恶性肿瘤	好发部位
上皮组织			
鳞状上皮	乳头状瘤	鳞状细胞癌	乳头状瘤见于皮肤、鼻腔、喉等处；鳞癌见于宫颈、皮肤、食管、肺、喉和阴茎等
基底细胞		基底细胞癌	头面皮肤
移行上皮	乳头状瘤	移行细胞癌	膀胱、肾盂
腺上皮	腺瘤	腺癌（各种类型）	腺瘤多见于乳腺、甲状腺、胃、肠；腺癌见于胃肠、乳腺、甲状腺等
	黏液性囊腺瘤	黏液性囊腺癌	卵巢
	多形性腺瘤	恶性多形性腺瘤	涎腺
间叶组织			
纤维结缔组织	纤维瘤	纤维肉瘤	四肢
纤维组织细胞	纤维组织细胞瘤	恶性纤维组织细胞瘤	四肢
脂肪组织	脂肪瘤	脂肪肉瘤	皮下、腹膜后
平滑肌组织	平滑肌瘤	平滑肌肉瘤	子宫、胃肠道
横纹肌组织	横纹肌瘤	横纹肌肉瘤	肉瘤多见于头颈、生殖泌尿道及四肢
血管	血管瘤	血管肉瘤	皮肤、肝、脑
淋巴管组织	淋巴管瘤	淋巴管肉瘤	皮肤和皮下组织、舌、唇等
骨组织	骨瘤	骨肉瘤	骨瘤见于颅骨、长骨；骨肉瘤见于长骨
软骨组织	软骨瘤	软骨肉瘤	软骨瘤多见于手足短骨；软骨肉瘤多见于盆骨、肋骨及肩胛骨等
滑膜组织	滑膜瘤	滑膜肉瘤	膝、腕、肩等关节附近
间皮	间皮瘤	恶性间皮瘤	胸膜、腹膜
淋巴造血组织			
造血组织		白血病	淋巴造血组织
		多发性骨髓瘤	胸骨、椎骨、肋骨、颅骨和长骨
淋巴组织		恶性淋巴瘤	颈部、纵隔、肠系膜和腹膜后淋巴结
神经组织			
神经束膜组织	神经纤维瘤	神经纤维肉瘤	全身皮神经、深部神经及内脏
神经鞘组织	神经鞘瘤	恶性神经鞘瘤	头、颈、四肢等处皮神经
胶质细胞	胶质细胞瘤	恶性胶质细胞瘤	大脑
原始神经细胞		髓母细胞瘤	小脑
脑膜组织	脑膜瘤	恶性脑膜瘤	脑膜
交感神经节	节细胞神经瘤	神经母细胞瘤	纵隔、腹膜后、肾上腺髓质
其他肿瘤			
黑色素细胞	黑痣	恶性黑色素瘤	皮肤、黏膜
胎盘组织	葡萄胎	侵袭性葡萄胎	子宫
		绒毛膜上皮癌	

续表

组织来源	良性肿瘤	恶性肿瘤	好发部位
性索	支持细胞-间质细胞瘤、颗粒细胞瘤	恶性支持细胞-间质细胞瘤、恶性颗粒细胞瘤	卵巢、睾丸
生殖细胞		精原细胞瘤	睾丸
		无性细胞瘤	卵巢
		胚胎性癌	睾丸、卵巢
三个胚层组织	畸胎瘤	恶性畸胎瘤	卵巢、睾丸、纵隔和骶尾

第七节 癌前病变、异型增生、原位癌和上皮内瘤变

一、癌前病变

癌前病变指某些具有癌变潜在可能性的良性病变，如长期存在有可能转变为癌。癌前病变并不一定发展为癌。正确认识和积极治疗癌前病变，对于肿瘤的预防具有重要意义。常见的癌前病变如下。

1. 乳腺纤维囊性病 多见于40岁左右的妇女，与内分泌紊乱有关。病变主要为乳腺小叶或导管上皮细胞增生、大汗腺化生及导管囊性扩张。如伴有导管上皮异型增生者发生癌变的概率增加。

2. 黏膜白斑 口腔、外阴和阴茎等处的白色斑块，因鳞状上皮长期过度增生、过度角化，可异型增生，有可能转变为鳞状细胞癌。

3. 结肠、直肠腺瘤 可单发，也可多发，尤其是绒毛状腺瘤发生癌变的概率较大，家族性腺瘤性息肉病几乎均可发生癌变。

4. 慢性萎缩性胃炎或胃溃疡 慢性萎缩性胃炎，常有肠上皮化生，与胃癌的发生有一定关系。胃溃疡边缘的黏膜，因受刺激而不断增生，若合并幽门螺杆菌的感染，亦可发生癌变。

5. 皮肤慢性溃疡 经久不愈的皮肤溃疡，特别是小腿溃疡，由于长期慢性刺激，表皮鳞状上皮增生而易发生癌变。

6. 肝硬化 乙型或丙型肝炎后肝硬化，因肝细胞反复发生桥接状坏死与结节状再生，有可能发展为肝细胞性肝癌。

7. 慢性溃疡性结肠炎 溃疡反复发作和增生，可发生癌变。

二、异型增生

异型增生指上皮细胞增生并呈现一定程度的异型性，但尚未达到可诊断为癌的标准。可发生于被覆上皮和腺上皮，表现为增生的细胞排列紊乱、层次增多、极向消失，细胞大小不一，形态多样，核大而深染，核质比例增大，核分裂象增多。通常异型增生按病变累及范围可分：异型增生累及上皮全层下1/3为轻度，累及上皮全层下2/3为中度，累及上皮全层2/3以上为重度。

三、原位癌

原位癌指癌细胞仅限于黏膜上皮、腺上皮或皮肤表皮层，虽累及上皮全层，但尚未突破基膜

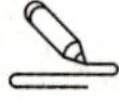

向下浸润者，如乳腺导管原位癌。若癌细胞沿着腺管开口继续生长累及腺体，但只要没有突破腺上皮下基膜向管外浸润，此仍属原位癌，称原位癌累及腺体。原位癌是一种早期癌，临床或肉眼上无明显的异常，或仅见局部糜烂，稍隆起等改变。如能及时发现及治疗，可防止其发展为浸润癌，并获得治愈的效果。

四、上皮内瘤变

目前 WHO 采用此概念来描述上皮从异型增生到形成原位癌这一连续过程。一般可分成三级，Ⅰ级为轻度异型增生，Ⅱ级为中度异型增生，Ⅲ级为重度异型增生或原位癌。由于临床上很难区别重度异型增生和原位癌，且临床处理原则和预后一致，因此将两者全归入上皮内瘤变Ⅲ级更合理、更科学。

第八节　肿瘤的病因及发生机制

一、肿瘤的病因

肿瘤发生的病因和机制十分复杂，常是外界致癌因素的刺激和机体内在因素的影响共同作用的结果。

（一）外界致癌因素

1. 化学致癌因素　与人类恶性肿瘤有密切关系的致癌化学物质约有 30 多种。少数化学致癌物不需要在体内进行代谢转化即可致癌，称直接致癌物，主要为烷化剂和酰化剂类。如烷化剂环磷酰胺既是常用的肿瘤化疗药物，其自身又是直接致癌物和强效免疫抑制剂，临床用药时需谨慎。多数化学致癌物需在体内代谢活化后才致癌，称间接致癌物，主要有以下几种：

（1）多环芳烃：致癌作用强的有 3,4- 苯并芘、1,2,5,6- 双苯并蒽、3- 甲基胆蒽等。3,4- 苯并芘是煤焦油的主要致癌成分，广泛存在于沥青、煤烟、内燃机废气和烟草燃烧烟雾中，也存在于烟熏、烧烤的鱼、肉和不完全燃烧的脂肪内。多环芳烃与肺癌的发生有密切关系。

（2）芳香胺类：主要为工业用品或原料如乙萘胺、联苯胺、4- 氨基联苯、品红等。印染厂和橡胶厂工人因长期接触乙萘胺、联苯胺，其膀胱癌发生率高。

（3）氨基偶氮染料：这类化合物含有氨基偶氮基团，如奶油黄、猩红等被用于纺织品染料和饮料、食品着色剂，它们与肝癌、膀胱癌发生有关。

（4）亚硝胺类：致癌作用强、致癌谱广泛。亚硝胺在自然界性质不稳定，分布少，但合成亚硝胺的前体物质硝酸盐、亚硝酸盐、二级胺却广泛存在于水和食物中，变质的蔬菜和食物、短期腌制的腌菜中含量较高。亚硝酸盐和二级胺在胃内酸性环境中合成亚硝胺。不同结构的亚硝胺有特异性亲器官性。如二甲基亚硝胺主要引起肝癌；不对称二甲基亚硝胺可引起食管癌。

（5）黄曲霉毒素：此毒素是黄曲霉菌的代谢产物。黄曲霉菌存在于受潮霉变的粮食中，在霉变的玉米、花生及谷类中含量最多。黄曲霉毒素有许多种，其中黄曲霉毒素 B_1 的致癌性最强，并且耐高温，食物煮熟后仍然有活性。

（6）其他：长期接触氯乙烯的塑料厂工人肝血管肉瘤、白血病、肺癌的发生率较高。重金属镍、铬、镉也可致鼻咽癌、肺癌、肾癌等。

2. 物理性致癌因素

（1）电离辐射：包括 X 射线、γ 射线、亚原子微粒的辐射，以及紫外线照射。长期接触 X 射线和镭、铀、钴等放射性同位素可引起肺癌、皮肤癌、白血病等。在日光下长期曝晒，过量的紫外线

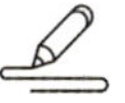

照射可引起皮肤癌。

(2) 慢性刺激与创伤：慢性机械性刺激、慢性溃疡、慢性炎症等，可引起局部组织细胞增生，进而由异型增生发展为癌。

3. 生物性致癌因素

(1) 病毒：与肿瘤关系密切的病毒较多，约 1/3 是 RNA 病毒，2/3 是 DNA 病毒。乙型、丙型肝炎病毒与肝细胞癌密切相关，EB 病毒与鼻咽癌、伯基特淋巴瘤的发生有关，人乳头瘤病毒(HPV)、单纯疱疹病毒、巨细胞病毒与外阴癌、子宫颈癌的发生相关。

(2) 细菌：幽门螺杆菌与胃黏膜相关淋巴组织结外边缘区淋巴瘤的发生有密切关系。

(3) 寄生虫：日本血吸虫病可引起结肠黏膜息肉状增生，若异型增生可发展成结肠癌。华支睾吸虫病与胆管细胞性肝癌的发生有关。

(二) 机体内部因素

1. 遗传因素 ①与直接遗传有关的肿瘤较少见，呈常染色体显性遗传的肿瘤：如家族性多发性结肠息肉瘤病、视网膜母细胞瘤、神经纤维瘤；呈常染色体隐性遗传的肿瘤，如着色性干皮病易发生皮肤癌。②与遗传有关的肿瘤如乳腺癌、胃肠癌常有家族聚集倾向。

2. 内分泌因素 某些肿瘤的发生与体内激素刺激有密切关系。如乳腺癌、子宫内膜癌的发生与雌激素水平过高有关。垂体前叶激素可促进肿瘤发生。

3. 免疫因素 免疫功能在机体抗肿瘤机制中发挥重要作用，免疫功能不足或缺陷的人易发生恶性肿瘤。如先天性免疫缺陷病、艾滋病、使用免疫抑制剂的患者，恶性肿瘤的发病率明显增加。肿瘤抗原引起机体的免疫反应以细胞免疫为主，T 淋巴细胞、K 细胞、NK 细胞和巨噬细胞对肿瘤细胞起溶解破坏的作用。体液免疫在溶解破坏肿瘤细胞方面也起一定作用。

4. 其他因素 性别、年龄、人种、生活、饮食等多种因素都会影响肿瘤的发生发展，如女性生殖器官肿瘤、乳腺癌、甲状腺癌明显多于男性，而男性易患肺癌、食管癌、胃癌、肝癌等。癌多见于中老年，肉瘤多见于儿童及青少年。

二、肿瘤的发生机制

(一) 原癌基因与抑癌基因

肿瘤的本质是基因病，体内外多种致癌因素通过不同的机制导致细胞内原癌基因激活和抑癌基因失活，使细胞生长和分化失控，发生恶性转化。

1. 原癌基因的激活 原癌基因是细胞固有的一类基因，具有促进细胞生长，阻止其分化的作用，并有潜在的致癌能力。正常情况下，原癌基因表达编码的蛋白质，对正常细胞的生长与分化起着正性调控作用。在致癌因素的作用下，原癌基因通过点突变、染色体易位、基因扩增等方式激活为有致癌作用的癌基因，产生具有异常功能的癌蛋白和过量的生长促进蛋白，导致细胞持续分裂，丧失分化成熟能力，使细胞恶变。

2. 抑癌基因的失活 抑癌基因也是细胞固有的一类基因，可抑制细胞的增生，促进细胞的分化，并有潜在的抑制癌变的作用。正常情况下，抑癌基因表达的蛋白质，对细胞的生长、分化起负性的调控作用。在某些致癌因素下，抑癌基因通过等位基因两次突变被灭活，对细胞生长、分化负性调控减弱或消失，导致细胞过度生长、分化不成熟而发生癌变。

此外，细胞 DNA 修复基因和凋亡基因在肿瘤的发生中也起着重要的作用。DNA 修复基因的突变或缺失，受损 DNA 错配的碱基无法修复而累积叠加，造成细胞基因突变，细胞可发生恶变。细胞的凋亡基因表达异常，抑制凋亡蛋白增多，细胞则长期存在，在附加其他基因突变的条件下发展为恶性肿瘤。

（二）肿瘤的演进

恶性肿瘤的发生发展是一个长时间、多因素、多步骤的逐渐演进的过程。如子宫颈癌的发生发展要经过鳞状上皮非典型增生、原位癌、早期浸润癌、浸润癌、转移等复杂的过程。正常细胞恶性转化形成恶性肿瘤要经过三个阶段：①激发阶段：正常细胞在致癌因素的作用下，基因突变转化为潜在的癌细胞，此过程较迅速、时间短暂；②促发阶段：潜在的癌细胞在促癌因子或辅助性致癌物质的作用下转化为癌细胞，此过程相当缓慢，需要的时间长；③进展阶段：癌细胞恶性程度与日俱增，出现肿瘤的异质化，表现为过度增生、发生浸润和转移等恶性肿瘤的生物学行为，这可能与某些原癌基因和抑癌基因突变的积累有关。

恶性肿瘤的发生发展是一个漫长的过程，需要几年甚至十几年时间，在这一过程中，有多个基因的突变。随着突变基因不断积累，使恶性程度不断增高，对机体造成严重的危害。

第九节　常见肿瘤类型

肿瘤来源复杂种类繁多，机体的任何部位都可能发生肿瘤，前面仅介绍了肿瘤的共同特点，但不同器官的不同肿瘤或同类肿瘤又各有特性，下面简单介绍几种发病率和死亡率较高的肿瘤。

一、肺　癌

肺癌占恶性肿瘤发病率及死亡率第 1 位或第 2 位，是最常见的恶性肿瘤，患病年龄多在 40～70 岁之间，男性多于女性。肺癌是起源于肺泡上皮或支气管上皮的恶性肿瘤。临床上早期症状不明显，中晚期可出现刺激性干咳、气急、痰中带血、胸痛、咯血等症状。

（一）病因

1. 吸烟　是肺癌致病的最危险因素，吸烟者肺癌发病率比普通人高 20～25 倍，烟草燃烧的烟雾中含 3,4- 苯并芘、尼古丁、焦油等多种致癌物。

2. 空气污染　工业生产或汽车尾气排放的大量废气或粉尘，常含有 3,4- 苯并芘、二乙基亚硝胺、砷等化学性致癌物质，成为肺癌高发的危险因素。

3. 职业因素　长期吸入大量石棉、镍、砷等致癌粉尘的工人，或接触放射性物质铀、氡的人群，肺癌的发生率明显增高。

以上致癌因素主要引起基因突变使正常细胞癌变，目前已知，肺癌约有 20 余种原癌基因激活或抑癌基因失活，如癌基因 *c-myc*、*k-ras*，抑癌基因 *p53* 等。

（二）病理变化

1. 肉眼观　根据肿瘤在肺内的发生部位，可将肺癌分以下 3 种类型：

（1）中央型：最常见，发生于主支气管或叶支气管，从支气管壁向周围肺组织浸润、扩展，常在肺门处形成肿块，与肺门淋巴结融合。

（2）周围型：占肺癌总数的 30%～40%，发生于段以下支气管，在靠近胸膜处形成孤立的癌结节，直径 2～8cm，界限清楚。

（3）弥漫型：占肺癌总数的 2%～5%，起源于末梢肺组织，沿肺泡管及肺泡弥漫性浸润生长，形成粟粒大小的癌结节遍布于肺叶。

2. 镜下观　主要有以下 6 种类型：

（1）鳞状细胞癌：最常见，多为中央型肺癌，多数常年吸烟的中老年男性。按分化程度可分三级：①Ⅰ级即高分化鳞癌：癌巢中角化珠明显，有清楚的细胞间桥（见书后彩色插图 15）；②Ⅱ级即中分化鳞癌：癌巢中角化珠不明显，细胞间桥少见；③Ⅲ级即低分化鳞癌：细胞异型明

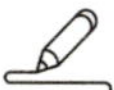

显，核分裂象多见，无角化珠和细胞间桥。

（2）腺癌：女性相对多见，多为周围型肺癌，肿块常累及胸膜。按分化程度可分为①高分化者，癌巢呈腺腔样结构，可分泌黏液，癌细胞呈乳头状向腺腔内生长；②中分化者，癌细胞常多层排列成腺管或乳头状，可伴黏液分泌；③低分化者，常无腺腔结构，癌细胞排列成实心条索，偶见分泌现象，细胞异型明显。肺腺癌有些特殊类型，如细支气管肺泡癌、瘢痕癌、黏液癌等。

（3）腺鳞癌：较少见，癌组织由大致相等的腺癌和鳞癌两种成分。癌细胞可能起源于支气管上皮中具有多种分化潜能的干细胞，其多向分化而来。

（4）小细胞癌：又称小细胞神经内分泌癌，是肺癌中恶性程度最高的类型，生长迅速，转移早，对放化疗敏感。好发于常年吸烟的中、老年男性。癌细胞小而短，呈圆形、卵圆形或梭形，胞质少，似裸核，癌细胞呈片状或条索状排列，如燕麦穗粒，故称燕麦细胞癌。有时癌细胞围绕小血管排列成假菊形团样结构。

（5）大细胞癌（大细胞未分化癌）：占肺癌总数的 10%～15%，多发生于大支气管，肿块常较大。镜下癌细胞大、多边形、核浓染、异型明显、核分裂象多见。有部分呈神经内分泌化，故又称为大细胞神经内分泌癌。

（6）肉瘤样癌：少见，高度恶性，癌组织分化差。根据其细胞形态特点和构成成分又分为多形性癌、梭形细胞癌、巨细胞癌和癌肉瘤等多种亚型。

（三）扩散途径

1. 直接蔓延 中央型肺癌常侵及纵隔、心包及周围血管，或沿支气管向同侧或对侧肺组织蔓延。周围型肺癌可直接侵犯胸膜。

2. 转移 早期可见淋巴道转移，扩散速度快。首先转移至肺门淋巴结，再扩散至纵隔、锁骨上、腋窝、颈部淋巴结等处。血道转移常见于脑、肾上腺、骨等处。

二、胃 癌

胃癌是起源于胃黏膜上皮和腺上皮的消化道最常见的恶性肿瘤。好发年龄在 40～60 岁，男性多于女性，多见于胃窦部，胃小弯侧。临床上早期无症状，中晚期可出现上腹部不适、疼痛、呕血、便血、消瘦、贫血等表现。

（一）病因

胃癌的病因与饮食习惯有密切关系，如长期食用熏制的鱼类肉类、腌制食品等亚硝酸盐含量高的食物，或被黄曲霉菌污染的食物如霉变的玉米和花生米。也与地质环境中缺乏钼、锌、铜等微量元素有关。还与幽门螺杆菌感染和遗传因素有关。此外，B 型萎缩性胃炎、胃息肉、胃溃疡时若伴有胃黏膜不典型增生和肠上皮化生是胃癌发生的病理学基础。

（二）病理变化

1. 早期胃癌 指癌组织浸润仅限于黏膜层及黏膜下层，无论癌肿面积大小及是否有淋巴结转移，均称早期胃癌。直径小于 0.5cm 者称为微小癌，直径在 0.6～1.0cm 者称为小胃癌，早期诊治预后较好。早期胃癌肉眼形态可分为①隆起型：肿瘤从黏膜面明显隆起或呈息肉状；②表浅型：肿瘤呈扁平状，稍隆起于黏膜表面，可分表浅隆起型、表浅平坦型和表浅凹陷型 3 个亚型；③凹陷型：最多见，系溃疡周边黏膜的早期癌。镜下早期胃癌以原位癌及高分化管状腺癌多见，其次为乳头状腺癌，未分化癌少见。

2. 中、晚期胃癌 癌组织浸润至黏膜下层或胃壁全层，预后与浸润深度成正比。肉眼可分为①息肉型或蕈伞型：癌组织向黏膜表面生长，呈息肉状或蕈伞状，突入胃腔内；②溃疡型：溃疡较大不整形，直径多大于 2cm，边界不清，呈皿状或火山口状，较浅且底部凹凸不平，有出血坏死，周边黏膜皱襞增厚变硬；③浸润型：癌组织浸润胃壁使胃增厚变硬，黏膜皱襞消失，胃腔变小状如皮革称“革囊胃”(见书后彩色插图16)。

组织学类型主要为腺癌，常见有管状腺癌与黏液癌，少数病例也可呈现为腺棘皮癌或鳞癌的特点。

(三)扩散途径

1. 直接蔓延 癌组织向胃壁各层浸润，穿透浆膜可扩散至邻近器官和组织，如肝、胰、大网膜等。

2. 转移

(1) 淋巴道转移：是胃癌主要转移途径。首先转移至胃小弯侧、胃冠状静脉旁或幽门下等处的淋巴结。进一步转移至腹主动脉旁、肝门或肠系膜根部等处的淋巴结；晚期经胸导管转移至左锁骨上淋巴结。

(2) 血道转移：晚期经门静脉转移至肝，其次是肺、脑、骨等器官。

(3) 种植性转移：癌细胞经浆膜表面脱落至腹腔，种植于腹腔及盆腔脏器的腹壁上。

三、原发性肝癌

原发性肝癌是肝细胞或肝内胆管上皮细胞发生的恶性肿瘤，简称肝癌。是我国较常见的肿瘤，多见于中老年男性。该肿瘤发病隐匿，早期无症状，一经诊断常为中、晚期。临床可出现肝区疼痛、厌食、消瘦、乏力、黄疸、腹水等表现，病死率较高。近年应用影像、甲胎蛋白等检测，明显提高了肝癌的早期诊断率。

(一)病因

肝癌的发生与乙型或丙型肝炎病毒感染有密切关系，肝炎病毒可将病毒基因整合到肝细胞内，激活原癌基因诱导细胞癌变。从肝硬化发展为肝癌一般需7年左右，多数是坏死后性肝硬化，其次是门脉性肝硬化和酒精性肝硬化。黄曲霉菌、青霉菌、亚硝胺类化合物均可诱发肝癌。此外，华支睾吸虫等寄生虫能刺激胆管上皮增生，可引起胆管上皮癌。

(二)病理变化

1. 肉眼观

(1) 早期肝癌：单个癌结节直径<3cm或两个癌结节合计直径<3cm，多呈球形，边界清楚，切面无出血坏死。

(2) 晚期肝癌：肝大、重量显著增加。分三型，①巨块型：直径常>15cm，多位于肝右叶、质软，常有出血坏死，瘤体周围常有散在瘤结节；②结节型：最常见，常合并肝硬化，结节大小不等，可融合为较大结节；③弥漫型：少见，无明显结节，癌组织弥散于肝内，常发生于肝硬化的基础上。

2. 镜下观

(1) 肝细胞癌：最多见，由肝细胞发生，分化程度不一。分化较好者癌细胞类似肝细胞，并可分泌胆汁，癌细胞排成巢状，血管多间质少；分化差者癌细胞异型性明显，常有巨核及多核瘤巨细胞。

(2) 胆管细胞癌：较少见，发生于肝内胆管上皮细胞。组织结构多为腺癌或单纯癌，一般不合并肝硬化。

(3) 混合性癌：少见，具有肝细胞癌和胆管上皮癌两种结构。

(三)扩散途径

首先在肝内直接或沿门静脉分支蔓延扩散，在肝内形成转移性癌结节。肝外淋巴道转移可转移至肝门、上腹部、腹膜后等处淋巴结。晚期经血道转移至肺、脑、肾等处。有时可出现种植性转移。

(彭 微)

复习思考题

扫一扫，测一测

1. 肿瘤性增生与炎症和修复时发生的增生在有本质上有何区别？
2. 试述恶性肿瘤细胞血行播散。
3. 试比较良性肿瘤与恶性肿瘤的区别。
4. 简述癌和肉瘤的主要不同点。

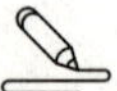

第十二章　心血管系统疾病

PPT 课件

学习目标

掌握动脉粥样硬化、高血压、风湿病的病理变化，冠状动脉性心脏病分型及心肌梗死的类型、病理变化、生化改变、合并症及其后果；熟悉高血压的诊断标准、分类，风湿病的各器官病变；了解动脉粥样硬化、高血压、风湿病的病因和发病机制，心力衰竭的分类、病因及发病机制和机体主要功能代谢变化。

知识导览

心血管系统疾病是严重威胁人类健康的一组常见的重要疾病。在我国和一些欧美发达国家，心血管系统疾病的发病率和死亡率均居第一位或第二位。本章主要涉及常见的心血管系统疾病，包括动脉粥样硬化、冠状动脉性心脏病（简称冠心病，CHD）、高血压、风湿病及心力衰竭等疾病。

第一节　动脉粥样硬化

动脉粥样硬化（AS）是一种与血脂异常及血管壁成分改变有关的动脉性疾病。主要累及大、中型动脉，即弹力型动脉（如主动脉及其一级分支）和弹力肌型动脉（如冠状动脉和脑动脉）。病变特点是：血中脂质沉积于动脉内膜下，内膜灶状纤维性增厚；深部组织坏死、崩解，形成粥样物质；动脉管壁变硬、管腔狭窄，引起相应器官缺血性改变。AS 是心血管系统疾病中最常见的疾病之一，多见于中、老年人，以 40～50 岁发展最快。

动脉硬化为泛指一切动脉壁的增厚与变硬性疾病。包括①动脉粥样硬化：为最常见的一类动脉硬化；②细动脉硬化：常见于高血压病和糖尿病患者，特点是细小动脉的玻璃样变；③动脉中膜钙化：少见，好发于老年人的下肢动脉，特点是动脉中膜发生营养不良性钙化。通常所说的动脉硬化多指 AS。

一、病因和发病机制

（一）危险因素

动脉粥样硬化的病因目前尚不清楚，下列因素被视为危险因素。

1. 高脂血症　动脉粥样硬化的发生和发展与血浆中脂质升高有密切关系。在动脉粥样硬化病变中的脂质来源于血浆脂蛋白的浸润，其主要成分是游离胆固醇，其次是甘油三酯和 β 脂蛋白。高脂血症是指血浆总胆固醇和/或甘油三酯异常增高。正常情况下，血浆中的脂质主要以脂蛋白的形式存在。脂蛋白可分为极低密度脂蛋白（VLDL）、低密度脂蛋白（LDL）、乳糜微粒（CM）和高密度脂蛋白（HDL）。在动脉粥样硬化发病过程中，各种脂蛋白所起的作用不同。其中低密度脂蛋白是动脉粥样硬化和冠心病发生的重要致病因素，其水平高低被认为是判断冠心病的重要指标。研究发现，LDL 被动脉壁细胞氧化修饰后具有促进粥样斑块形成的作用。目前认为

氧化低密度脂蛋白（ox-LDL）是最重要的致粥样硬化因子，是损伤内皮细胞（EC）和平滑肌细胞（SMC）的主要因子。ox-LDL 不能被正常 LDL 受体识别，而被巨噬细胞的清道夫受体识别而快速摄取，促进巨噬细胞形成泡沫细胞。极低密度脂蛋白和乳糜微粒也与动脉粥样硬化的发生密切相关，两者的残体可以转化为低密度脂蛋白，并且可被巨噬细胞所吞噬，沉积于粥样斑块内。高密度脂蛋白可激活胆固醇卵磷脂酰基转移酶，将外周胆固醇转入肝内并进行降解和排泄，是拮抗动脉粥样硬化和冠心病的重要因子。此外，HDL 还有抗氧化作用，防止 LDL 的氧化，可竞争性抑制 LDL 与内皮细胞的受体结合而减少其摄取。目前认为，血浆低密度脂蛋白、极低密度脂蛋白水平的持续升高，与高密度脂蛋白水平的降低，与动脉粥样硬化的发生率呈正相关。低密度脂蛋白、极低密度脂蛋白及总胆固醇的异常增高是判断动脉粥样硬化和冠心病的最佳指标。

2. 高血压 高血压是动脉粥样硬化发生的主要危险因素之一，高血压患者与同年龄、同性别无高血压者相比，其 AS 发病较早且病变较重。高血压引发动脉粥样硬化的发病机制尚不清楚，可能是高血压时，血管壁的壁内压或透壁压增高，使血管内皮细胞损伤，通透性增高，脂蛋白易于进入血管内膜而沉积，单核细胞和血小板黏附并迁入内膜；同时又使中膜致密，对脂蛋白的外移受阻。动脉粥样硬化多分布于大动脉的分支部、血管的分叉处、血管弯曲处等血流动力学易发生变化的部位，具有一定的规律性。

3. 吸烟 流行病学资料表明，吸烟与动脉粥样硬化的发生密切相关。吸烟者较不吸烟者冠心病发病率高，年轻吸烟组死于冠心病者是同龄不吸烟组的 2～3 倍。其发生的机制可能是吸烟导致血液中的一氧化碳浓度升高，造成血管内皮细胞缺氧性损伤，同时一氧化碳刺激内皮细胞释放生长因子，诱导中膜平滑肌细胞向内膜移行、增生，参与动脉粥样硬化的形成。大量吸烟可使血中 LDL 易于氧化，ox-LDL 可促进血液单核细胞迁入内膜并转化为泡沫细胞。吸烟的冠心病患者，容易发生猝死和心律不齐，因此吸烟被认为是主要的、独立的心肌梗死的危险性因素。

4. 导致继发性高脂血症的疾病 ①糖尿病患者由于肝脏过度合成极低密度脂蛋白，使血液中的甘油三酯和极低密度脂蛋白水平显著升高，而高密度脂蛋白水平降低，而且高血糖可致 LDL 氧化促进血液单核细胞迁入内膜并转化为泡沫细胞；②高胰岛素血症可促进动脉壁 SMC 增生，并降低血中高密度脂蛋白的水平；③甲状腺功能减退和肾病综合征均可引起高胆固醇血症，使血浆低密度脂蛋白增高。这些均加快了动脉粥样硬化的发病进程。

5. 遗传因素 冠心病的家族聚集现象提示遗传是动脉粥样硬化发生的危险因素之一。家族性高胆固醇血症患者，由于细胞的低密度脂蛋白受体基因突变以致其功能缺陷，使血浆低密度脂蛋白升高。现已确定约有 200 种基因对脂质的代谢有影响。

6. 性别 雌激素可改善血管内皮的功能，降低血浆胆固醇水平，并间接抑制血小板的聚集，所以女性绝经期前患动脉粥样硬化的发病率低于男性，但绝经期后两性的这种差异消失。

7. 年龄 流行病学调查显示，随着年龄的增加，动脉粥样硬化的发病率也同步增加。这与血管壁的年龄性变化有关。

（二）发病机制

AS 的发病机制尚未完全清楚，目前主要的相关学说简介如下。

1. 脂质渗入学说 LDL 是一种多相（混合）脂蛋白，至少有 15 种亚型。可概括分为 3 个等级：大、轻 LDL；中间密度 LDL；小、致密 LDL。其中，小、致密 LDL 是高胆固醇及高甘油三酯血症患者 LDL 的主要成分，它较易穿透动脉内膜，与动脉壁基质中的硫酸软骨素蛋白多糖有很强的亲和力，因此具有很强的致动脉粥样硬化的作用。小、致密 LDL 微粒的抗氧化作用弱，进入富含脂质的动脉粥样斑块后，其致粥样硬化作用就更加明显。此学说认为，血浆增多的胆固醇等沉积于动脉内膜，引起结缔组织增生，使动脉壁增厚和变硬，继而结缔组织发生坏死而形成动脉粥样斑块。

2. 内皮损伤学说　内皮细胞不仅是血液和血管平滑肌之间的一层半通透性屏障，而且可通过释放具有抗增生效应的扩血管物质，以及具有促有丝分裂作用的缩血管物质，对血管进行局部调节。各种刺激因素可使内皮细胞结构和功能发生不同程度的损伤。轻者使其通透性增强，重者使内皮细胞变性、坏死。内皮细胞屏障功能的损伤，使脂蛋白过量地沉积于内膜下，同时造成血小板黏附、聚集和释放出各种活性物质，进一步加重了内皮细胞的损伤。损伤的内皮细胞分泌生长因子，如单核细胞趋化蛋白1（MCP-1），血小板源性生长因子（PDGF），转换生长因子β（TGF-β），它们会吸引单核细胞聚集并使其迁入到内皮下间隙摄取已进入内膜下的脂质，形成单核细胞源性泡沫细胞；同时激活动脉中膜SMC，经内弹力膜的窗口迁入内膜，经其表面的LDL受体介导而吞噬脂质，形成SMC源性泡沫细胞。

3. 慢性炎症学说　AS是血管壁的慢性炎症反应，是该疾病发生发展过程中的核心因素。AS早期，单核细胞通过内皮细胞表达的黏附分子，在趋化因子的作用下迁入内膜，吞入脂质变为泡沫细胞，成为脂斑、脂纹的主要成分。在AS进展期，巨噬细胞产生多种炎症介质，促进白细胞的黏附和趋化，促进SMC的增生，与趋化到病灶的T淋巴细胞相互作用，从而使病变继续发展。

4. 动脉平滑肌增殖学说　SMC是一种多潜能的细胞，是AS病变中重要的组成成分。SMC的迁移和增殖是AS的成因之一，故平滑肌成分越多，血管对粥样硬化性损伤的反应也越活跃。当动脉中膜的SMC迁入内膜后增生并发生表型转变，从收缩型细胞转变为合成型细胞。这些增生的SMC能合成胶原蛋白、弹性蛋白、糖蛋白等，使此处内膜增厚、变硬，促进硬化斑块的形成。同时通过表面的LDL受体介导而吞噬脂质，形成SMC源性泡沫细胞。

二、病理变化

（一）脂纹、脂斑

脂纹、脂斑是AS肉眼可见的早期病变。随着动脉内膜脂质沉积的逐渐增多，血液中的单核巨噬细胞迁入内皮下，摄取低密度脂蛋白和胆固醇脂，形成巨噬细胞源性泡沫细胞；同时血管内皮细胞、巨噬细胞和血小板可产生并释放生长因子，刺激中膜平滑肌细胞增生和迁入内膜，摄取低密度脂蛋白，形成肌源性泡沫细胞。大量上述泡沫细胞聚集，并向内皮隆起。

肉眼观：动脉内膜可见散在、不规则的淡黄色或黄色的斑块或条纹，平坦或稍隆起，条纹宽1～2cm，长1～5cm（见书后彩色插图17），常见于主动脉后壁及其分支出口处。光镜下：病灶处内皮细胞下可见大量泡沫细胞和脂类物质聚集。泡沫细胞呈圆形或椭圆形，体积大，胞质中含有大量脂质空泡。泡沫细胞来源于巨噬细胞和SMC，苏丹Ⅲ染色呈橘红色（图12-1）。

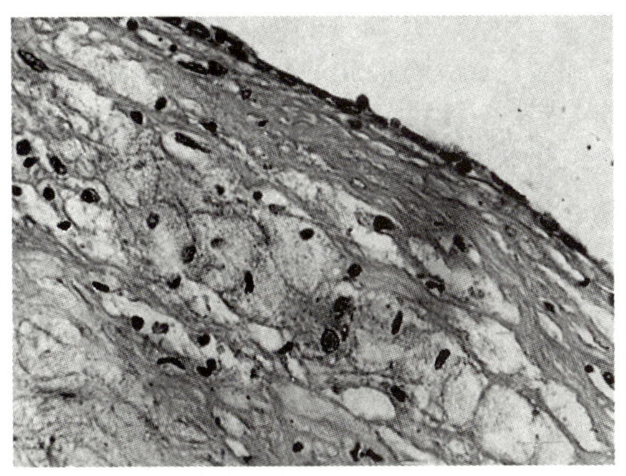

图12-1　脂纹、脂斑

（二）纤维斑块

由脂纹发展而来。肉眼可见内膜面散在不规则、表面隆起的灰黄色或瓷白色斑块。光镜下：病灶表面可见大量胶原纤维，胶原纤维可发生玻璃样变性，斑块表面为大量平滑肌细胞和细胞外基质所组成的厚薄不一的纤维帽，其下为泡沫细胞、脂质和炎症细胞（图12-2）。

（三）粥样斑块

随着病变的进一步加重，纤维斑块深层的细胞、组织发生变性、坏死和崩解，并与病灶内的脂质相混合，形成黄色粥糜样物质，因此称粥样斑块，又称为粥样瘤，为动脉粥样硬化的典型病理表现。

肉眼观：病灶处有灰黄色斑块，斑块既向内膜表面隆起，又向深部压迫中膜，切面可见斑块管腔面为白色质硬组织，深部为黄色或黄白色质软的粥样物质。光镜下：典型的粥样斑块病灶表面是纤维结缔组织，其下是无定形的坏死崩解物质，其中含大量胆固醇结晶（HE 染色切片中呈针状裂隙）和少量纤维素，底部及周边是肉芽组织和少量的淋巴细胞、泡沫细胞；中膜平滑肌萎缩，弹力纤维破坏而变薄；外膜可见新生的毛细血管、结缔组织、炎症细胞浸润（图 12-3）。

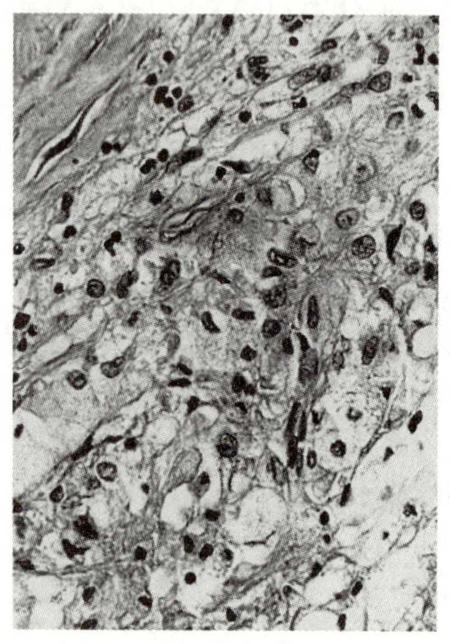

图 12-2 纤维斑块

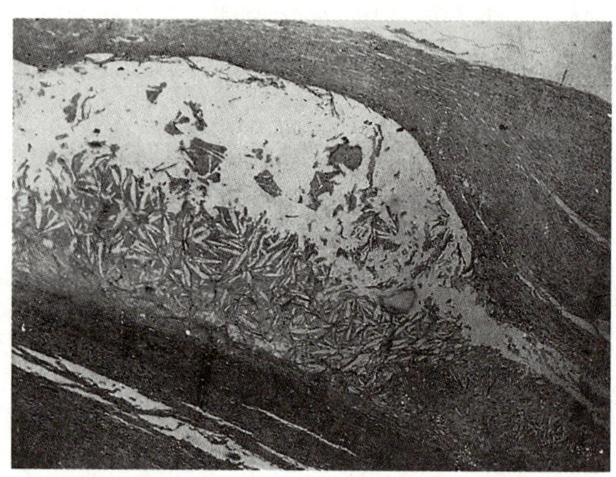

图 12-3 粥样斑块

三、继发性病变

1. 斑块内出血 是动脉粥样硬化常见的并发症。出血可为斑块底部或边缘新生的毛细血管破裂，或粥样斑块出现裂隙，动脉腔内的血液进入斑块中所形成。斑块内出血可使管腔进一步狭窄，甚至闭塞。

2. 斑块破裂 粥样斑块表层的纤维帽坏死破溃，病灶表面形成粥瘤样溃疡；粥样物质流出入血可形成胆固醇栓子，引起栓塞。

3. 血栓形成 斑块表面，尤其斑块破裂形成的溃疡处易形成附壁血栓，加重管腔阻塞，血栓脱落可引起栓塞，进而引起器官梗死。

4. 动脉瘤形成 严重的动脉粥样硬化，因中膜萎缩，弹性减弱，在血压增高时，局部血管壁可向外膨出形成动脉瘤，动脉瘤破裂可造成大出血。血液可从粥瘤性溃疡处进入动脉中膜，使中膜撕裂，形成夹层动脉瘤。

5. 钙化 在粥样斑块内可发生钙盐沉积，使动脉壁变硬、变脆。

四、主要动脉的病理变化

（一）主动脉粥样硬化

粥样硬化好发于主动脉后壁及其分支开口处，以腹主动脉病变最严重，胸主动脉、主动脉弓

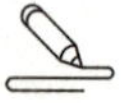

次之，升主动脉病变轻。动脉瘤多发生于腹主动脉。主动脉因管径大，即使有严重的粥样硬化也可以不引起明显的症状，但其继发性病变可导致严重的后果，特别是腹主动脉瘤的破裂可发生致命性大出血。

（二）冠状动脉粥样硬化（详见本章第二节）

（三）颈动脉及脑动脉粥样硬化

最常见于颈内动脉起始部、基底动脉、大脑中动脉和 Willis 环，由于脑动脉血管管腔狭窄，脑组织因长期供血不足可发生脑萎缩，严重者临床常表现有智力减退，甚至痴呆。由于斑块处常继发血栓形成致管腔阻塞，引起脑梗死。脑动脉粥样硬化病变常可形成动脉瘤，动脉瘤多见于 Willis 环部，患者血压突然升高时可致其破裂引起脑出血。

（四）肾动脉粥样硬化

好发于肾动脉开口处及主干近侧端，也可发生于叶间动脉和弓形动脉。常由于斑块或血栓形成导致管腔狭窄，引起顽固性肾血管性高血压。受累动脉供血区缺血而发生肾缺血性梗死，梗死灶机化后形成较大的瘢痕，多个瘢痕使肾脏体积缩小，形成动脉粥样硬化性固缩肾。

（五）四肢动脉粥样硬化

下肢动脉发生粥样硬化较上肢常见且严重，常发生在髂动脉、股动脉及前后胫动脉。当较大的动脉管腔狭窄，患者可因下肢供血不足，在行走或运动时出现疼痛，休息后好转，即所谓间歇性跛行。如肢体动脉管腔严重狭窄或完全阻塞，而又无有效的侧支循环形成时，可引起缺血性坏死和干性坏疽。

第二节 冠状动脉粥样硬化和冠状动脉性心脏病

一、冠状动脉粥样硬化

冠状动脉粥样硬化以左冠状动脉前降支为最常见，其余依次为右主干、左主干或左旋支、后降支。由于解剖学和力学的特点，斑块性病理变化多发生于心壁侧的血管，在横切面上，斑块多呈半月形，管腔呈偏心性狭窄。按管腔狭窄程度可将病变分为 4 级：Ⅰ级≤25%、Ⅱ级 26%～50%、Ⅲ级 51%～75%、Ⅳ级≥76%（见书后彩色插图 18）。

冠状动脉粥样硬化如伴发冠状动脉痉挛，可使管腔狭窄程度加重，甚则管腔闭塞，血流中断，引发心肌缺血及相应的心脏病变，如心绞痛、心肌梗死等，并可成为心源性猝死的原因。

二、冠状动脉性心脏病

由于冠状动脉狭窄导致心肌缺血而发生的心脏病，称为冠状动脉性心脏病（CHD），简称为冠心病，也称缺血性心脏病（IHD）。冠心病在欧美国家发病率及病死率甚高，近年该病在我国呈增高趋势。由于冠状动脉粥样硬化是冠心病最常见的原因，因此习惯上把冠心病视为冠状动脉粥样硬化性心脏病。

（一）病因

1. 冠状动脉供血不足 冠状动脉粥样硬化斑块、冠状动脉痉挛及继发性病变（如血栓形成、斑块内出血）造成动脉管腔狭窄，使冠状动脉灌注期血量下降，心肌供血不足。

2. 心肌耗氧量剧增 如过度劳累、情绪激动、血压骤升、心动过速等原因，使心肌负荷增加，冠状动脉相对供血不足，引发心肌缺血。

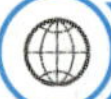

知识链接

冠状动脉介入治疗和冠状动脉搭桥术

冠状动脉介入治疗是指经心导管技术疏通狭窄甚至闭塞的冠状动脉管腔，从而改善心肌血流灌注的治疗方法。心肌梗死患者经过介入治疗，使闭塞的冠状动脉血流得以恢复，有助于缩小梗死面积，改善心肌功能，从而改善长期预后，提高生存率。

冠状动脉搭桥术是一种外科手术方法，是取患者的自体血管，将其两端分别与升主动脉和病变远端的冠状动脉相吻合，形成一个新的跨越病变的供血通道。冠状动脉搭桥术是目前最彻底、最完整的心肌供血重建方式。

（二）冠心病的主要临床表现

1. 心绞痛 因冠状动脉供血不足及心肌耗氧量骤增导致的心肌急性、短暂性缺血、缺氧所引起的，临床以胸痛为代表症状的综合征，称为心绞痛。其典型表现为阵发性胸骨后压迫性或紧缩性疼痛，疼痛可向心前区、左侧肩部和左上肢放射，持续数分钟，经休息或服用硝酸酯类药物后症状可缓解。心绞痛发生机制是由于心肌缺血缺氧而造成代谢不全的酸性产物和多肽类物质堆积，刺激心内交感神经，信号经1～5胸交感神经节和相应脊髓段传至大脑，产生痛觉。

心绞痛可分为以下几种类型：

(1) 稳定型心绞痛：又称轻型心绞痛，病情可稳定数月，一般不发作，仅在体力劳动增加、心肌耗氧量增多时发作。冠状动脉横切面可见斑块阻塞管腔大于75%。

(2) 不稳定型心绞痛：临床上不稳定，在休息、负荷时均发病，是一种进行性加重的心绞痛。通常由冠状动脉粥样硬化斑块破裂和血栓形成而诱发。该型心绞痛往往是心肌梗死的前兆。

(3) 变异型心绞痛：多无明显诱因，常在休息或梦醒时发作。患者冠状动脉明显狭窄，亦可因发作性痉挛所致。

2. 心肌梗死(MI) 冠状动脉持续性供血中断引起的较大范围的心肌缺血性坏死，称为心肌梗死。心肌梗死以中老年人多见，男性多于女性，冬春季节多发。临床表现有剧烈而持久的胸骨后疼痛，休息或服用硝酸酯类药物不能使其缓解，可伴发热、白细胞增多、血清心肌酶水平升高及心电图变化，是冠心病严重和常见的类型。

(1) 类型

1) 心内膜下心肌梗死：梗死仅累及心室壁内侧1/3的心肌，病变可波及肉柱和乳头肌。表现为小灶性、多发性坏死，直径为0.5～1.5cm，不规则地分布于心室壁四周，严重者可波及整个左心室内膜下心肌，形成环状梗死。此种类型的梗死多由于严重、弥漫性冠状动脉狭窄，并在存在某种诱因的情况下，加重冠状动脉末梢区域的缺氧而导致的心内膜下心肌梗死。

2) 透壁性心肌梗死：是典型MI的类型，也称区域性MI。心肌梗死的部位同闭塞的冠状动脉支供血区相一致，病灶较大，直径可达2.5cm以上，病变累及心室壁全层或未累及全层而深达室壁2/3。最常发生的部位是冠状动脉左前降支供血区，即左室前壁、心尖部、室间隔前2/3区域，其次为右冠状动脉供血区，即左室后壁、室间隔后1/3和右心室。

(2) 病理变化：心肌梗死多属贫血性梗死，其形态学改变呈动态演变过程，一般于梗死6小时后肉眼方可辨认，梗死灶多不规则，呈苍白色；8～9小时后呈土黄色；光镜下，心肌纤维早期呈凝固性坏死改变，间质水肿，伴不同程度的中性粒细胞浸润；4天后梗死灶边缘出现明显的充

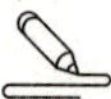

血、出血带；7 天～2 周，边缘区出现肉芽组织，或肉芽组织向梗死灶内长入，呈红色；3 周后梗死灶逐渐机化并形成瘢痕（见书后彩色插图 19）。

（3）生化改变：由于心肌缺氧时糖酵解加强，心肌缺血 30 分钟后心肌细胞内糖原减少或消失。心肌细胞受损后，肌红蛋白、肌钙蛋白迅速从心肌细胞溢出入血，在 MI 后 6～12 小时内出现峰值，是诊断心肌梗死的敏感指标。心肌细胞坏死后，心肌细胞内的谷氨酸 - 草酰乙酸转氨酶（GOT）、谷氨酸 - 丙酮酸转氨酶（GPT）、肌酸磷酸激酶（CPK）及乳酸脱氢酶（LDH）透过损伤的细胞膜释放入血，致血清中这些酶的浓度升高。

（4）合并症

1）心力衰竭：心肌梗死后心肌收缩力显著减弱，可引起左心、右心或全心衰竭，是导致患者死亡的主要原因之一。

2）心源性休克：当梗死范围达到或者超过左心室的 40% 时，则心室收缩力严重降低，心排血量骤减而引起心源性休克，这种休克很难纠正。

3）心律失常：若梗死累及传导组织可致心律失常，严重者可导致心搏骤停、猝死。

4）室壁瘤：10%～30% 的心肌梗死病例合并室壁瘤，常发生于梗死的愈合期。原因是梗死灶失去弹性或被机化后，在心腔内压力的作用下向外膨出而形成室壁瘤。

5）附壁血栓形成：多见于左心室。由于梗死灶心内膜粗糙，或因室壁瘤形成处血流形成涡流等原因，易诱发附壁血栓形成。

6）心脏破裂：多发生于透壁性心肌梗死，较少见。常发生在心肌梗死后 2 周内，由于梗死灶周围中性粒细胞和单核细胞释放的蛋白水解酶及坏死的心肌自身溶酶体酶的溶解作用，梗死灶内软化，在心腔压力下而破裂。

7）急性心包炎：透壁性心肌梗死累及心外膜时，可引起急性纤维素性心包炎。

3. 心肌纤维化　由于冠状动脉狭窄，心肌纤维长期的、反复性的缺血缺氧，使心肌发生萎缩、变性及间质纤维组织增生，可引起广泛的心肌纤维化。最后逐渐发展为心力衰竭的疾病。

4. 冠状动脉性猝死　猝死是指因冠状动脉病变而导致的突然发生的意外死亡。冠状动脉性猝死多见于 40～50 岁患者，男性较女性多，常在某种诱因下发作，如劳累、饮酒、吸烟或运动后。症状发作后迅速死亡，或 1 至数小时内死亡，有部分患者在夜间睡眠时死亡。

引起猝死的原因多数是一支或多支冠状动脉有狭窄性动脉粥样硬化，有的可并发血栓形成。部分病例冠状动脉粥样硬化较轻或无动脉粥样硬化而猝死，可能是由于冠状动脉痉挛或冠状动脉栓塞等因素所致。诊断冠状动脉性猝死需要具备两个条件：①法医学检查排除他杀和自杀；②尸检除了冠状动脉和相应的心肌疾病外，无其他致死性疾病。

案例分析

患者，男性，63 岁，近年来间歇性心前区疼痛，并向左肩、左臂放射。今晨早餐后心前区又出现疼痛，经休息并服药物缓解。今天上午劳动时，突感心前区剧痛，并向左肩、背部及左上肢放射伴全身冷汗、呕吐，服用药物不能缓解。疼痛持续 2 小时，并出现咳嗽、咳粉红色泡沫样痰、气急、呼吸困难，口唇发绀，两肺散在啰音，皮肤湿冷，动脉血压下降，第一心音减弱，经抢救无效死亡。

（1）对患者的诊断及诊断依据是什么？

（2）患者发生“呼吸困难、咳粉红色泡沫样痰”的原因和机制是什么？

（3）分析患者的死亡原因。

第三节 高 血 压

高血压是一种以体循环动脉血压持续升高，可伴有心、脑、肾和血管改变的常见临床综合征。世界卫生组织（WHO）高血压标准，成年人收缩压≥140mmHg 和 / 或舒张压≥90mmHg。高血压可分为原发性高血压和继发性高血压两种。

原发性高血压又称高血压病，是一种原因未明的、以体循环动脉血压升高为主要表现的独立性、全身性疾病，其基本病理变化为全身细小动脉硬化，常导致心、脑、肾及眼底的改变。继发性高血压是指患有某些疾病时出现的血压升高，血压升高是原发病的一项临床表现，若原发病治愈后血压可恢复正常。常见引起继发性高血压的疾病有主动脉狭窄、肾动脉狭窄、肾炎、肾上腺肿瘤等；原发性高血压的发病率远远高于继发性高血压，占 90%～95%。

高血压病是我国常见的一种心血管疾病，多见于中老年人，55 岁前，男性的患病率较高，到 75 岁时，女性的患病率反而高于男性。该病的病程漫长，多呈渐进性发展，后期可有多脏器受累，是危害人类健康的主要疾病之一。

一、病因和发病机制

目前认为高血压病是一种遗传因素与环境因素相互作用所致的疾病，但其病因及发病机制复杂，仍尚未完全阐明。

（一）危险因素

1. 遗传因素 本病常有明显的家族聚集性，同一家族高血压病患者常集中出现，双亲均有高血压病的发病率比无高血压病家族史者高 2～3 倍，单亲有高血压病则高 1.5 倍。有原发性高血压倾向者，常伴有血管紧张素编码基因的分子变异。目前认为，原发性高血压是受多基因遗传影响，在多种后天因素作用下血压调节机制失调而导致的疾病。

2. 环境因素

（1）社会心理因素：精神长期或反复处于紧张状态的人，可使大脑皮质功能失调，失去对皮层下血管舒缩中枢的调控能力，当血管舒缩中枢产生持久的以收缩为主的兴奋时，可引起全身细、小动脉痉挛而增加外周血管阻力，诱发本病。

（2）饮食因素：日均摄盐量高的人群，高血压病的发病率高于日均摄盐量低的人群，两者呈正相关，但并非所有人都对钠盐敏感。WHO 建议每人每日摄取钠盐量应控制在 5g 以下。

3. 其他因素 肥胖、吸烟、缺乏体力活动、年龄等被认为是诱发高血压病的重要危险因素。

（二）发病机制

高血压病的发病机制未完全清楚，相关学说概述如下。

1. 功能性血管收缩 凡能使细小动脉广泛收缩的物质，如儿茶酚胺、血管升压素、肾素等增多，均可致外周阻力增加，引起高血压病。

2. 水、钠潴留 各种导致水、钠潴留的因素，均可造成循环血容量增加，心排出量加大而引发高血压病。

3. 结构性血管壁增厚 全身细小动脉由于压力增加，血管壁增厚，管腔狭窄，引起高血压病。

高血压病的发病机制复杂，学说较多。其发病机制可能是多种因素共同参与或相互作用，最终导致本病的发生。

二、类型和病理变化

（一）缓进型高血压

缓进型高血压又称良性高血压，约占高血压病患者的95%以上。发病年龄大多在35～40岁以后。病程长，病情进展缓慢，可达10余年或数十年。按其病变过程中的病理变化可分为三期。

1. 功能紊乱期 是高血压病的早期，表现为全身细小动脉间歇性痉挛，血管无器质性病变。临床表现为血压升高呈波动性，可无明显症状或伴有头昏、头痛、失眠等症状。经适当休息或药物治疗可恢复正常，一般不需服用降压药。

2. 动脉病变期

（1）细动脉硬化：主要表现为细动脉玻璃样变。由于细动脉持续、反复痉挛，细动脉管壁缺氧，内皮细胞变性，基膜受损，内皮间隙扩大，血浆蛋白渗入到内皮下间隙并沉积；同时，内皮细胞与血管平滑肌细胞分泌的细胞外基质增多，平滑肌细胞因缺氧而凋亡，血管壁原有结构消失，逐渐凝固成红染无结构均质的玻璃样物质，致细动脉管壁增厚，管腔狭窄甚至闭塞。细动脉硬化早期视网膜动脉表现最明显，可见视网膜动脉反光增强，有动静脉交叉处的静脉受压痕迹。

（2）小动脉硬化：由于血压持续升高，小动脉内平滑肌细胞增生，胶原纤维和弹力纤维增加，内弹力膜分裂，致使小动脉管壁增厚、变硬，管腔狭窄，形成小动脉硬化。

（3）大、中动脉硬化：无明显病变或伴发动脉粥样硬化性病变。动脉病变期患者血压进一步升高，失去波动性，稳定于较高水平，需要服用降压药物才能缓解临床症状。前期头晕、头痛、疲乏、注意力不集中等症状加重。

3. 内脏病变期 是高血压病的后期病理变化，常有多脏器受累，其中最重要的是心、脑、肾等器官的病理改变。

（1）心脏：随着动脉硬化的渐进性发展，因血压持续升高，外周阻力加大，左心室为维持正常血液供应需要增加心肌收缩力，最终心肌发生代偿性肥大。早期心脏重量增加，可达400g以上，少数严重者可达900～1 000g，又称为“牛心”（正常成人心脏重约250g）。左心室壁增厚，乳头肌和肉柱增粗变圆，但心腔不扩张，称为向心性肥大（见书后彩色插图20）。光镜下，心肌细胞增粗、变长，有较多分支。心肌细胞核肥大，呈圆形或椭圆形，核深染。高血压病后期，左心室肥大的心肌细胞自身供血相对不足，心肌收缩力降低，心腔逐渐扩张，发生失代偿，严重时出现心力衰竭，此时称为离心性肥大。由于高血压病引起的心脏形态和功能的改变，称之为高血压性心脏病。

（2）肾脏：由于入球细动脉、叶间动脉及弓形动脉的硬化，使这些动脉的管腔狭窄，所属肾单位缺血，肾小球发生玻璃样变性、纤维化，相应的肾小管萎缩或消失，并出现间质纤维化和淋巴细胞浸润。残存的肾小管和肾小球发生代偿性肥大及扩张。病变发展可致大部分肾单位萎缩或消失，被纤维组织所取代。肉眼观，双侧肾脏对称性缩小，重量减轻，单侧肾可小于100g（正常成人单侧肾重150g），质地变硬，表面呈细小颗粒状。切面皮质变薄，皮髓质界限不清。这种改变称为原发性颗粒性固缩肾，或称高血压性固缩肾。

（3）脑：高血压病时，由于脑内细动脉的痉挛和器质性狭窄，患者可出现不同程度的脑病症状。常见的有：

1）脑出血：是高血压病最严重，也是引起高血压病患者死亡的最严重的并发症。出血部位多发生于基底节、内囊，其次为大脑白质、脑桥和小脑。多为大出血灶，出血区脑组织完全被破坏，形成囊腔，囊腔内充满坏死的脑组织和凝血块。如坏死范围很大，可破入侧脑室。

引起脑出血的原因是脑内细小动脉的硬化、血管壁变脆，当血压升高时可致血管破裂而出血；亦可由于血管壁弹性的下降，局部向外膨出形成小动脉瘤和微小动脉瘤，当血压再次剧烈波

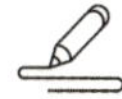

动时，小动脉瘤和微小动脉瘤破裂而导致脑出血的发生；基底节、内囊区域的供血血管是豆纹动脉，该动脉从大脑中动脉呈直角分出，直接受压力较大的大脑中动脉的血流冲击，使已经有病变的豆纹动脉破裂出血，因此脑出血以这些部位的出血多见。

2）脑水肿：脑内细小动脉的病变使局部缺血，毛细血管的通透性增高，引起脑水肿。临床可见头痛、头晕、眼花、呕吐、视物模糊等不同程度的高血压脑病症状。血压急剧升高者还可出现剧烈头痛、抽搐、意识障碍等症状，此时称为高血压危象。

3）脑软化：由于细小动脉的病变，造成供血区脑组织缺血、缺氧，局部脑组织发生液化性坏死，出现多个小软化灶。坏死组织最终可被吸收，由胶原组织增生来修复，形成胶质瘢痕。

（4）视网膜：视网膜中央动脉常发生硬化。眼底检查早期可见视网膜中央动脉痉挛变细；中期眼底视网膜血管迂曲，颜色苍白，反光增强，呈银丝样改变，动、静脉交叉处静脉受压现象。晚期可有视乳头水肿、视网膜出血，患者出现视力减退。

（二）急进型高血压

急进型高血压又称为恶性高血压，约占高血压病发病率的 5%。好发于青少年，可由缓进型高血压发展而来，但多数起病即是急进型高血压。该病病情严重，发展迅速，血压急剧升高，尤其以舒张压表现明显，常超过 230/130mmHg，预后差，患者常较早出现肾衰竭、视网膜出血等。

病理变化特点以坏死性细动脉炎和增生性小动脉硬化为主，主要累及肾脏。光镜下可见肾入球小动脉内膜和中膜发生纤维素样坏死，动脉管壁周围有炎症细胞浸润。病变可波及肾小球，使肾小球毛细血管丛发生节段性坏死，称为坏死性细动脉炎；如病变内膜增厚，胶原纤维和弹力纤维增生，平滑肌细胞增生肥大，使管壁呈同心圆状增厚，动脉管腔狭窄，状如洋葱切面，称之为增生性小动脉硬化。该病理变化以肾的入球小动脉最多见，脑及视网膜也可发生。

第四节 风 湿 病

风湿病是一种与 A 组乙型溶血性链球菌感染有关、以全身结缔组织及血管受累为主的变态反应性疾病。该病病理特征是在病变局部有风湿小体形成。受累最常见的是心脏、关节和血管，以心脏病变最严重，其次为皮肤、皮下组织和脑。本病发病后，呈急性或慢性病变过程，常反复发作，急性期称之为风湿热，此期临床除有心脏和关节等组织器官的症状外，常伴有关节痛、发热、白细胞增多、抗链球菌溶血素“O”抗体滴度增高、红细胞沉降率加快等症状，此外可有皮疹、皮下结节、舞蹈症及心电图的改变等。

本病可发生于任何年龄，以始发于 5～15 岁儿童为多见，发病的高峰是 6～9 岁。性别与发病率无明显的相关性，在我国寒冷地区，如东北和华北风湿病发病较多，是一种常见病。

一、病因和发病机制

风湿病的发生与 A 组乙型溶血性链球菌感染有关。部分风湿病患者在发病前 2～3 周，常患有扁桃体炎、咽峡炎等与 A 组乙型溶血性链球菌感染有关的疾病。抗生素广泛使用后，不但能预防和治疗扁桃体炎、咽峡炎，而且能明显减少风湿病的发生和复发。

风湿病的发病机制至今尚未完全清楚。曾提出以下几种学说，如链球菌直接感染学说、链球菌毒素学说、变态反应学说，目前多倾向于抗原抗体交叉反应学说，即链球菌细胞壁的 C 抗原（糖蛋白）或 M 抗原（蛋白质）刺激机体产生相应的抗体，该抗体可分别与结缔组织（如心瓣膜、关节）的糖蛋白，血管平滑肌及心肌的某些成分发生交叉免疫反应，导致组织损伤。遗传易感性可能对这种变态反应起调节作用。

二、基本病理变化

风湿病主要病变发生于结缔组织的胶原纤维，全身各器官均可受累，但以心脏、血管和浆膜等处改变较明显。其特征性病理变化为风湿小体的形成。该病病程较长，可分为三期。

（一）变质渗出期

变质渗出期是风湿病的早期改变，表现为结缔组织基质发生黏液样变性和胶原纤维发生纤维素样坏死。病变开始为胶原纤维肿胀，基质蛋白聚糖增多，即为黏液样变性。肿胀的胶原纤维断裂、崩解成无结构颗粒状物质，与黏液样变性物质混合，形似纤维蛋白，称之为纤维素样坏死。同时，病灶内可有浆液、纤维素的渗出和炎症细胞浸润。此期持续约1个月。

（二）增生期（肉芽肿期）

此期病变特点是病灶内的心肌间质组织细胞聚集、增生，并吞噬纤维素样坏死物质后，转化成风湿细胞或称阿绍夫细胞。风湿细胞体积大，圆形或多边形，胞质丰富，嗜碱性。核大，单核或多核，呈圆形或卵圆形，核膜清楚，染色质集中于中央，纵切面染色质似毛虫状，横切面如枭眼状。在心肌间质内、心内膜下及皮下结缔组织内，以纤维素样坏死灶为中心，周围有风湿细胞增生和少量淋巴细胞、单核细胞浸润构成的球形、椭球形或梭形小体，称之为风湿小体或阿绍夫小体。典型的风湿小体为风湿病的特征性病变。此期持续2～3个月（图12-4）。

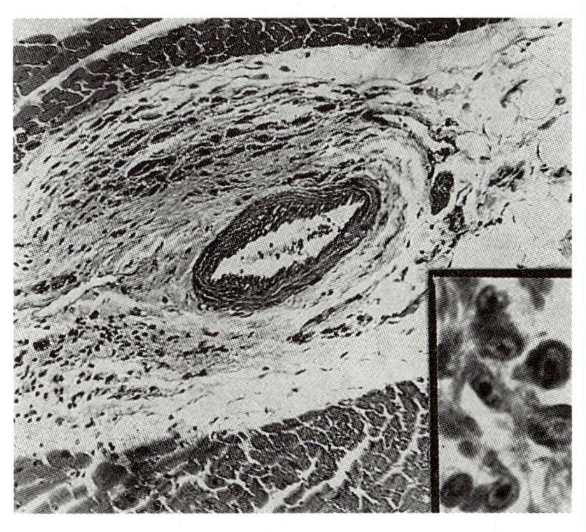

图12-4　风湿性心肌炎的风湿小体

（三）纤维化期（愈合期）

风湿小体中的纤维素样坏死物质逐渐被吸收，炎症细胞减少，风湿细胞转变为成纤维细胞，细胞间产生胶原纤维，使风湿小体逐渐纤维化，最后风湿小体演变为梭形小瘢痕。此期持续2～3个月。

上述病变进程持续4～6个月。由于风湿病反复发作，所以病变处三期变化可同时并存。病变持续性反复进展，纤维化的瘢痕可不断形成，破坏组织结构，影响器官功能。

三、各器官的病理变化

（一）风湿性心脏病

风湿性心脏病（RHD）在急性期表现为风湿性心内膜炎、风湿性心肌炎和风湿性心外膜炎或风湿性心包炎。如风湿病以上三者同时出现，则称之为风湿性全心炎。

1. 风湿性心内膜炎　病变主要侵犯心瓣膜，其中以二尖瓣最常见，其次是二尖瓣与主动脉瓣同时受累，房室瓣邻近的腱索和内膜也可受累，三尖瓣和肺动脉瓣病变则极少受累。

在病变早期，浆液渗出，瓣膜肿胀，间质发生黏液样变性和纤维素样坏死。病变瓣膜表面，尤其在闭索缘处形成粟粒大小（1～2mm）、灰白色、半透明的疣状赘生物，常呈单行串珠状排列。该赘生物与瓣膜结合紧密，不易脱落。光镜下，赘生物由血小板和纤维蛋白构成，周围可出现少量的阿绍夫细胞。病变后期，由于病变反复发作，瓣膜因大量纤维组织增生而增厚、卷曲、变硬、短缩，瓣膜间可发生粘连，腱索增粗、短缩，使心瓣膜变形，形成瓣膜口狭窄或关闭不全，导致慢性心瓣膜病。临床可见有发热、心尖区收缩期及舒张期杂音，严重者可出现心力衰竭表现（图12-5）。

2. 风湿性心肌炎　风湿性心肌炎主要累及心肌间质结缔组织，多见于左心室、室间隔及左

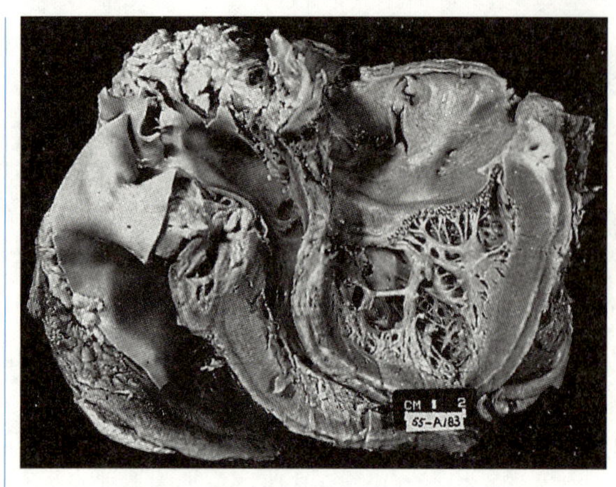

图 12-5 风湿性疣状心内膜炎

心房等处。病变以心肌间质小血管附近形成风湿小体为特征。病变后期，风湿小体发生纤维化，形成梭形小瘢痕。风湿性心肌炎有时表现为心肌间质弥漫性水肿和炎症细胞浸润，心肌细胞水肿及脂肪变性，呈非特异性炎性变化，这种情况以儿童多见，可发生急性充血性心力衰竭或传导阻滞。

3. 风湿性心外膜炎 也称风湿性心包炎，常和风湿性心肌炎、风湿性心内膜炎伴随发生。病变主要累及心包脏层，呈浆液性或纤维素性炎症。当大量浆液渗出到心包腔内时，可形成心包积液。若渗出物以纤维素为主时，大量纤维素覆盖于心脏外膜，在心脏的搏动下，被牵拉成绒毛状，称为绒毛心（见书后彩色插图 11）。

在病变的恢复期，渗出的浆液可被吸收，纤维素也可被溶解吸收，少数病例心包表面的纤维素未被完全吸收，则可发生机化，使心包脏、壁两层部分粘连，甚至形成缩窄性心包炎。

（二）风湿性关节炎

约 75% 的风湿病患者在疾病的早期可出现风湿性关节炎，多见于成年人。病变主要累及大关节，如膝关节、肩关节、肘关节、踝关节、腕关节及髋关节。病变处滑膜及软组织充血、肿胀，发生纤维素样坏死，有时可见风湿小体形成，关节腔内有浆液渗出和纤维素渗出。临床发病时可有各关节游走性、对称性疼痛，局部出现红、肿、热、痛和功能障碍。风湿性关节炎愈复时，渗出物被吸收，关节无器质性改变。

（三）风湿性动脉炎

风湿性动脉炎可发生于冠状动脉、肾动脉、肠系膜动脉、脑动脉及肺动脉等处。主要病变是在急性期血管壁的黏液样变性和纤维素样坏死，伴有炎症细胞浸润，可有风湿小体形成；后期，血管壁因瘢痕形成而不规则增厚，致使管腔狭窄，严重者管腔闭塞，并发血栓形成。

（四）皮肤病变

风湿病急性期，皮肤出现的环形红斑和皮下结节具有诊断意义。环形红斑为渗出性病变，多见于躯干和四肢，为淡红色环状红晕，中央皮肤色泽正常，略微隆起皮肤。光镜下可见红斑处真皮浅层血管充血，血管周围水肿，有炎症细胞浸润。病变常在 1～2 天消退。

皮下结节为增生性病变。多见于肘、腕、膝、踝等关节附近的伸侧面皮下，呈圆形或椭圆形，直径 0.5～2cm，质地较硬，压之不痛的结节。光镜下可见结节中央为大片纤维素样坏死物质，周围是增生的成纤维细胞和组织细胞呈栅状排列，并伴有淋巴细胞和单核细胞浸润。后期结节转变为瘢痕组织。

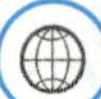

知识链接

类风湿关节炎

类风湿是一种主要累及关节滑膜，以后可波及关节软骨、骨组织、关节韧带和肌腱，其次为浆膜、心、肺及眼等结缔组织的广泛性炎症性疾病。以中年女性多见。

1858 年英国医生加罗德（Garrod）将具有慢性破坏性、可以造成关节畸形的疾病称为“类风湿关节炎（rheumatoid arthritis，RA）”。RA 是一种以关节滑膜慢性炎症为特征的全身性自身免疫性疾病，往往侵犯小关节，尤其是掌指关节、近端指间关节、腕关节，也会侵及其他大小关节，继而软骨破坏、关节间隙变窄，晚期因严重骨质破坏、吸收导致关节僵直、畸形、功能障碍。

（五）风湿性脑病

以5～12岁的儿童，女孩多发。病变主要累及大脑皮质、基底节、丘脑及小脑皮质等部位，表现为脑血管壁的纤维素样坏死，炎症细胞浸润，神经细胞变性及胶质细胞增生，胶质结节形成。当病变累及锥体外系统时，患儿可出现不自主的肢体运动，称之为小舞蹈病。

第五节 心 力 衰 竭

在各种致病因素作用下，心脏的收缩和/或舒张功能发生障碍，心排出量下降，不能满足机体组织代谢需要所形成的一种病理过程，称为心力衰竭。心力衰竭属于心功能不全的失代偿阶段，患者出现明显的临床症状和体征。

一、原因、诱因和发病机制

（一）心力衰竭的原因

1. 心肌舒缩功能障碍 因心肌本身的结构性或代谢性损害引起受累心肌舒缩性能降低。常见于病变严重的心肌炎、心肌梗死、心肌纤维化、冠心病、贫血及严重的维生素 B_1 缺乏等疾病时。由于心肌细胞发生严重、广泛的变性、坏死或纤维化病变，使心肌舒缩功能减弱，导致心力衰竭。

2. 心脏负荷过重

（1）容量负荷（前负荷）过重：是指心脏在舒张末期、收缩前期所承受的负荷增加，使心室壁压力增高。早期心室腔代偿性扩大，心肌收缩功能尚能代偿，但心脏结构和功能发生改变超过一定限度后即出现失代偿表现。主要见于主（肺）动脉瓣或二（三）尖瓣关闭不全、房室间隔缺损时的血液逆流，严重的贫血，以及甲状腺功能亢进时的循环速度加快，单位时间内回心血量增加等。

（2）压力负荷（后负荷）过重：是指心脏收缩时所承受的负荷增加，使收缩期心腔压力增高。心肌代偿性肥厚以克服增高的阻力，保证射血量，久之终致心肌结构、功能发生改变而失代偿。如高血压时，左心室压力加大，引起左心衰竭；肺动脉瓣狭窄、阻塞性肺病及肺动脉高压时，右心室负荷加重，引起右心衰竭。

（二）心力衰竭的诱因

1. 感染 各种感染是心力衰竭最常见的诱因，其中以呼吸道感染多见。感染可引起发热、心率加快、耗氧量增加，以及内毒素对心肌收缩的抑制作用，均可加重心脏负荷而诱发心力衰竭。

2. 心律失常 心律失常尤其是快速性心律失常时，心肌耗氧量增加，同时舒张期缩短影响冠状动脉血液灌流，心肌缺血而易诱发心力衰竭。

3. 其他诱因 如电解质和酸碱平衡紊乱、妊娠、情绪激动、过度劳累、输液过多过快、手术等因素均可诱发心力衰竭。

（三）心力衰竭的发生机制

心肌舒缩功能障碍是心力衰竭的基本机制。心力衰竭的发生是多种机制共同作用的结果。

1. 心肌收缩功能降低 心肌收缩能力降低是造成心脏泵血功能减退的主要原因，由心肌收缩相关蛋白改变、心肌能量代谢障碍和心肌兴奋-收缩耦联障碍分别或共同引起。

（1）心肌收缩相关蛋白改变：当发生心肌损害时，可引起心肌细胞萎缩、变性和坏死，造成心肌收缩力降低。此外，过度肥大的心肌细胞，以及心脏纤维化引起的心脏结构改变，均可造成心

肌收缩力降低。

（2）心肌能量代谢障碍：心肌收缩是一个主动耗能过程，Ca^{2+} 的转运和肌丝的滑行都需要ATP。发生能量障碍的主要机制如下。

1）能量生成障碍：心肌活动所需的能量几乎全部来自有氧氧化。常见引起心肌能量生成障碍的原因是缺血、缺氧，如冠心病、严重贫血和心肌过度肥大。

2）能量储备减少：心肌内的肌酸在磷酸肌酸激酶的催化下与ATP之间发生高能磷酸键转移生成磷酸肌酸而储存能量。肥大的心肌磷酸肌酸激酶活性降低，导致储能形式的磷酸肌酸含量也减少。

3）能量利用障碍：心肌细胞内氧化磷酸化过程中所产生的ATP经ATP酶水解，为心肌收缩提供能量。过度肥大的心肌ATP酶活性下降，导致能量利用障碍。

（3）心肌兴奋-收缩耦联障碍：心肌兴奋-收缩耦联障碍，最主要的原因是心肌 Ca^{2+} 转运异常。发生 Ca^{2+} 转运异常的主要机制如下。

1）肌质网 Ca^{2+} 摄取和释放障碍：过度肥大或衰竭的心肌，肌质网 Ca^{2+} 释放蛋白和 Ca^{2+}-ATP酶含量或活性降低，导致 Ca^{2+} 摄取和释放减少。

2）胞外 Ca^{2+} 内流障碍：长期心脏负荷过重或心肌缺血缺氧会导致心肌内去甲肾上腺素含量降低，过度肥大的心肌细胞上β-肾上腺素受体密度减少且敏感性降低，使得钙通道开放的数目减少，导致 Ca^{2+} 内流受阻。此外高钾血症时 K^+ 可阻止 Ca^{2+} 内流，导致胞内 Ca^{2+} 浓度下降。

3）Ca^{2+} 与肌钙蛋白结合障碍：酸中毒时，由于 H^+ 与 Ca^{2+} 竞争结合肌钙蛋白上的结合位点，使心肌兴奋-收缩耦联受阻。

2. 心肌舒张功能障碍 心脏泵血功能不但取决于心肌收缩性，还取决于心室舒张作用，后者可保证心室有充足的血液充盈。发生心室舒张功能异常的主要机制有①钙离子复位延缓：心力衰竭时，由于ATP供应减少，使 Ca^{2+} 复位延缓，以致 Ca^{2+} 难以与肌钙蛋白解离，导致心肌舒张功能降低；②肌球-肌动蛋白复合体解离障碍：损伤的心肌由于ATP不足及 Ca^{2+} 与肌钙蛋白亲和力增加，肌球蛋白-肌动蛋白复合体难以解离，导致心肌舒张功能降低；③心肌舒张势能减少：心室舒张势能来自心肌收缩，心力衰竭时，心脏收缩力降低，心脏收缩期的几何构型变化不大，心肌舒张势能减少；④心室顺应性下降：心室顺应性是指心室在单位压力变化下所引起的容积改变。高血压及肥厚型心肌病时心室壁增厚、心肌炎症、纤维化和间质增生等，易导致心室顺应性下降，从而引起心肌舒张功能减退。

3. 心脏各部位舒缩活动不协调 为保持心功能的稳定，心房、心室各区域及心房与心室之间的舒缩活动，处于高度协调状态。如果这种协调性被破坏，将因心脏泵功能紊乱而导致心排血量降低。最常见于各种心律失常。

二、分　类

心力衰竭有多种分类方法，常见的有：

（一）按心力衰竭发生的过程分类

1. 急性心力衰竭 起病急，发展迅速，心排出量急剧下降，机体代偿机制来不及充分发挥。见于急性心肌梗死、严重的心肌炎等。临床可见肺水肿、心源性休克及昏迷等。

2. 慢性心力衰竭 起病缓慢，病程较长，机体有时间动员代偿机制。在代偿阶段临床症状可不明显，失代偿后可有心排出量减少、水肿、淤血等症状。这类心力衰竭临床常见于高血压、肺动脉高压及心瓣膜病等。

（二）按心力衰竭发生的部位分类

1. 左心衰竭 主要因左心室负荷过重或受损，收缩力下降，引起的心力衰竭。常见于冠心

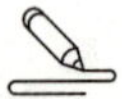

病、高血压、心肌病及二尖瓣关闭不全等。左心衰竭的临床表现主要有肺淤血、肺水肿表现。

2. 右心衰竭　常因肺动脉高压、慢性阻塞性肺疾病、二尖瓣狭窄及肺栓塞等导致的右心后负荷加重而发生的心力衰竭。临床表现为体循环淤血，静脉压升高，下肢甚至全身性水肿。

3. 全心衰竭　是左心、右心功能都发生衰竭。常见于心力衰竭的后期，由一侧心衰逐渐发展形成，少数也可由于风湿性心肌炎、严重的贫血等直接引起全心衰竭。临床既有肺循环淤血，又有体循环淤血症状。

（三）按心力衰竭时心排出量分类

1. 低输出量性心力衰竭　主要见于冠心病、高血压、心瓣膜病、心肌炎等引起的心力衰竭。特点是心力衰竭时心排出量低于正常水平。

2. 高输出量性心力衰竭　多见于甲状腺功能亢进、严重贫血、妊娠、维生素 B_1 缺乏及动-静脉瘘等。此类心力衰竭发生时，心排出量高于或接近正常人水平，心脏负荷显著加大，但仍不能满足机体代谢需要而发生的心力衰竭。

三、机体主要功能代谢变化

（一）心排出量不足

心力衰竭最具有特征性的血流动力学变化是心排出量的减少。心力衰竭初期，心排出量由于代偿可维持较为正常的水平。随着心衰加重，心排出量的明显下降，产生一系列外周血液灌流量不足的表现。

1. 皮肤　心排出量的不足，加上交感神经兴奋，使皮肤血管收缩，血液灌流量减少。患者出现皮肤苍白、温度降低、冷汗等；随着血流缓慢，组织缺氧，血液中还原血红蛋白含量超过 50g/L 时即可发生发绀。

2. 嗜睡、失眠及疲惫　中枢神经系统对缺氧十分敏感，当发生心力衰竭时，心排出量下降可导致脑血流量不足，使中枢神经系统功能紊乱，患者出现头痛、烦躁、失眠等症状，严重者可发生嗜睡或昏迷。心力衰竭时，机体各部肌肉的供血量减少，能量代谢水平降低，因此患者常感觉疲乏无力。

3. 尿量减少　心力衰竭时，由于心排出量的下降，交感神经兴奋，肾动脉发生收缩，使肾血液灌流量减少，肾小球滤过率降低，而肾小管重吸收增加，致使尿量减少。

4. 心源性休克　轻度的心力衰竭，通过心率加快、外周血管收缩等代偿作用，可维持动脉血压的相对正常。急性或严重的心力衰竭，由于心排出量的急剧下降，动脉血压随之迅速下降，导致组织、器官内微循环灌流量严重不足而发生休克。

（二）肺循环淤血

肺循环淤血主要见于左心衰竭患者。当肺毛细血管楔压升高，首先出现肺循环淤血，当肺淤血严重时，可出现肺水肿。它们的共同表现是呼吸困难，呼吸困难又根据淤血和水肿的严重程度有不同的表现形式。

1. 劳力性呼吸困难　为左心衰竭的最早表现。是指患者在进行体力活动后发生呼吸困难，休息后可减轻或消失。其发生机制为：①体力活动时耗氧量增加，而由于左心衰竭，不能提供相应的输出量，使机体缺氧进一步加重；②体力活动时心率加快，心室舒张期缩短，致使左心室充盈减少，肺循环淤血加重；③体力活动时，回心血液量增多，肺淤血加重。

2. 端坐呼吸　心力衰竭的患者因平卧造成呼吸困难加重，被迫采取端坐位或半卧位以减轻呼吸困难的状态，称为端坐呼吸。其发生机制为：①端坐时，部分血液因重力作用转移到身体的下部，肺内血液含量相对减少，肺淤血相对减轻；②端坐时，膈肌位置下移，肺与胸腔容积加大，可改善通气；③端坐时，身体下部水肿液吸收减少，使血容量相应减少，肺淤血减轻。

3. 夜间阵发性呼吸困难 是指患者夜间入睡后，因突然感觉气闷而惊醒，被迫坐起，咳喘后呼吸困难减轻。又称为心源性哮喘。其发生机制为：①卧位时，体静脉血液回流量增加，肺淤血加重；②入睡后迷走神经兴奋，支气管收缩使管腔狭窄，通气阻力加大；③入睡后中枢神经系统处于抑制状态，神经反射的敏感性降低，故只有当肺淤血比较严重，动脉血氧下降到一定程度时，才能刺激呼吸中枢，使患者发生呼吸困难而惊醒。夜间阵发性呼吸困难是左心衰竭的典型临床表现。

肺水肿是急性左心衰最严重的临床表现。患者咳嗽、呼吸困难、咳粉红色泡沫样痰、双肺可闻及湿啰音。其发病机制主要为肺毛细血管压升高和毛细血管壁通透性增加，导致液体渗出到肺泡和肺间质，发生水肿。

（三）体循环淤血

当右心衰竭或全心衰竭时，可发生体循环淤血。其主要表现是体循环静脉系统血液充盈过度，静脉管腔压力增高，使内脏器官发生充血、水肿。

1. 静脉淤血和静脉压升高 体循环淤血时，静脉血液回流受阻，体循环静脉系统有大量血液淤积，致使静脉内压升高。临床表现为颈静脉怒张、肝-颈静脉回流征阳性等。

2. 肝大和肝功能异常 由于下腔静脉回流受阻，肝静脉压升高，导致肝脏发生淤血、水肿，体积增大、包膜紧张，可有压痛及肝功能异常。持久的肝淤血、水肿，肝细胞可发生萎缩、变性，可引起淤血性肝硬化。

3. 水肿 心力衰竭时发生的水肿称为心性水肿，其发生机制主要与水、钠潴留、毛细血管内压升高有关。临床主要表现为皮下水肿、腹水及胸腔积液等。

4. 胃肠功能改变 慢性心衰时，由于胃肠道淤血及动脉血液灌流不足，可出现消化系统功能障碍，如食欲不振、恶心、呕吐。

（马树运）

复习思考题

扫一扫，测一测

1. 简述动脉粥样硬化的基本病理变化及其继发性病变。
2. 简述心肌梗死的类型及其合并症。
3. 风湿病的分期及各期病理表现如何？
4. 叙述原发性高血压的类型及其病理变化。

第十三章　呼吸系统疾病

PPT 课件

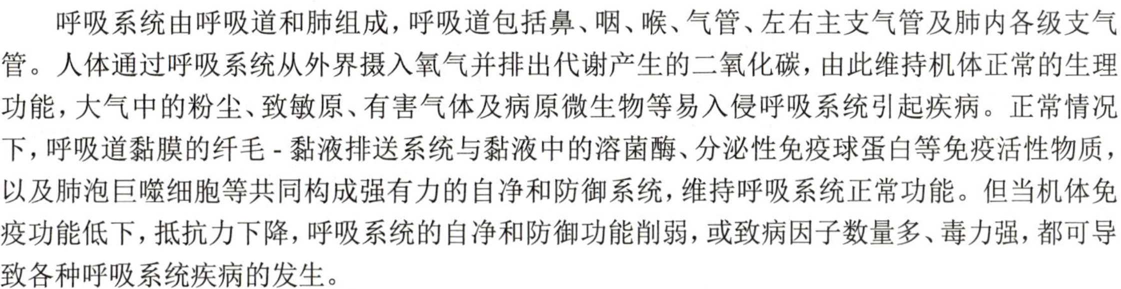
学 习 目 标

掌握慢性支气管炎、大叶性肺炎的病理变化、临床病理联系；熟悉肺气肿、慢性肺源性心脏病、小叶性肺炎的病理变化、临床病理联系，大叶性肺炎、慢性支气管炎的结局及并发症；了解呼吸衰竭的病因、发病机制和机体主要功能代谢变化。

知识导览

呼吸系统由呼吸道和肺组成，呼吸道包括鼻、咽、喉、气管、左右主支气管及肺内各级支气管。人体通过呼吸系统从外界摄入氧气并排出代谢产生的二氧化碳，由此维持机体正常的生理功能，大气中的粉尘、致敏原、有害气体及病原微生物等易入侵呼吸系统引起疾病。正常情况下，呼吸道黏膜的纤毛 - 黏液排送系统与黏液中的溶菌酶、分泌性免疫球蛋白等免疫活性物质，以及肺泡巨噬细胞等共同构成强有力的自净和防御系统，维持呼吸系统正常功能。但当机体免疫功能低下，抵抗力下降，呼吸系统的自净和防御功能削弱，或致病因子数量多、毒力强，都可导致各种呼吸系统疾病的发生。

第一节　慢性阻塞性肺疾病

慢性阻塞性肺疾病（chronic obstructive pulmonary diseases，COPD）是一组慢性气道阻塞性疾病的总称，指具有不可逆性气道阻塞的慢性支气管炎和肺气肿，以及支气管扩张和支气管哮喘等疾病。其共同特点为小气道及肺实质的损伤，逐渐进展为慢性气道阻塞、呼吸阻力增大和肺功能不全。

一、慢性支气管炎

慢性支气管炎（chronic bronchitis）是主要累及支气管黏膜及其周围组织的慢性非特异性炎症。本病是一种常见病、多发病，多见于 40 岁以上人群，易发于冬春季节。主要临床症状为反复发作的咳嗽、咳痰或伴有喘息，病程长，多呈慢性经过。上述症状每年至少持续约 3 个月，连续 2 年以上即可诊断为慢性支气管炎。病情进展，常并发肺气肿和慢性肺源性心脏病。这种呼吸系统的慢性疾病严重影响机体健康。

案例分析

患者，男，71 岁。咳嗽、咳痰、气喘 5 天入院。5 天前因感冒出现剧烈咳嗽，咳白色黏痰伴呼吸困难，1 天前病情加重就诊。12 年前出现慢性咳嗽、咳痰，多发于冬春季节，每次发病持续 3～4 个月，3 年前病情加重，发病次数增多，出现咳嗽、咳痰伴喘息。

体格检查：患者神志尚清，精神欠佳，体温 37.3℃，血压 136/87mmHg，心率 121 次 /min，心律齐。尿常规正常，胸部 X 线检查双肺纹理增多、紊乱，双肺可闻及干、湿啰音，余未见异常。

1. 该患者最可能的病情诊断结果是什么？诊断的依据是什么？

2. 该疾病常见病因及并发症有哪些？

（一）病因及发病机制

慢性支气管炎是因多种因素长期综合作用所致，主要的致病因素有：

1. 感染因素 慢性支气管炎的起病与感冒有密切关系，多发于气候变化比较剧烈的季节。导致慢性支气管炎病情进展和病变加重的主要原因为呼吸道反复病毒感染和继发性细菌感染，主要的致病病毒有腺病毒、鼻病毒及呼吸道合胞病毒等，因其对呼吸道黏膜上皮的损伤，还使其防御功能降低，更易继发细菌感染，常见致病细菌有肺炎链球菌、流感嗜血杆菌、甲型溶血性链球菌和肺炎克雷伯杆菌等，细菌感染是导致慢性支气管炎急性发作的主要原因。

2. 理化因素 长期吸烟是慢性支气管炎发生的重要因素，吸烟者较不吸烟者的发病率高 2～10 倍，烟雾中的尼古丁、焦油等有害物质会损伤呼吸道黏膜的纤毛，降低局部抵抗力，减弱肺泡巨噬细胞的吞噬功能，导致黏液腺肥大、增生及小气道炎症；空气污染、长期接触工业粉尘、工业烟雾将导致支气管黏膜损伤；气候骤变或寒冷空气刺激可使支气管黏膜的血管收缩，黏液分泌增多，纤毛排送系统和巨噬细胞的防御功能减弱，因此本病好发于冬春寒冷季节。

3. 过敏因素 患者对某些物质（粉尘、烟草及某些药物等）过敏，尤其是喘息型慢性支气管炎患者通常有过敏史，以脱敏为主的综合治疗效果较好。

4. 其他因素 机体抵抗力下降，导致呼吸系统防御功能受损；神经内分泌功能失调，如肾上腺皮质激素分泌减少，导致气管、支气管黏膜萎缩，肺组织弹性减弱等也会影响本病的发生和发展。

（二）病理变化

早期病变，常局限于较大的支气管，随病情进展，逐渐累及较小的支气管和细支气管，受累的细支气管越多，病变越严重。

肉眼观：支气管黏膜粗糙、充血、水肿，管腔内有黏液或脓性分泌物。

光镜下：

1. 支气管黏膜上皮的损伤与修复 慢性支气管炎时，纤毛 - 黏液排送系统损伤，黏膜上皮纤毛粘连、倒伏、脱失，甚至假复层纤毛柱状上皮变性、坏死和脱落。黏膜上皮进行再生修复时，杯状细胞增多，并可发生鳞状上皮化生（见书后彩色插图 21）。

2. 腺体增生、肥大、黏液化 气管、支气管黏膜上皮内杯状细胞增多，黏液腺肥大、增生，浆液腺发生黏液腺化生，黏液分泌亢进，支气管腔内形成黏液栓，导致气道的完全或不完全阻塞，是患者咳嗽、咳痰的病理学基础。病变后期，黏液腺发生萎缩，黏膜变薄，黏液分泌减少，患者少痰或无痰，表现为干咳（见书后彩色插图 22）。

3. 支气管壁的损伤 早期气管、支气管壁充血、水肿，较多浆细胞及淋巴细胞浸润；管壁平滑肌束断裂、萎缩，喘息型患者平滑肌可增生、肥大；病变晚期，软骨可发生变性、萎缩、纤维化、钙化，甚至骨化。

慢性支气管炎反复发作，不仅病变逐渐加重，而且受累细支气管数量逐渐增多，因管壁纤维性增厚、管腔狭窄导致纤维性闭锁；由于细支气管管壁薄，管壁周围组织及肺泡易受累而发生炎症，引起细支气管周围炎，最终导致慢性阻塞性肺气肿。

（三）临床病理联系

慢性支气管炎患者的主要症状是咳嗽、咳痰及喘息，为支气管黏膜受炎症及黏液分泌物刺激、腺体分泌亢进所致。咳嗽以晨间较重，痰多呈白色黏液泡沫状，黏稠而不易咳出。急性发作伴有感染时，咳嗽较剧烈，痰量增多，出现黏液脓性或脓性痰，双肺可闻及干、湿啰音。同时，由于支气管狭窄、痉挛及黏液、渗出物阻塞管腔而致喘息，可闻及哮鸣音。慢性支气管炎后期，因支气管黏液腺分泌减少，气道狭窄等使痰液不能排出，患者可出现少痰或无痰。最终，小气道的狭窄、阻塞导致呼吸系统阻塞性通气障碍，呼气阻力增大，肺残气量增多，并发慢性阻塞性肺气肿，进展为慢性肺源性心脏病。另外，由于支气管壁受炎症病变破坏，弹性下降，吸气时被动牵拉扩张，呼气时不能充分回缩，持久扩张，导致支气管扩张。并且患者由于机体抵抗力低下，易并发支气管肺炎，危及生命。

（四）结局及并发症

慢性支气管炎常反复发作，若治疗、护理不及时，病变可逐渐加重，引起慢性阻塞性肺气肿、支气管扩张症和慢性肺源性心脏病等。

二、肺 气 肿

肺气肿（pulmonary emphysema）是指呼吸性细支气管、肺泡管、肺泡囊及肺泡等末梢肺组织，因持续性残气量增多而呈过度扩张，并伴有肺泡间隔破坏，肺组织弹性降低，肺容积增大，呼吸功能下降的一种病理状态，也是继发于其他支气管和肺疾病的常见并发症。

（一）病因及发病机制

肺气肿多继发于慢性支气管炎及其他肺阻塞性疾病，也与吸烟、空气污染、各种有害气体和粉尘的吸入及先天性 α_1- 抗胰蛋白酶缺乏等因素有关。

1. 细支气管阻塞性通气障碍 慢性细支气管炎损伤小气道管壁，使之发生炎性肿胀、增厚、变硬、狭窄、塌陷，管腔内有炎性渗出物及黏液形成的黏液栓，使气道发生不完全阻塞，并产生“活瓣”作用。吸气时，细支气管由于被动牵拉扩张，空气进入肺泡；呼气时，管壁回缩，因细支气管腔内黏液栓阻塞、管腔缩窄、肺泡间孔闭合，废气不能完全排出，导致阻塞性通气障碍，末梢肺组织残气量增多、膨胀，肺泡壁断裂，扩张的肺泡融合成囊腔，导致肺气肿。因通气障碍而引起的肺气肿又称为阻塞性肺气肿。

2. 细支气管壁和肺泡壁弹性下降 细支气管和肺泡的慢性炎症时，中性粒细胞和单核细胞浸润，释放弹性蛋白酶，破坏溶解肺泡间隔的弹性纤维蛋白，一方面细支气管因失去支撑而使管壁塌陷，引起阻塞性通气障碍；另一方面使末梢肺组织在呼气时弹性回缩力降低，肺的排气能力下降。两者均导致末梢肺组织含气量增多，逐渐形成肺气肿。

3. α_1- 抗胰蛋白酶缺乏 α_1- 抗胰蛋白酶（α_1-antitrypsin，α_1-AT）存在于组织和体液中，是多种蛋白水解酶的抑制物，尤其是对炎症时中性粒细胞和巨噬细胞分泌的弹性蛋白酶有很好的抑制作用。慢性支气管炎及长期吸烟者，中性粒细胞和巨噬细胞渗出增多，其氧代谢产物氧自由基能使 α_1-AT 氧化失活，导致弹性蛋白酶数量增多、活性增高，过度降解细支气管和肺泡壁的弹性纤维蛋白、Ⅳ型胶原和蛋白多糖，肺组织结构受到破坏，弹性回缩力下降，加之肺泡壁断裂，肺囊腔形成，进一步加重肺气肿。

（二）类型

根据病变部位、范围和性质的不同，将肺气肿分为以下几种类型。

1. 肺泡性肺气肿（alveolar emphysema） 病变发生在肺腺泡，常合并小气道的阻塞性通气障碍，又称为阻塞性肺气肿（obstructive emphysema）。根据累及部位和范围，可分为腺泡中央型肺气肿、腺泡周围型肺气肿、全腺泡型肺气肿。腺泡中央型最常见，位于中央区的呼吸性细

支气管扩张成囊，肺泡管和肺泡囊变化不明显；腺泡周围型以肺泡管和肺泡囊扩张成囊而呼吸性细支气管变化不明显；全腺泡型则是整个腺泡受累。

2. 间质性肺气肿（interstitial emphysema） 肋骨骨折、胸壁穿透伤或剧烈咳嗽引起肺内压急剧增高等均可导致细支气管或肺泡间隔破裂，使空气进入肺间质形成间质性肺气肿。

3. 其他类型肺气肿 此外还有不规则型肺气肿、代偿性肺气肿、老年性肺气肿等。

（三）病理变化

肉眼观：气肿肺组织体积显著膨大，色苍白，边缘圆钝，柔软而弹性差，表面可见肋骨压痕，指压后压痕不易消退，切面可见扩大的肺泡囊腔，部分形成直径大于2cm的囊腔。

镜下观：肺泡孔扩大，肺泡间隔变窄及断裂，扩张的相邻肺泡融合成较大的囊腔。肺泡壁毛细血管明显减少，肺小动脉内膜呈纤维性增厚，管腔狭窄。小支气管壁和细支气管壁可见慢性炎症反应（见书后彩色插图23）。

（四）临床病理联系

病程进展缓慢。除咳嗽、咳痰等慢性支气管炎症症状外，轻度和早期慢性肺气肿常无明显症状，随着肺气肿程度加重，可出现气促、呼吸困难及胸闷。当合并呼吸道感染时，症状加重，并可出现缺氧、酸中毒等症状。典型肺气肿患者，由于肺内残气量明显增多，肺容积增大，使患者胸廓前后径加大，肋间隙增宽，横膈下降，形成肺气肿患者的特有体征——“桶状胸”，胸廓呼吸运动减弱。叩诊呈过清音，触诊语音震颤减弱，听诊呼吸音减弱，呼气延长。胸部X线检查可见肺透明度增加，横膈下降。肺膜下肺泡若发生破裂，则可引起自发性气胸。病变后期，由于肺泡间隔毛细血管床受压及数量减少，肺循环阻力增大，肺动脉压力增高，导致慢性肺源性心脏病，甚至呼吸循环衰竭。

（五）结局及并发症

随着病变的末梢肺组织增多，能进行气体交换的肺泡和毛细血管床越来越少，最终引起动脉血氧分压降低，肺循环阻力增加，肺动脉高压，导致慢性肺源性心脏病，甚至出现右心衰竭、呼吸衰竭、肺性脑病等多种并发症。

三、支气管扩张症

支气管扩张症（bronchiectasis）是指以支气管、小支气管持久性扩张为特征的慢性呼吸道疾病。病变特点是支气管的慢性化脓性炎。临床症状为慢性咳嗽、咳大量脓痰或反复咯血。

（一）病因及发病机制

支气管扩张症的发病基础为支气管壁的炎症损伤和支气管阻塞，多继发于慢性支气管炎、麻疹、百日咳后的支气管肺炎或肺结核病等。炎症导致支气管的阻塞，阻塞的支气管因分泌物潴留，继发化脓菌感染，导致管壁的平滑肌、弹力纤维，甚至软骨等支撑结构被破坏。吸气时，支气管在胸腔负压的牵引下扩张；呼气时，因支气管壁弹性下降不能充分回缩。同时，由于支气管壁周围肺组织因慢性炎症所致纤维化的牵拉作用，以及咳嗽时支气管内压力增大，逐渐导致支气管的持久性扩张。

另外，支气管由于遗传性或先天性因素，导致发育不良或异常时，支气管壁的平滑肌、弹性纤维或软骨薄弱或缺失，管壁弹性下降，也易导致支气管扩张，如巨大气管支气管扩张症。

（二）病理变化

肉眼观：病变多见于左肺下叶背部支气管，呈圆柱状或囊状扩张，多单发于一个肺段，也可多发。扩张细支气管及小支气管可连续延伸至胸膜下，也可呈节段性扩张，累及的支气管数目不等，圆柱状和囊状扩张并存，肺呈蜂窝状。扩张的支气管腔内常见黄绿色黏液脓性或血性渗出物，并继发腐败菌感染出现恶臭。因支气管黏膜增生肥厚，管壁形成纵行皱襞，周围肺组织因慢性炎症，导致不同程度的肺萎陷、纤维化和肺气肿，并可继发肺脓肿和胸膜炎。

镜下观：支气管壁因慢性炎症导致不同程度的组织破坏，平滑肌、弹性纤维及软骨片断裂、不完整或消失。支气管黏膜上皮修复增生伴鳞状上皮化生，黏膜下血管扩张充血，浆细胞、淋巴细胞及中性粒细胞浸润，支气管周围淋巴组织及纤维组织增生，逐渐导致肺纤维化及瘢痕化。

（三）临床病理联系

患者由于支气管慢性炎症及继发的化脓性感染，出现呼吸道刺激症状，频发咳嗽、咳大量脓痰，合并支气管壁血管破裂时，出现痰中带血或咯血，咯血量大时，可导致失血性休克或血凝块阻塞气道，因循环衰竭或窒息而死亡。患者因肺部感染化脓，可合并肺脓肿、脓气胸等，导致发热、食欲减退、盗汗、消瘦等全身症状。慢性重症患者，由于呼吸功能障碍，慢性缺氧，会有气急、发绀和杵状指等，后进展为肺动脉高压及慢性肺源性心脏病。

四、支气管哮喘

支气管哮喘（bronchial asthma），简称哮喘，是因呼吸道过敏反应或其他因素导致的以支气管可逆性、发作性、弥漫性痉挛为特征的慢性阻塞性炎症性疾病。多由过敏反应引起，临床表现为反复发作的伴有哮鸣音的呼气性呼吸困难、咳嗽、胸闷等症状，患者经休息或治疗，可完全缓解。严重病例可合并慢性支气管炎，继发慢性阻塞性肺气肿及慢性肺源性心脏病。

（一）病因及发病机制

本病的病因和发病机制尚未完全阐明，一般认为与以下因素有关：

1. 免疫性因素　导致哮喘的抗原或变应原较多，如花粉、尘螨、动物毛屑、真菌、某些食品和药物。主要经呼吸道吸入，也可通过食物或其他途径进入人体。抗原或变应原刺激机体产生免疫球蛋白 E（IgE），与支气管黏膜的肥大细胞或嗜碱性粒细胞结合，再次接触相同的抗原或变应原时，发生Ⅰ型超敏反应，引起支气管平滑肌收缩、血管扩张且通透性增高，腺体分泌增多。

2. 遗传性因素　一部分哮喘可能是自主神经调控气道功能异常的结果。由于遗传因素的作用，机体获得特异性体质，其气道反应性较正常人高 100～1 000 倍，当气道受精神因素、空气污染等因素轻微刺激时即可发生明显的收缩，引起气道阻力明显升高，导致哮喘发生。

（二）病理变化

肉眼观：因残气量增多，肺柔软疏松，过度膨胀，伴有灶性萎缩。支气管腔内含有黏液栓，偶尔可有支气管扩张。

镜下观：局部黏膜上皮萎缩、坏死和脱落，黏膜基底膜增厚并发生玻璃样变性，黏膜上皮层中杯状细胞增多，黏液腺增生，黏膜下及肌层内可见嗜酸性粒细胞、单核细胞、浆细胞及淋巴细胞浸润。管壁平滑肌肥大，管腔内有黏液栓填塞，黏液栓中可见尖棱状夏科 - 雷登（Charcot-Leyden）结晶及 Curschmann 螺旋，前者为嗜酸性粒细胞崩解产物，后者为脱落崩解的上皮细胞与黏液成分构成的螺旋状黏丝。

（三）临床病理联系

临床上，患者哮喘发作，因细支气管痉挛收缩和黏液栓阻塞，导致伴有哮鸣音的呼气性呼吸困难，经休息或治疗可完全缓解。哮喘反复发作可导致胸廓变形、肺气肿或自发性气胸，继发慢性肺源性心脏病，甚至因窒息或呼吸循环衰竭而死亡。

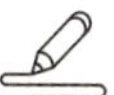

案例 肺源性心脏病

第二节 慢性肺源性心脏病

慢性肺源性心脏病（chronic cor pulmonale）是因慢性肺、肺血管及胸廓疾病引起肺循环阻力增加、肺动脉压力升高而导致的以右心室壁肥厚、心腔扩张，甚至右心功能不全为特征的心脏病，简称肺心病。我国肺心病的发病率较高，尤其是东北和华北地区，多在冬春寒冷季节发病。

一、病因和发病机制

各种慢性肺及肺血管疾病导致肺循环阻力增加，肺动脉压力增高，是肺心病发病的关键环节。

1. 原发性肺疾病 慢性阻塞性肺疾病最易导致肺心病，如慢性支气管炎继发阻塞性肺气肿、支气管哮喘、支气管扩张、肺间质纤维化及肺尘埃沉着症。因肺毛细血管床面积减小，小血管硬化、纤维化甚至闭塞，引起肺循环阻力增加；并且由于细小支气管的阻塞引起通气障碍，肺的血气屏障结构破坏，气体交换面积减少，换气功能障碍，使肺泡气氧分压降低，二氧化碳分压升高，引起肺小动脉痉挛；同时，缺氧引起肺血管结构改建，肺小动脉中膜肥厚、无肌性细动脉肌化，导致肺循环阻力增加和肺动脉高压。

2. 限制性肺疾病 严重的脊柱畸形、胸廓畸形、胸膜纤维化或胸廓成形术后都可导致胸廓活动受限，引起限制性通气障碍，还可因肺血管受压导致肺血管扭曲，引起肺循环阻力增大，肺动脉压力升高及肺心病。

3. 肺血管疾病 原发性肺动脉高压症或反复的肺小动脉栓塞，可导致肺泡壁毛细血管床面积减少，肺循环阻力增大及肺动脉高压。

二、病 理 变 化

1. 肺部病变 由于肺心病多继发于慢性阻塞性肺疾病，除肺部原有病变持续存在外，主要的病变是肺小动脉的变化，包括肺内小血管的结构改建，即肌型小动脉中膜肥厚、内膜下出现纵行平滑肌束，无肌型细动脉肌化等；还包括肺小动脉炎，引起管壁增厚、变硬，管腔狭窄，腔内血栓形成和机化；另外，肺泡壁毛细血管数量显著减少。以上病变都使肺循环阻力增大，肺动脉压力增高。

2. 心脏病变 由于肺动脉压力增高导致右心室压力负荷增大，代偿性肥厚，因此，肺心病时心脏主要的病理变化是右心室肥大。表现为右心室壁肥厚，右心室心腔扩张占据心尖部，心尖钝圆、肥厚。心脏体积增大，重量增加。右心室内乳头肌和肉柱显著增粗，肺动脉圆锥显著膨隆。通常以肺动脉瓣下2cm处右心室壁肌层厚度超过5mm（正常约3～4mm）作为诊断肺心病的病理学标准。镜下可见右心室壁心肌细胞肥大，核大深染；也可见心肌因缺氧导致的心肌纤维萎缩、肌浆溶解、横纹消失、间质水肿和纤维化等。

三、临床病理联系

临床上，患者除原有肺疾病的症状和体征外，主要还有逐渐加重的呼吸功能不全和右心衰竭的症状和体征。呼吸功能不全主要表现为呼吸困难、气急、发绀等；右心衰竭时有心悸、颈静脉

怒张、肝脾肿大、下肢水肿等全身淤血的表现。严重情况下，患者由于继发肺性脑病，出现头痛、烦躁不安、抽搐、嗜睡及昏迷等症状。受凉、呼吸系统感染及劳累等能诱发和加重肺心病，引起心、肺功能的损伤，最终导致呼吸、循环衰竭。

第三节　肺　　炎

肺炎（pneumonia）是发生于肺的急性渗出性炎症，是呼吸系统的多发病、常见病，可以是原发性疾病，也常继发于其他呼吸系统疾病。肺炎根据致病原因的不同，可分为感染性、理化性及变态反应性肺炎。感染性肺炎根据感染病原菌种类的不同，又分为细菌性、病毒性、支原体性、真菌性和寄生虫性肺炎。根据病灶部位，肺炎病灶局限于肺泡内者称肺泡性肺炎，累及肺间质者称间质性肺炎。根据病变范围，又分为小叶性、节段性和大叶性肺炎。根据病变性质，还可分为浆液性、化脓性、纤维素性、干酪性、出血性、机化性或肉芽肿性肺炎等不同种类。

一、大叶性肺炎

大叶性肺炎（lobar pneumonia）是主要由肺炎球菌引起的以肺泡内弥漫性纤维蛋白渗出为主的急性炎症，病变起始于肺泡，迅速扩展到肺段甚至整个肺大叶。患者多为青壮年，男性较多，常发生于冬、春季，多为散发。临床起病急，病情重，表现为寒战高热、胸痛、咳嗽、咳铁锈色痰，严重情况下出现呼吸困难、发绀，伴有肺实变体征及外周血白细胞增多等。大约经 5～10 天，患者体温下降，症状消退，体征消失。

案例分析

患者，男，25 岁。寒战、高热、咳嗽、咳铁锈色痰 5 天。6 天前淋雨受凉感冒，出现高热、寒战、咳嗽，1 天前症状加重，出现咳铁锈色痰、胸痛、呼吸困难入院。

体格检查：高热病容，呼吸急促，口唇发绀，咽部充血水肿，口周有疱疹，体温 39.5℃，心率 113 次 /min，律齐。左下肺叩诊呈浊音，触诊语颤增强，听诊闻及支气管呼吸音，未闻及干、湿啰音。胸部 X 线检查左肺下叶可见大片致密模糊阴影。血常规白细胞计数 25×10^9/L，中性粒细胞 0.92。

1. 该患者咳痰为什么呈铁锈色？
2. 大叶性肺炎的主要致病菌是哪类细菌？
3. 大叶性肺炎有哪些并发症？

（一）病因及发病机制

大叶性肺炎 90% 以上都是由肺炎链球菌感染引起，其中Ⅲ型毒力最强，而肺炎杆菌、金黄色葡萄球菌、流感嗜血杆菌、溶血性链球菌、铜绿假单胞菌等也可引起，但较少见。通常肺炎链球菌存在于正常人的鼻咽部黏膜中，当某些诱因，如病毒感染、受寒、醉酒、疲劳、麻醉或糖尿病等，导致呼吸道免疫防御功能减弱，机体抵抗力下降，而易继发细菌感染。细菌侵入肺泡迅速生长繁殖，引发肺组织变态反应，使得肺泡壁毛细血管扩张、通透性增大，浆液及纤维蛋白原大量渗出。由于浆液性渗出物利于细菌繁殖，并与细菌一起通过肺泡间孔或呼吸性细支气管迅速向邻近肺组织蔓延，波及肺段甚至整个大叶，而带菌渗出液经叶支气管在大叶之间播散，可引起数个肺叶的病变。

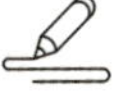

（二）病理变化及临床病理联系

大叶性肺炎多发生在单侧肺，左肺下叶最多见，其次右肺下叶，也可同时或先后发生于两个或多个肺叶。主要的基本病理变化为肺泡腔内的纤维素性炎症，病变的典型自然发展过程分为以下四期：

1. 充血水肿期 发病第1～2天的变化，病变肺泡壁毛细血管通透性增高，肉眼观：患侧肺叶肿大，重量增加，呈暗红色，切面能挤出较多泡沫状液体。镜下观：可见肺泡壁毛细血管扩张充血，肺泡腔内有大量浆液性渗出物，其中混有少量红细胞、中性粒细胞及巨噬细胞，并有大量细菌。此期患者因毒血症，出现高热、寒战和外周血白细胞计数增高，呼吸系统症状表现为咳嗽、咳稀薄样痰。实验室检查外周血白细胞增高，患侧肺听诊可闻及湿啰音，胸部X线检查呈片状分布的模糊阴影，渗出液中可检出肺炎链球菌。

2. 红色肝样变期 发病后第3～4天的变化。肉眼观：患侧肺叶充血肿胀，暗红色，重量增加，质地变实如肝，切面灰红，称为"红色肝样变期"，病变处胸膜上有渗出物覆盖。镜下观：肺泡壁毛细血管显著扩张充血，肺泡腔内充满纤维蛋白和红细胞，其间夹杂少量中性粒细胞和巨噬细胞。纤维蛋白丝连接成网，穿过肺泡间孔与相邻肺泡中的纤维蛋白网相连，这有利于吞噬细胞吞噬病原菌，并限制细菌的扩散。

临床上，由于渗出物中的大量红细胞被肺泡巨噬细胞吞噬，崩解后形成的含铁血黄素混入痰中，使患者咳出铁锈色痰。肺实变范围大，肺泡通气和换气功能障碍，动脉血氧分压降低，患者出现发绀或呼吸困难等缺氧症状。病变累及胸膜时，引起纤维素性胸膜炎，患者出现胸痛，听诊可闻及胸膜摩擦音。胸部X线检查可见大片致密阴影，叩诊实变肺叶呈浊音，触诊语颤增强，胸廓呼吸动度不对称（患侧减弱），听诊肺泡呼吸音减弱或消失，可闻及支气管呼吸音，痰中仍可检出肺炎链球菌。

3. 灰色肝样变期 发病后第5～6天进入此期。肉眼观：患侧肺叶仍肿大，呈灰白色，质实如肝，称为"灰色肝样变期"。镜下观：肺泡腔内纤维蛋白渗出增多，通过相邻肺泡间孔互相连接的现象更多见，纤维蛋白网中有大量中性粒细胞，红细胞几乎消失，肺泡壁毛细血管受压关闭，充血消退（见书后彩色插图24）。

临床上，肺泡仍不能充气，但由于病变肺组织肺泡壁毛细血管受压，血流量显著减少，患者缺氧症状得以改善。其他临床症状逐渐缓解，痰液逐渐变为黏液脓痰。叩诊、听诊及X线检查的表现与红色肝样变期相同。痰中的致病菌被中性粒细胞吞噬杀灭，同时机体的特异性抗体已形成，不易检出致病菌。

4. 溶解消散期 发病后第7天进入此期。肉眼观：患侧肺叶体积缩小，质地变软，切面实变病灶消失，呈黄色，胸膜渗出物被吸收。镜下观：肺泡腔内大部分中性粒细胞变性坏死，释放大量蛋白溶解酶，溶解肺泡腔内的纤维蛋白，溶解后的物质部分经气道咳出，部分经淋巴管吸收，坏死细胞碎片经巨噬细胞吞噬而清除，胸膜纤维素性渗出物被溶解吸收或机化，肺组织结构及功能恢复正常。

临床上，患者体温逐渐下降，肺实变症状及体征消失。由于肺泡内渗出物溶解液化，患者咳痰量增多，听诊时闻及湿啰音。胸部X线检查，实变区阴影密度逐渐下降，呈散在不均匀片状阴影，约2～3周后阴影完全消散。

大叶性肺炎时，肺组织常无坏死，肺泡壁结构也未破坏，痊愈后，肺组织可完全恢复其正常结构和功能，病程需1～3周。以上各期病变发展为连续过程，没有绝对界线，同一病变肺叶的不同部位也可呈现不同阶段的病变。随着临床上抗生素的广泛使用，大叶性肺炎病变减轻，病程缩短，四个阶段的典型病变已很少见，病变往往呈现为节段性肺炎。

（三）结局及并发症

1. 痊愈 大叶性肺炎时，病变局限于肺泡，肺组织常无坏死，肺泡壁结构未被破坏，愈复后，肺组织可完全恢复其正常结构和功能。

2. 并发症 大叶性肺炎的并发症现已少见。

（1）肺肉质变：由于患者病变肺组织中性粒细胞渗出过少或功能缺陷，释出的蛋白溶解酶不足，不能完全溶解吸收肺泡腔内的纤维素性渗出物，而由肉芽组织取代而机化，使得病灶变成褐色肉样纤维组织，称为肺肉质变，也叫机化性肺炎，是大叶性肺炎特有的并发症（见书后彩色插图25）。

（2）感染性休克：见于重症患者，是大叶性肺炎最严重的并发症。多因肺炎链球菌或金黄色葡萄球菌感染，导致严重的毒血症，进而引起休克，又称为休克性或中毒性肺炎。患者表现出严重的毒血症和微循环衰竭，病死率较高。

（3）肺脓肿及脓胸或脓气胸：多见于由金黄色葡萄球菌感染引起的肺炎。

（4）败血症或脓毒败血症：重症感染时，病原菌侵入血流大量繁殖并产生毒素所致，可引起细菌性脑膜炎、细菌性心内膜炎等。

（5）胸膜肥厚和粘连：大叶性肺炎时，炎症直接侵犯胸膜导致纤维素性胸膜炎，若纤维素不能被完全溶解吸收而发生机化，则导致胸膜增厚或粘连。

二、小叶性肺炎

小叶性肺炎（lobular pneumonia）是由化脓性细菌感染引起的以细支气管为中心的急性化脓性炎，又称支气管肺炎（bronchopneumonia）。病变起始于细支气管，并向周围或末梢肺组织发展，形成以肺小叶为单位，灶状散布的肺组织炎症。临床上有发热、咳嗽、咳痰、呼吸困难等症状。肺部听诊时可闻及干、湿啰音。多见于小儿、年老体弱者。

（一）病因及发病机制

小叶性肺炎主要由多种细菌混合感染引起，常见的致病菌有肺炎球菌、葡萄球菌、链球菌、绿脓杆菌、流感嗜血杆菌、大肠杆菌、肺炎克雷伯杆菌及铜绿假单胞菌等。以上细菌通常是口腔或上呼吸道内致病力较弱的常驻菌群，在某些诱因作用下，如患传染病（麻疹、百日咳、流行性感冒等）、慢性心力衰竭、营养不良、昏迷、恶病质、麻醉或手术后，因机体免疫力下降，呼吸系统防御功能损伤，这些常驻细菌得以入侵细支气管及末梢肺组织，并生长繁殖，导致小叶性肺炎。因此，小叶性肺炎常是某些疾病的并发症。如长期卧床患者，肺下叶或背侧的血液坠积使细菌易于滋生繁殖引起的坠积性肺炎；全身麻醉、昏迷后误吸入呼吸道分泌物、呕吐物引起的吸入性肺炎；新生儿吸入羊水引起的羊水吸入性肺炎；麻疹继发性肺炎、百日咳继发性肺炎等均属于小叶性肺炎。

（二）病理变化

小叶性肺炎的基本病变是肺组织内以细支气管为中心的化脓性炎。

肉眼观：双肺表面和切面散在实变病灶，以背侧和下叶多见。病灶大小不等，直径多在0.5～1.0cm（相当于肺小叶范围），形状不规则，色暗红或带黄色，病灶中央可见病变细支气管的横断面。重症患者，化脓性病灶互相融合成片，甚至累及全叶，形成融合性支气管肺炎，一般不累及胸膜。

镜下观：由于不同病灶处于不同的病变发展阶段，病变表现和严重程度也就不一致。病变早期，病灶内细支气管黏膜充血、水肿，有少量黏液性渗出物附着于管壁。随病情进展，管壁纤毛柱状上皮变性、坏死和脱落，病灶中支气管、细支气管管腔及所属肺泡腔内充满大量中性粒细胞、脓细胞、脱落的肺泡上皮细胞及少量浆液，纤维蛋白很少。病灶周围肺组织充血，可有浆液渗出、肺泡过度扩张引起代偿性肺气肿（见书后彩色插图26）。病情进一步加重，病灶完全化脓，支气管和肺组织结构遭破坏。

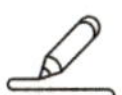

（三）临床病理联系

临床上，因小叶性肺炎多继发于其他疾病，其临床症状常为原发性疾病所掩盖。由于局部炎症及渗出物刺激支气管黏膜，引起患者咳嗽，咳出痰液呈黏液脓性或脓性。因病变呈灶性散布，除融合性支气管肺炎外，肺实变体征一般不明显。胸部X线检查可见肺内散在分布不规则斑点状或小片状模糊阴影。由于病灶内的细支气管和肺泡含有渗出物，听诊可闻及湿啰音。病情较重患者可出现发热、咳嗽、呼吸困难、发绀等临床表现，实验室检查外周血白细胞数升高。

（四）结局及并发症

1. 痊愈 小叶性肺炎经及时有效的治疗，肺内渗出物可完全吸收而痊愈。但婴幼儿、年老体弱者，特别是发生其他严重并发症的患者，预后大多不良。

2. 并发症 小叶性肺炎比大叶性肺炎的并发症多见，且危险性更大。常见的并发症有：

（1）呼吸衰竭：炎症渗出可导致通气与换气功能障碍，出现明显的缺氧和二氧化碳潴留，进而发生呼吸衰竭。

（2）心力衰竭：肺部病变广泛，使肺循环阻力增加，加上缺氧和中毒，使心肌细胞变性、坏死，右心负荷加重而引起右心衰竭。

（3）肺脓肿和脓胸：多见于金黄色葡萄球菌引起的小叶性肺炎。

（4）支气管扩张：支气管破坏严重且病程较长者可导致支气管扩张。

三、间质性肺炎

间质性肺炎（interstitial pneumonia）是指发生于肺间质即肺泡隔、细支气管周围及小叶间隔等处的渗出性炎症。主要由病毒或支原体引起。

（一）病毒性肺炎

病毒性肺炎（viral pneumonia）多因上呼吸道病毒感染向下蔓延所致，症状轻重不等，差别较大，婴幼儿和年老体弱者病情较重。

1. 病因和发病机制 引起病毒性肺炎的病毒种类较多，常见的有流感病毒，另外还有腺病毒、呼吸道合胞病毒、副流感病毒、巨细胞病毒、麻疹病毒、单纯疱疹病毒及新型冠状病毒等。其中流感病毒和副流感病毒感染主要导致成年人发病，而其他类型病毒主要导致儿童患病。一般为散发，偶可酿成流行。

2. 病理变化 病毒性肺炎主要表现为肺间质的炎症，从支气管、细支气管起病，沿肺间质发展。肉眼观：病变肺组织仅因充血水肿而轻度肿大。镜下观：炎症从支气管、细支气管向肺间隔延伸，肺泡间隔明显增宽，肺间质内血管充血、水肿，以及淋巴细胞、单核细胞浸润，肺泡腔内一般无渗出物或仅有少量浆液。病变较重者可见支气管、细支气管上皮灶性坏死，肺泡腔内由巨噬细胞、浆液、纤维蛋白、红细胞等渗出物混杂，形成一层红染的膜状物，贴附于肺泡腔面，称肺透明膜形成（见书后彩色插图27）。病毒性肺炎中最具诊断意义的病变是病毒包涵体，其呈圆形或椭圆形，红染，周围有清晰的透明晕，可出现在支气管上皮、肺泡上皮细胞或多核巨细胞的核或胞质内。

3. 临床病理联系 临床症状差别较大，体征少，除病毒血症引起发热和全身中毒症状外，主要表现为剧烈咳嗽、呼吸困难、发绀等症状。严重病例合并多种细菌或病毒混合感染时，可导致心、肺功能不全等后果。

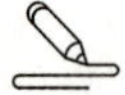

知识链接

新型冠状病毒感染

世界卫生组织最初命名为"2019冠状病毒病"(corona virus disease 2019，COVID-19)。2022年12月中国将新型冠状病毒肺炎更名为新型冠状病毒感染。新冠病毒传播途径主要为直接传播、气溶胶传播和接触传播。新型冠状病毒感染患者以发热、乏力、干咳等为主要临床表现，少数患者伴有鼻塞、流涕、腹泻等上呼吸道及消化道症状。多数患者预后良好，少数患者病情危重，快速进展为急性呼吸窘迫综合征、脓毒症休克、难以纠正的代谢性酸中毒、凝血功能障碍及多器官功能衰竭等。老年人和有慢性基础性疾病者预后较差，儿童病例症状相对较轻。

（二）支原体性肺炎

支原体肺炎(mycoplasmal pneumonia)是由肺炎支原体引起的一种间质性肺炎，其发病率在各种肺炎中约占5%～10%。

1. 病因和发病机制　肺炎支原体的生物学特性介于细菌与病毒之间，主要经飞沫传播，该病多发于秋、冬季节，儿童和青少年发病率较高，通常散发，偶尔流行。

2. 病理变化　肺炎支原体感染可侵及整个呼吸道，引起上呼吸道炎、气管炎、支气管炎和肺炎。病灶常仅累及一个肺叶，且下叶多见。病变主要发生于肺间质，呈节段性分布，实变不明显。肉眼观：病灶呈暗红色，切面可有少量红色泡沫状液体溢出，气管或支气管腔内可见黏液性渗出物，胸膜光滑未受累。镜下观：病灶处肺泡间隔明显增宽，血管扩张、充血，间质水肿，有大量淋巴细胞、浆细胞和单核细胞浸润，肺泡腔内无渗出物或仅有少量混有单核细胞的浆液渗出。

案例　呼吸衰竭

3. 临床病理联系　临床上，患者起病较急，多有乏力、发热、头痛、咽喉痛、剧烈咳嗽、气促及胸痛等症状，病变早期，咳嗽常为干性呛咳，后期伴有咳黏液痰。肺部听诊可闻及干、湿啰音。胸部X线检查，可见肺部呈节段性纹理增加及网状或斑片状阴影。外周血白细胞计数有轻度升高，淋巴细胞和单核细胞增多。患者痰、鼻分泌物及咽喉拭子培养出肺炎支原体是本病的诊断依据。

4. 结局及并发症　大多数支原体肺炎预后良好，病程约2周，患者可自然痊愈，死亡率约为0.1%～1%。

第四节　呼吸衰竭

呼吸是机体摄取氧并排出二氧化碳的过程，包括外呼吸、气体运输和内呼吸三个环节。外呼吸包括肺通气和肺换气两个过程，肺通气是指肺泡内气体与外界气体交换，肺换气是指肺泡内气体与血液之间的气体交换。

呼吸衰竭是指由于外呼吸功能严重障碍，导致动脉血氧分压(PaO_2)降低，伴有或不伴有动脉血二氧化碳分压($PaCO_2$)增高的病理过程。正常人PaO_2随年龄、运动及所处海拔高度而异，而$PaCO_2$极少受年龄影响。呼吸衰竭的诊断标准为成年人在海平面静息状态下，PaO_2低于60mmHg(8kPa)，伴有或不伴有$PaCO_2$高于50mmHg(6.67kPa)。

呼吸衰竭必定有PaO_2的降低，根据$PaCO_2$是否升高，可将呼吸衰竭分为低氧血症型呼吸衰竭(又称Ⅰ型呼吸衰竭，PaO_2<60mmHg)和低氧血症伴高碳酸血症型呼吸衰竭(又称Ⅱ型呼吸衰

竭，PaO_2<60mmHg 伴有 $PaCO_2$>50mmHg）；根据主要发病机制的不同，也可分为通气性和换气性呼吸衰竭；根据原发病变部位不同，又可分为中枢性和外周性呼吸衰竭；根据病程经过不同，还可分为急性和慢性呼吸衰竭。

一、病因和发病机制

凡能引起外呼吸功能障碍的病因，均可导致呼吸衰竭。外呼吸功能障碍通常包含有肺通气和肺换气功能障碍两个方面。

1. 肺通气功能障碍 肺通气功能障碍是指肺泡内气体与外界气体交换障碍，包括限制性和阻塞性通气不足。

（1）限制性通气不足：吸气时肺泡扩张受限制所引起的肺泡通气不足称为限制性通气不足，发生机制有：

1）呼吸肌活动障碍：中枢或周围神经的器质性病变，如脑血管意外、脑炎、脑外伤、脊髓灰质炎、多发性神经炎；由过量镇静药、安眠药、麻醉药导致呼吸中枢抑制；呼吸肌本身的收缩功能障碍，如呼吸肌疲劳、呼吸肌萎缩；低钾血症、酸中毒、缺氧等导致呼吸肌无力。

2）胸廓的顺应性降低：胸廓顺应性高低取决于其活动度大小，严重的胸廓畸形、胸膜纤维化、肋骨骨折等可减小胸廓的活动度而使肺的扩张受限。

3）肺的顺应性降低：严重的肺纤维化，如硅肺、肺结核病；肺泡表面活性物质合成或分泌不足，如新生儿呼吸窘迫综合征、急性呼吸窘迫综合征；肺泡表面活性物质破坏或消耗增加，如肺水肿。

4）胸腔积液和气胸：胸腔大量积液或张力性气胸压迫肺，使肺扩张受限。

（2）阻塞性通气不足：呼吸道狭窄或阻塞导致气道阻力增加引起肺泡通气不足称为阻塞性通气不足。影响气道阻力最主要的因素是气道内径。气管腔被黏液、渗出物、异物或肿瘤等阻塞，气管壁痉挛、肿胀或纤维化，肺组织弹性降低以致对气道管壁的牵引力减弱等，均可使气道内径变窄或不规则而增加气流阻力，引起阻塞性通气不足。气道阻塞有中央性和外周性两类：

1）中央性气道阻塞：指气管分叉处以上的气道阻塞。若阻塞位于胸外（如异物、声带麻痹、炎症、喉头水肿），吸气时气体流经病灶引起压力下降，使气道内压明显低于大气压，导致气道更加狭窄；呼气时则因气道内压大于大气压而使阻塞减轻，此类患者吸气更为困难，表现为吸气性呼吸困难。若阻塞位于中央气道的胸内部分，则由于吸气时气道内压大于胸内压，使得阻塞减轻；用力呼气时则可因胸内压升高，大于气道内压，压迫气道而加重阻塞，患者表现为呼气性呼吸困难。

2）外周性气道阻塞：指气道内径小于 2mm 的细小支气管阻塞，常见于慢性阻塞性肺疾病，因纤维增生使细小支气管壁增厚、弹性降低，管腔黏液栓等使细小气道不完全阻塞。吸气时随着肺泡扩张，细小支气管受周围弹性组织牵拉，气道口径可稍增大使阻塞有所减轻；呼气时，细小支气管弹性回缩，加上黏液栓阻塞，气道狭窄程度加重，气道阻力增加，患者表现为呼气性呼吸困难。此时肺泡内气体排出受阻，残余气逐渐增多，不仅使肺泡有效通气量进一步减少，通气功能障碍，而且肺泡残余气过多也会压迫肺毛细血管床使肺换气功能障碍。

由于以上因素导致肺通气功能障碍，肺泡通气量下降，肺泡气氧分压降低，二氧化碳分压增高，导致 PaO_2 降低和 $PaCO_2$ 增高，发生Ⅱ型呼吸衰竭。

2. 肺换气功能障碍 肺换气是肺泡气与肺泡壁毛细血管中血液经肺泡 - 毛细血管膜（简称肺泡膜）进行气体交换的过程，肺换气功能障碍包括弥散障碍、肺泡通气与血流比例失调及解剖分流增加。

（1）弥散障碍：氧与二氧化碳通过呼吸膜进行交换的过程发生障碍称为弥散障碍，包括：

1）肺泡膜面积减少：正常成年人肺泡总面积约为 80m^2，静息状态下，呼吸时参与换气的肺泡表面积约为 35～40m^2，运动时增加。由于储备量大，只有当肺泡膜面积减少一半以上时，才会引起换气功能障碍。肺泡膜面积减少可见于肺气肿、肺实变、肺不张或肺叶切除等疾病状态下。

2）弥散距离增大：弥散距离是气体交换必须经过的路径，由呼吸膜（即肺泡表面液体层、肺泡上皮细胞和基膜、毛细血管基膜和内皮）及血管内血浆、红细胞膜共同构成，总厚度为 1～4μm，故正常气体交换很快。肺水肿、肺泡透明膜形成、间质性肺炎、肺纤维化、肺泡毛细血管扩张等可使弥散距离增大。

3）血液流经肺泡隔毛细血管时间过短：正常静息时，血液流经肺泡隔毛细血管的时间约为 0.75 秒，而血液氧分压和肺泡气氧分压达到平衡的时间只需要 0.25 秒。当肺泡表面积减少或弥散距离增大时，虽然弥散速度减慢，但在静息时气体交换仍可在 0.75 秒内达到血气和肺泡气的平衡，而不至于发生弥散障碍。只有在体力活动、感染、发热时心排出量增加、肺血流加快、血液流经肺泡隔毛细血管时间过短的情况下，才会出现气体交换不充分而发生低氧血症。

由于二氧化碳的弥散能力比氧气强 20 倍，单纯因弥散障碍而引起的肺换气功能障碍主要导致 PaO_2 降低，而 $PaCO_2$ 在正常范围内，属于Ⅰ型呼吸衰竭。

（2）肺泡通气与血流比例失调：正常成年人在静息状态下，肺泡通气量（V_A）约为 4L/min，肺血流量（Q）约为 5L/min，两者的比率（V_A/Q）约为 0.8，此时肺换气效率最高。如肺泡通气与血流比例失调，则会导致气体交换障碍，甚至呼吸衰竭。这是肺部疾病引起呼吸衰竭最常见和最重要的机制。肺泡通气与血流比例失调有两种基本形式：

1）部分肺泡通气不足（V_A/Q 比率降低）：慢性支气管炎、支气管哮喘、阻塞性肺气肿等引起的气道狭窄或阻塞，以及肺纤维化、肺水肿等引起的限制性通气障碍，均可导致肺泡通气的严重不足。病变较重的肺组织肺泡通气明显减少，而血流量无相应减少，甚至还因炎性充血而增多，导致 V_A/Q 比率显著降低，则流经这部分肺泡的静脉血未经充分动脉化便掺入动脉血内，导致 PaO_2 下降。这种情况类似肺动 - 静脉短路，故称功能性分流（functional shunt），又称静脉血掺杂（venous admixture）。

2）部分肺泡血流不足（V_A/Q 比率增高）：各种肺血管疾病如肺动脉栓塞、肺动脉炎、肺血管收缩等使部分肺泡血流不足而通气正常，V_A/Q 比值显著增高，病变肺泡内的气体不能充分与血液内气体进行交换，肺泡通气属于无效通气，故称死腔样通气（dead space-like ventilation），此时肺换气效率显著下降，导致 PaO_2 降低（图 13-1）。

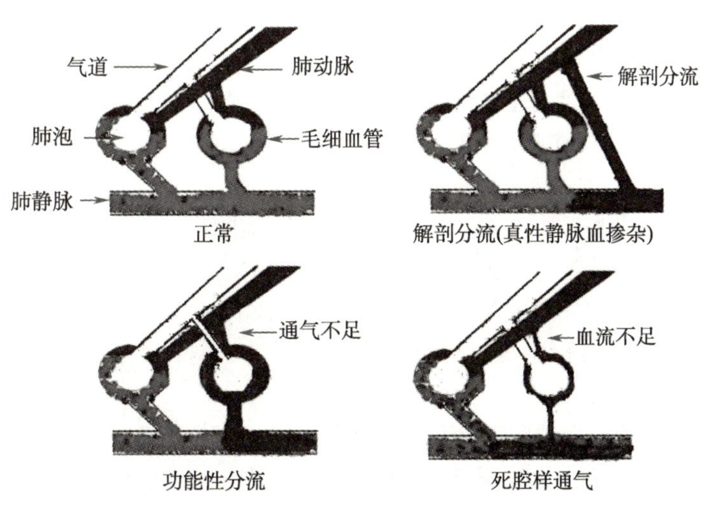

图 13-1　肺泡通气与血流比例失调模式图

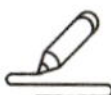

肺泡通气与血流比例失调引起的血气变化特点为PaO_2降低，而$PaCO_2$可正常、降低或升高，这取决于PaO_2降低时反射性引起肺组织代偿通气的程度，若肺代偿性通气正常，$PaCO_2$则正常；若肺代偿性通气过强，CO_2排出过多，$PaCO_2$则低于正常，此时均为Ⅰ型呼吸衰竭；若肺组织病变广泛，肺代偿性通气严重不足，PaO_2降低的同时伴有$PaCO_2$升高，则为Ⅱ型呼吸衰竭。

（3）解剖分流增加：生理情况下，肺内有少量静脉血未经肺泡氧合而直接通过肺动-静脉吻合支或经支气管静脉-肺静脉交通支直接流入肺静脉，这种静脉血掺杂入动脉血，因确实有血管交通支的存在而称为解剖分流（anatomic shunt），又称真性分流，以此来区别上述因部分肺泡通气不足引起静脉血掺杂入动脉血之功能性分流。正常情况下解剖分流的血流量仅占心排出量的2%～3%，不至于对PaO_2产生影响。但严重创伤、休克、肺内DIC、肺栓塞或肺细小动脉收缩等使肺内动-静脉短路开放，或者先天性肺动脉瘘，使解剖分流大量增加，导致PaO_2降低。

此外，肺叶严重病变，如大叶性肺炎红色肝样变、肺不张时，病变肺叶通气完全停止，但血液仍流经病变肺泡，静脉血未经氧合便掺杂入动脉血中，这种情况也类似于解剖分流增加。此类分流一般仅有PaO_2降低，属于Ⅰ型呼吸衰竭。解剖分流时，吸入纯氧并不能显著提高PaO_2，但功能性分流时，吸入纯氧可迅速提高PaO_2，改善缺氧。在呼吸衰竭的发病机制中，单纯的通气不足、单纯的弥散障碍或者单纯的通气血流比例失调均较少见，往往是多种机制同时或相继发生引起的综合结果。

二、机体的功能代谢变化

呼吸衰竭所致的低氧血症和高碳酸血症，早期机体可以通过改善组织供氧、调节酸碱平衡和改善组织器官代谢与功能来进行代偿，但病情严重时，机体代偿失调，则出现酸碱平衡及电解质紊乱，各系统功能代谢紊乱甚至危及生命。

（一）酸碱平衡及电解质代谢紊乱

呼吸衰竭时，不仅因外呼吸功能严重障碍引起酸碱平衡紊乱，还可因继发的肾功能障碍、感染、休克及某些治疗措施不当等因素而导致不同类型的酸碱平衡紊乱。Ⅰ型呼吸衰竭时因低氧血症，可引起代谢性酸中毒；Ⅱ型呼吸衰竭时不仅有低氧血症，还有高碳酸血症，可引起代谢性酸中毒和呼吸性酸中毒；呼吸衰竭患者治疗过程中若人工呼吸机使用不当、过量使用利尿药或$NaHCO_3$等可引起医源性代谢性碱中毒。通常，呼吸衰竭可引起混合性酸碱平衡紊乱。

1. 代谢性酸中毒 呼吸衰竭时由于严重缺氧，无氧糖酵解加强，乳酸等酸性代谢产物增多，可引起代谢性酸中毒。若患者合并肾功能不全、感染或休克等，则因肾小管排酸保碱功能障碍或体内酸性代谢产物增多，而加重代谢性酸中毒，此时血清钾浓度和氯浓度都可明显增高。

2. 呼吸性酸中毒 Ⅱ型呼吸衰竭时，由于肺通气功能障碍，大量二氧化碳潴留，引起高碳酸血症，导致呼吸性酸中毒，此时血清钾浓度增高，血清氯浓度降低，碳酸氢根离子增多。

3. 呼吸性碱中毒 Ⅰ型呼吸衰竭患者，由于缺氧引起代偿性过度通气，二氧化碳排出过多，发生低碳酸血症，导致呼吸性碱中毒。

（二）呼吸系统变化

很多引起呼吸衰竭的原发疾病都会影响呼吸的节律、频率和深度。如阻塞性通气障碍的患者，由于气流受阻，呼吸运动加深，频率减慢，若阻塞部位位于胸外段，则表现为吸气性呼吸困难；而阻塞部位位于胸内段，则表现为呼气性呼吸困难。限制性通气障碍的患者，呼吸变浅变快。中枢性呼吸衰竭的患者呼吸浅慢，可出现潮式呼吸、抽泣样呼吸、下颌呼吸、间歇呼吸、吸气样呼吸等呼吸节律紊乱，其中潮式呼吸最常见。

外呼吸功能严重障碍引起的低氧血症或高碳酸血症可进一步影响呼吸功能。PaO_2 降低作用于颈动脉体与主动脉体化学感受器，尤其是颈动脉体化学感受器，反射性增强呼吸运动，但此反应要 PaO_2 低于 60mmHg 时才明显，PaO_2 为 30mmHg 时呼吸运动最强；二氧化碳潴留引起 $PaCO_2$ 升高，主要作用于中枢化学感受器，使呼吸中枢兴奋，引起呼吸加深加快，使得肺泡通气量增加。但过度缺氧或二氧化碳潴留则直接抑制呼吸中枢，当 PaO_2 低于 30mmHg 或 $PaCO_2$ 超过 80mmHg 时，患者发生呼吸抑制。

慢性Ⅱ型呼吸衰竭患者出现严重的低氧血症和高碳酸血症，对二氧化碳的敏感性因中枢化学感受器被抑制而降低，呼吸运动主要靠缺氧对外周化学感受器的刺激得以维持。此时氧疗只能吸入浓度为 30% 的氧，避免因缺氧得以缓解而导致进一步的呼吸抑制，呼吸运动更弱，从而加重高碳酸血症，使病情进一步恶化。

（三）循环系统变化

轻度的 PaO_2 降低和 $PaCO_2$ 升高可反射性兴奋心血管运动中枢，使心率加快，心肌收缩力增强，心排血量增加，同时因外周皮肤及腹腔内脏血管收缩，血流重新分布，血压可轻度升高，从而代偿缺氧及二氧化碳潴留导致的机体损伤。严重的低氧血症和高碳酸血症可直接抑制心血管中枢和心脏活动，导致心肌收缩力降低、血压下降、心律失常等严重后果。肺部疾病引起的呼吸衰竭常因心肌损害和肺动脉高压而并发肺源性心脏病，甚至右心衰竭。

（四）中枢神经系统变化

呼吸衰竭发生低氧血症和 / 或高碳酸血症，引起中枢神经系统功能的明显变化。中枢神经系统对缺氧很敏感，当 PaO_2 降至 60mmHg 时，患者可出现智力和视力轻度减退。若 PaO_2 迅速降至 40～50mmHg 以下，即引起一系列神经精神症状，如头痛、不安、定向与记忆障碍、精神错乱、嗜睡，以致惊厥和昏迷。而 PaO_2 低于 20mmHg 时，只需几分钟就可造成神经细胞的不可逆性损害。二氧化碳潴留发生迅速而严重时，也将引起严重的中枢神经系统功能紊乱。当 $PaCO_2$ 超过 80mmHg 时，患者出现头痛、头晕、烦躁不安、言语不清、扑翼样震颤、精神错乱、嗜睡、昏迷、抽搐、呼吸抑制等症状，称为二氧化碳麻醉（carbon dioxide narcosis）。呼吸衰竭时，因中枢神经功能障碍而导致一系列神经精神症状的病理过程，称为肺性脑病（pulmonary encephalopathy），其发病机制为缺氧和酸中毒，不仅引起脑血管扩张，形成脑水肿甚至脑疝，还可引起脑细胞酸中毒，导致中枢抑制。

（五）肾功能变化

呼吸衰竭可损伤肾功能，轻者尿中出现蛋白质、红细胞、白细胞及管型等，重者可发生急性肾功能衰竭，出现少尿、氮质血症和代谢性酸中毒等症状，此时肾脏结构往往无明显变化，为功能性肾功能衰竭，一旦外呼吸功能好转，肾功能即可较快恢复。肾功能衰竭的发病机制为缺氧和高碳酸血症通过反射性兴奋交感神经引起肾血管收缩，导致肾血流量严重减少。

（六）消化系统变化

呼吸衰竭导致严重缺氧和 / 或二氧化碳潴留，引起交感神经兴奋使胃肠血管收缩，胃肠黏膜上皮因缺血缺氧而变性坏死，黏膜糜烂、坏死、出血和溃疡形成，患者可出现恶心、呕吐、消化不良、食欲不振、腹痛、便血等消化道症状。

（石娅莉）

复习思考题

扫一扫，测一测

1. 简述慢性支气管炎的病理变化特点。
2. 简述大叶性肺炎与小叶性肺炎的区别。
3. 简述大叶性肺炎红色肝样变期的主要临床表现及病理学基础。
4. 简述呼吸衰竭时机体功能、代谢变化。

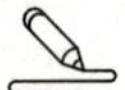

第十四章　消化系统疾病

学习目标

掌握慢性萎缩性胃炎的病理变化，消化性溃疡的病理变化、并发症及临床病理联系，病毒性肝炎的类型、病理变化、病变特点及临床病理联系，门脉性肝硬化的病理变化及临床病理联系，肝性脑病的概念及诱因；熟悉消化性溃疡、病毒性肝炎的病因及发病机制，肝性脑病的原因及发病机制；了解慢性浅表性胃炎、肥厚性胃炎的病理变化，肝性脑病的类型。

消化系统由消化管和消化腺两部分组成，具有消化、吸收、排泄、解毒和内分泌等功能，其功能受神经、内分泌系统的调节，与全身各器官系统相互联系、相互影响。各种致病因素可破坏上述调节与联系，损害消化系统的结构与功能。当致病因素的损害作用超过了机体的防御代偿能力时则可致病。本章主要介绍胃炎、消化性溃疡、病毒性肝炎、肝硬化等临床常见病和多发病。

第一节　胃　　炎

胃炎是胃黏膜的炎性病变。根据病程可分急性胃炎和慢性胃炎。

一、急性胃炎

急性胃炎常由理化因素及微生物感染引起，常见有以下四种：

1. 急性刺激性胃炎　主要是由于暴饮暴食、服食刺激性食物引起。表现为胃黏膜充血、水肿，伴有黏膜上皮细胞坏死脱落及炎症细胞浸润。

2. 急性出血性胃炎　多由于服药不当、过量饮酒或急性应激反应。表现为胃黏膜急性出血，上皮细胞轻度坏死。

3. 急性腐蚀性胃炎　由于吞服强酸、强碱及其他腐蚀性化学物质引起。表现为胃黏膜发生坏死、溶解，可累及深层组织甚至引起胃穿孔，病变严重。

4. 急性感染性胃炎　一般由化脓菌经血道感染或胃的外伤感染。表现为胃黏膜充血、水肿、炎症细胞浸润，此型较少见。

二、慢性胃炎

（一）病因和发生机制

尚未完全阐明。大致可分为以下四类：①幽门螺杆菌感染：Hp是革兰氏染色阴性菌，存在于胃黏膜上皮和胃腺体黏液屏障之间，通过分泌的酶、代谢产物及毒素和炎症介质等，而导致黏

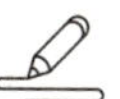

膜上皮和血管内皮的损伤引起慢性胃炎。②自身免疫损伤：常累及胃体，患者血清中可检测到抗壁细胞抗体和抗内因子抗体，伴不同程度胃酸缺乏、恶性贫血等。③十二指肠液、胆汁反流：多因胃肠动力学异常或胃手术后正常生理通道的改变所致，碱性肠液和胆汁反流引起胃黏膜损伤。④长期慢性刺激：如酗酒、服用刺激性食物、吸烟或滥用非甾体类药物等导致急性胃炎反复发作。

（二）病理类型和病理变化

1. 慢性浅表性胃炎 又称为慢性单纯性胃炎，此种类型临床最常见。多发生于胃窦部，灶性或弥漫性。局部散在糜烂和小灶状出血。光镜下：炎症多限于黏膜层上 1/3，以胃小凹之间的固有膜内淋巴细胞、浆细胞浸润为特征，腺体无破坏或减少，急性期可见中性粒细胞浸润。

2. 慢性萎缩性胃炎 随着胃镜技术的发展，胃黏膜活检呈逐年增多趋势。胃窦部最常见。肉眼观：①黏膜变薄，皱襞变平或消失，表面细颗粒状。②正常橘红色消失、变浅，呈灰白或灰黄。③黏膜下血管清晰可见，伴渗出、糜烂。光镜下：①胃小凹变浅，黏膜固有层腺体萎缩、稀疏，腺体变小并见散在腺体囊状扩张。②黏膜全层淋巴细胞、浆细胞浸润，可伴淋巴滤泡形成。③肠上皮化生和假幽门腺化生：胃黏膜上皮被肠黏膜上皮取代称肠化，可再分为小肠性化生（完全性化生）和结肠性化生（不完全性化生）。小肠性化生见吸收细胞及纹状缘、杯状细胞和 Paneth 细胞，分泌唾液酸黏液，组织化学示奥辛蓝染色阳性。结肠性化生无 Paneth 细胞和纹状缘，分泌硫酸黏液，高铁二胺染色阳性。通常认为结肠性化生与胃癌关系密切。假幽门腺化生指胃底和胃体部的壁细胞和主细胞消失，由分泌黏液的细胞取代后似幽门腺而称之。④急性活动期可见糜烂及多量中性粒细胞浸润。

按照腺体萎缩的程度分 3 级：轻度指胃黏膜厚度无明显变薄，仅个别或灶性腺体萎缩、减少，不超过原有腺体数量的 1/3；重度指胃黏膜厚度明显变薄，腺体萎缩、减少的数量超过 2/3；介于二者之间的为中度。

3. 肥厚性胃炎 又称肥厚型胃病、Menetrier 病。发病原因不明，以胃黏膜皱襞显著肥厚为特征，状如脑回（见书后彩色插图 28），好发于胃底和胃体。局灶性或弥漫性，患者常伴原因未明的低蛋白血症。光镜下：腺体增生，黏液分泌细胞增多，淋巴细胞、浆细胞等炎症细胞浸润不明显。

4. 疣状胃炎 是一种原因未明的慢性胃炎。病变多位于胃窦部，黏膜表面出现痘疹样结节为其特征，黏膜表面有急性渗出物覆盖。

第二节 消化性溃疡

消化性溃疡是指以胃或十二指肠黏膜形成慢性溃疡为特征的一种常见的消化系统疾病，多发生于 20～50 岁的成人，男性多于女性。十二指肠溃疡较胃溃疡多见，前者约占 70%，后者占 25%，在胃和十二指肠两者并存的复合性溃疡只占 5%。临床上有慢性、周期性、节律性上腹部疼痛，伴反酸、嗳气等症状，易反复发作。

一、病因和发病机制

消化性溃疡的病因及发病机制复杂，目前尚未完全阐明。近年研究表明，消化性溃疡的发生是一种或多种有害因素对黏膜破坏超过了黏膜抵御损伤和自身修复能力所引起的综合结果。

（一）幽门螺杆菌感染

临床证实，胃镜检查中，消化性溃疡患者感染 Hp 的检出率较高，根除 Hp 可促进溃疡愈合和降低溃疡的复发率。其发病机制主要与 Hp 对局部胃黏膜的损伤，增加胃泌素和胃酸的分泌，削弱黏膜的防御和修复功能有关。

（二）黏膜防御屏障功能受损

临床上许多胃溃疡患者胃酸水平正常，约 50% 的十二指肠溃疡患者无高胃酸，甚至很多人有高胃酸而无溃疡。提示胃、十二指肠黏膜屏障功能的破坏是胃或十二指肠黏膜组织被胃酸和胃蛋白酶消化而形成溃疡的重要原因。正常胃和十二指肠黏膜通过黏液屏障（胃黏膜分泌黏液覆盖于黏膜表面）和黏膜屏障（黏膜上皮细胞膜的脂蛋白）保护黏膜免受胃液的消化作用。当胃黏液分泌不足或黏膜上皮受损时，黏膜防御屏障功能减弱，抗胃液消化能力降低，导致溃疡形成。

此外，若长期服用非甾体抗炎药物如阿司匹林等，除直接刺激黏膜外，还可抑制黏膜前列腺素的合成，影响黏膜血液循环；吸烟可损害黏膜血液循环，削弱黏膜防御屏障。

（三）胃液的消化作用

胃酸和胃蛋白酶对胃肠道黏膜的自身消化是形成消化性溃疡的直接原因之一。十二指肠溃疡时可见分泌胃酸的壁细胞总数明显增加，造成胃酸分泌明显增加。空肠与回肠内为碱性环境，极少发生这种溃疡病。但胃空肠吻合术后，吻合处的空肠则可因胃液的消化作用而形成溃疡。这说明胃液对胃壁组织的自身消化过程是消化性溃疡形成的原因。抑制胃酸可以促进溃疡愈合。

（四）其他因素

长期精神紧张、焦虑、情绪波动等刺激，可导致自主神经功能紊乱，与溃疡形成有密切关系。在迷走神经功能亢进时，可使胃酸分泌增加，这与十二指肠溃疡的发生有关；在迷走神经功能降低时，胃蠕动减弱，可使胃泌素分泌增加，进而引起胃酸分泌增加，这与胃溃疡形成有关。

流行病学调查显示，消化性溃疡在一些家族中有高发趋势，显示该病的发生与遗传因素有关。有报道 O 型血人群十二指肠溃疡的发病率较其他血型人群高，提示遗传因素在消化性溃疡的发病中起一定的作用。但近年来的研究还发现 O 型血者消化性溃疡的家族聚集现象与 Hp 感染有关。

思政元素

不畏困难，勇于探索

巴里·马歇尔，澳大利亚科学家，与罗宾·沃伦发现了幽门螺杆菌。1982 年，他们做出了幽门螺杆菌的初始培养体，并发展了关于胃溃疡与胃癌是由幽门螺杆菌引起的假说。幽门螺杆菌假说在刚刚提出时被科学家和医生们嘲笑，他们不相信会有细菌生活在酸性很强的胃里面。为了让人们注意到这个理论，马歇尔服用了试管里面的细菌并且在不久后罹患胃溃疡，而后使用抗生素治愈了胃溃疡。2005 年，卡罗琳医学院将诺贝尔生理学或医学奖授予马歇尔博士和他的长期合作伙伴罗宾·沃伦，以表彰他们发现了幽门螺杆菌以及它们在胃炎和胃溃疡中的作用。

二、病 理 变 化

肉眼观：胃溃疡多发生于胃小弯近幽门处，以胃窦部小弯区最多见。溃疡常为一个，圆形或椭圆形，直径多在 2cm 以内。溃疡边缘整齐，状如刀切，周围黏膜可有轻度水肿，因溃疡底部的瘢痕组织收缩牵引，出现胃黏膜皱襞呈放射状向溃疡底部集中的现象（见书后彩色插图 29）。溃疡底部较平坦，常可穿透黏膜下层，深达肌层甚至浆膜层，溃疡处的黏膜至肌层组织可完全被破坏，由肉芽或瘢痕组织取代。十二指肠溃疡多发生在十二指肠球部的前后壁，溃疡小而浅，直径多在 1cm 以内，较易愈合。

光镜下，溃疡底部从内向外大致由四层组织构成。①渗出层：由少量炎性渗出物（中性粒细胞和纤维蛋白）组成；②坏死层：由无结构的坏死组织细胞碎片构成；③肉芽组织层：由新鲜的肉芽组织构成；④瘢痕组织层：由肉芽组织变成的纤维瘢痕组织构成（图 14-1）。在瘢痕组织中还可见细小动脉炎性增生、神经纤维断端呈球状增生，瘢痕收缩刺激增生的神经纤维可引起疼痛。

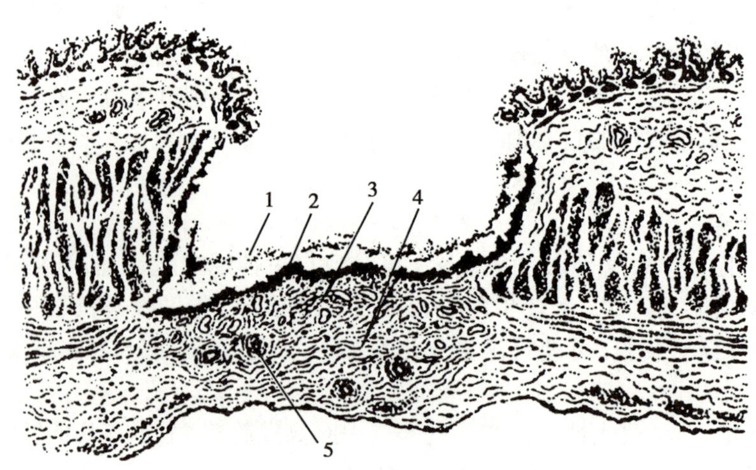

图 14-1 慢性胃溃疡底部结构（模式图）

1. 渗出层；2. 坏死层；3. 肉芽组织层；4. 瘢痕组织层；5. 增生性动脉内膜炎

三、结局和并发症

早期浅层溃疡多数可愈合。当溃疡表层的渗出物及坏死组织吸收或排出后，由底部肉芽组织增生填充，周围黏膜上皮再生覆盖溃疡而愈合。如溃疡长期反复发作，可出现下述并发症：

1. 出血 是最常见的并发症，10%～35% 的患者发生出血。轻者因溃疡底部的毛细血管破裂而表现为大便潜血。若溃疡底部的大血管被腐蚀而破裂则导致大出血，临床上出现呕血和 / 或柏油样大便，严重者出现失血性休克。

2. 穿孔 是最危险的并发症，约占患者 5%，十二指肠溃疡穿孔较胃溃疡穿孔常见。穿孔后胃肠内容物漏入腹腔可引起腹膜炎。

3. 幽门梗阻 约占患者 3%。主要由于瘢痕收缩引起幽门狭窄，使胃内容物滞留，继发胃扩张。某些患者可因反复呕吐引起水、电解质失衡和营养不良。部分患者在溃疡病急性发作时，可因炎性水肿、幽门平滑肌痉挛而发生功能性幽门梗阻。

4. 恶变 约见于 1% 的胃溃疡患者，而十二指肠溃疡几乎不发生恶变。

第三节　病毒性肝炎

病毒性肝炎是一组由肝炎病毒引起的以肝实质细胞变性、坏死为主要病变的常见传染病。本病在世界各地均有发生和流行，各种年龄及不同性别均可发病，我国人群中发病率较高。临床上患者常有乏力、恶心、厌油腻、食欲减退、肝区疼痛等症状，部分患者出现黄疸和发热。

一、病因和发病机制

目前已知的肝炎病毒有6种，各型肝炎病毒的特点见表14-1。

表14-1　各型肝炎病毒的特点及肝炎类型

病毒类型及性质		潜伏期(周)	传染途径	肝炎类型
HAV	27nm，单链RNA	2～6	肠道	急性肝炎
HBV	43nm，DNA	4～26	密切接触、输血、注射	急性、慢性肝炎，肝硬化
HCV	30～60nm，单链RNA	2～26	同上	同上
HDV	缺陷性RNA	4～7	同上	同上
HEV	32～34nm，单链RNA	2～8	肠道	急性肝炎
HGV	单链RNA	不详	输血、注射	不详

病毒性肝炎的发病机制目前尚未完全阐明。一般认为，甲型肝炎病毒可能直接破坏肝细胞，也可能通过细胞免疫机制导致肝细胞间接损伤。乙型肝炎病毒不直接引起肝细胞损害，而是通过免疫介导，尤其是 $CD8^+$ T细胞识别并杀伤被感染的肝细胞，导致肝细胞坏死或凋亡。其他类型肝炎病毒引起肝细胞损伤机制还有待研究。

二、基本病理变化

病毒性肝炎的基本病变属于变质为主的炎性病变，表现为肝细胞变性、坏死，同时伴不同程度的炎症细胞浸润、肝细胞再生和纤维组织增生等。

（一）肝细胞变质

1. 肝细胞变性

（1）细胞水肿：是最常见的病变。光镜下见肝细胞明显肿大，胞质疏松呈网状、半透明，称为胞质疏松化。进一步发展肝细胞体积更加肿大，呈圆球形，胞质几乎完全透明，称为气球样变。电镜下见内质网不同程度扩张，线粒体明显肿胀，溶酶体增多等。

（2）嗜酸性变和嗜酸性小体：多散在于小叶内，累及单个或几个肝细胞。病变肝细胞胞质因水分脱失而浓缩，使肝细胞体积缩小，嗜酸性染色增强，细胞核染色加深，称为嗜酸性变。嗜酸性变进一步加重，细胞质浓缩，细胞核浓缩甚至消失，形成均匀红染的圆形小体，称为嗜酸性小体。嗜酸性小体为单个肝细胞的死亡，属于细胞凋亡。

2. 肝细胞溶解坏死　由严重的细胞水肿发展而来。不同类型的病毒性肝炎此种坏死的范围和分布不同，可分为①点状坏死：为肝小叶内一至数个肝细胞坏死，同时伴有炎症细胞浸润，常见于急性普通型肝炎；②碎片状坏死：为肝小叶周边界板肝细胞的片状、灶状，或连结状坏

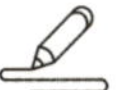

死，伴炎症细胞浸润，常见于慢性肝炎；③桥接坏死：为中央静脉和汇管区之间，或两个中央静脉之间出现互相连接的肝细胞坏死带，常见于中、重度慢性肝炎；④亚大块坏死和大块坏死：指几乎累及整个肝小叶或波及多个肝小叶的融合性坏死，病变范围广，性质严重，常见于重型肝炎。

（二）渗出性病变

在小叶坏死区内或汇管区常有程度不等的炎症细胞浸润。浸润的细胞主要为淋巴细胞和单核细胞，可见少量的浆细胞、中性粒细胞等。

（三）增生性病变

1. 肝细胞再生 肝细胞坏死时，邻近的肝细胞可通过分裂再生进行修复。坏死严重时，再生的肝细胞呈团状排列，称为结节状再生。

2. Kupffer 细胞增生、肥大 这是肝内单核巨噬细胞系统的炎性反应。该细胞增生肥大，并可突出于肝窦壁或脱入窦内成为游走的吞噬细胞。

3. 间叶细胞及成纤维细胞的增生 间叶细胞和成纤维细胞增生参与损伤的修复。间叶细胞具有多向分化的潜能，存在于肝间质内，参与损伤的修复；成纤维细胞增生则可自汇管区插入肝小叶成为肝硬化的基础。

4. 小胆管增生 慢性且坏死严重的病例在汇管区尚可见细小胆管增生。

上述基本病变中，肝细胞疏松化、气球样变、点状坏死及嗜酸性小体形成对于诊断普通型肝炎具有相对的特征性；而肝细胞大片坏死、崩解则是重型肝炎的主要病变特征。

三、临床病理类型

常用的分类有两种：①按病毒类型分为甲、乙、丙、丁、戊、庚 6 型；②从临床病理角度分为普通型及重型两大类。普通型又分为急性及慢性两类。急性病毒性肝炎又分为无黄疸型和黄疸型；慢性病毒性肝炎又分为轻、中、重三类。重型病毒性肝炎又分为急性及亚急性两种。

（一）急性（普通型）肝炎

最常见。临床根据有无黄疸而分为黄疸型和无黄疸型两种，两型肝炎病变基本相同。我国以无黄疸型多见，且多属乙型肝炎。光镜下：肝细胞广泛变性，以胞质疏松化和气球样变为主，肝细胞坏死轻微，肝小叶内可见点状坏死和嗜酸性小体（图 14-2）。肝小叶内与汇管区可见轻度炎症细胞浸润。黄疸型坏死较重，毛细胆管内常有淤胆和胆栓形成。肉眼观：肝体积肿大，质软，表面光滑。

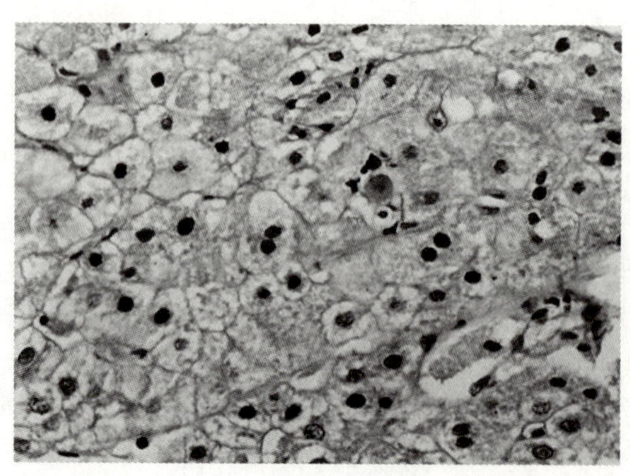

图 14-2 急性病毒性肝炎

临床上，由于肝脏体积肿大，肝脏包膜紧张，可引起肝区疼痛。肝细胞受损，可引起血液中丙氨酸转氨酶（ALT）和天冬氨酸转氨酶（AST）升高和肝功能异常。病变严重者可出现黄疸。

本型患者大多在6个月内治愈，少数可发展成为慢性肝炎，极少数可恶化为重型肝炎。

（二）慢性（普通型）肝炎

病毒性肝炎病程持续半年以上者即为慢性肝炎。

1. 轻度慢性肝炎　点状坏死，偶见轻度碎片状坏死，汇管区周围少量纤维组织增生，肝小叶结构完整。

2. 中度慢性肝炎　肝细胞变性、坏死较明显，有中度碎片状坏死及特征性的桥接坏死。肝小叶内有纤维间隔形成，但小叶结构大部分保存（图14-3）。

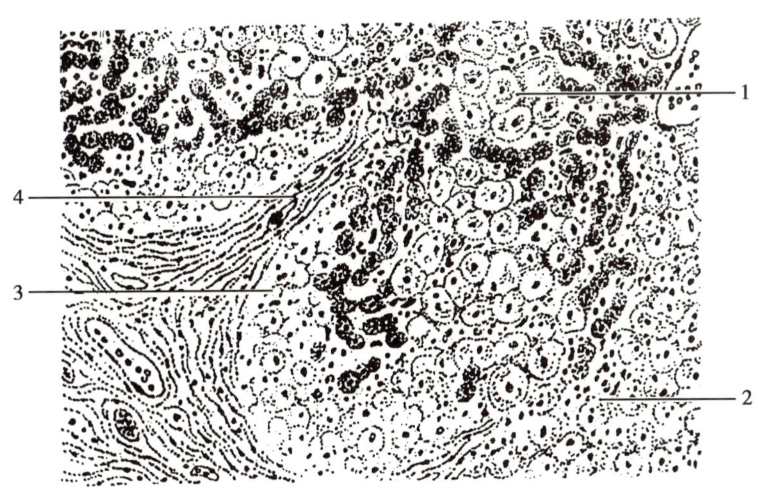

图14-3　中度慢性肝炎（模式图）

1. 肝细胞气球样变；2. 桥接坏死；3. 碎片状坏死；4. 汇管区纤维组织增生，向小叶内伸展形成纤维间隔

3. 重度慢性肝炎　肝细胞坏死严重而且广泛，有重度碎片状坏死和大范围桥接坏死。坏死区出现肝细胞不规则再生。小叶周边与小叶内肝细胞坏死区间形成纤维性连接，纤维间隔分割肝小叶结构（假小叶形成），此时出现肝硬化。

轻、中度慢性肝炎大多可治愈，少数病情加重。重度慢性肝炎患者除演变为肝硬化外，有时还可发展为重型肝炎。

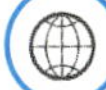

知识链接

小三阳

小三阳又称乙型肝炎小三阳，是指慢性乙型肝炎患者或乙型肝炎病毒携带者，经过乙型肝炎病毒免疫学检查，结果为乙型肝炎表面抗原（HBsAg）、乙型肝炎e抗体（HBeAb）、乙型肝炎核心抗体（HBcAb）均为阳性，一般认为小三阳的传染性较小。

（三）重型病毒性肝炎

本型较少见，但病情严重，临床经过凶险，病死率高。根据病变程度和临床经过又可分为急性重型和亚急性重型两种。

1. 急性重型肝炎　少见，起病急骤、发展迅速、病死率高，又称暴发型肝炎。肉眼观：肝脏

体积明显缩小，重量减轻，质地柔软，被膜皱缩，切面呈黄色或红褐色，部分区域呈红黄相间的斑纹状，临床称其为急性黄色肝萎缩或急性红色肝萎缩（见书后彩色插图30）。光镜下：见肝细胞坏死严重而广泛。肝细胞索解离、肝细胞溶解，出现弥漫性大片坏死。坏死多自小叶中央开始，迅速累及小叶周边。肝窦扩张充血及出血，Kupffer 细胞增生肥大，并吞噬细胞碎屑及色素。小叶内和汇管区有淋巴细胞和单核巨噬细胞为主的炎症细胞浸润。残留的肝细胞再生现象不明显。大多数患者在两周内因肝功能衰竭、消化道出血、急性肾衰竭而死亡，少数幸存者可发展为亚急性重症型肝炎。

2. 亚急性重型肝炎 多由急性重型肝炎迁延而来，少数病例由普通型肝炎恶化而来，或一开始病变就呈亚急性经过，病变可长达数周至数月。肉眼观：肝体积缩小、质地软硬不一，被膜皱缩，切面呈红褐色或土黄色。光镜下：可见肝细胞新旧不等的大片坏死，又有肝细胞结节状再生，故失去原有的小叶结构和功能。坏死区有大量的淋巴细胞和单核细胞浸润及纤维组织增生。小叶周边部小胆管增生并可见胆酸形成。此型肝炎若治疗得当且及时，病情可缓慢或停止进展。多数患者病情常继续发展而成为坏死后性肝硬化，并伴肝功能不全。

第四节 肝 硬 化

肝硬化是指多种病因引起的肝细胞弥漫性变性、坏死，继发性间质纤维组织增生和肝细胞结节状再生。三种病变反复交替，导致肝小叶结构被破坏，假小叶形成。结果使肝内血液循环途径逐渐被改建，肝脏质地变硬。该病为一种常见的慢性进行性肝病，早期常无明显症状，后期出现不同程度的门静脉高压症和肝功能障碍。

肝硬化分类较复杂：①按病因分为病毒性、酒精性、胆汁性、寄生虫性和隐源性肝硬化等；②按形态分为小结节型、大结节型、大小结节混合型及不全分割型肝硬化；③综合分类为门脉性、坏死后性、胆汁性、淤血性、寄生虫性和色素性肝硬化等。我国常采用结合病因、病变特点及临床表现的综合分类方法。以下主要介绍我国常见的几种肝硬化。

一、门脉性肝硬化

门脉性肝硬化相当于国际分类的小结节型肝硬化，是最常见的一型肝硬化。

（一）病因和发病机制

1. 病毒性肝炎 是我国肝硬化的主要原因，尤其是乙型和丙型病毒性肝炎。

2. 慢性酒精中毒 是导致肝硬化的另一主要原因。长期酗酒，乙醇对肝脏持续长期的损伤，引起肝细胞水肿和脂肪变，逐渐发展为肝细胞坏死和纤维化。

3. 营养缺乏 动物实验表明，缺乏胆碱和甲硫氨酸食物的动物，可由脂肪肝发展为肝硬化。

4. 毒物中毒 某些化学毒物如砷、四氯化碳、黄磷、杀虫剂等慢性中毒可引起肝硬化。长期服用某些药物，如异烟肼、甲基多巴、甲氨蝶呤等药物可导致药物性肝炎而发展为肝硬化。

上述各种因素导致肝细胞变性坏死，在坏死的基础上发生纤维组织增生。初期增生的纤维组织尚未互相连接成间隔，称肝纤维化，为可复性病变。如病变继续发展，小叶中央区和汇管区等处的纤维间隔互相连接，最终使肝小叶结构破坏和肝血液循环被改建而形成肝硬化。

（二）病理变化

肉眼观：早、中期肝体积正常或稍大（肝细胞脂肪变）、质地稍硬。晚期肝体积缩小、重量减轻（由正常的 1 500g 减至 1 000g 以下）、质地变硬、表面小结节状（结节大小相仿，直径一般不超过 1.0cm)。切面可见结节周围有纤维组织间隔包绕(图 14-4),结节呈黄褐色(脂肪变)或黄绿色(淤胆)。

光镜下:正常的肝小叶结构被破坏,由广泛增生的纤维组织将肝细胞再生结节分割包绕成大小不等、圆形或椭圆形的肝细胞团,称假小叶。假小叶内肝细胞常排列紊乱,再生的肝细胞较大、核大、染色较深、可有双核。中央静脉常缺如、偏位或有两个甚至两个以上。假小叶周围增生的纤维组织间隔增宽,其内有慢性炎症细胞浸润,还可见小胆管增生和胆汁淤积(图 14-5)。

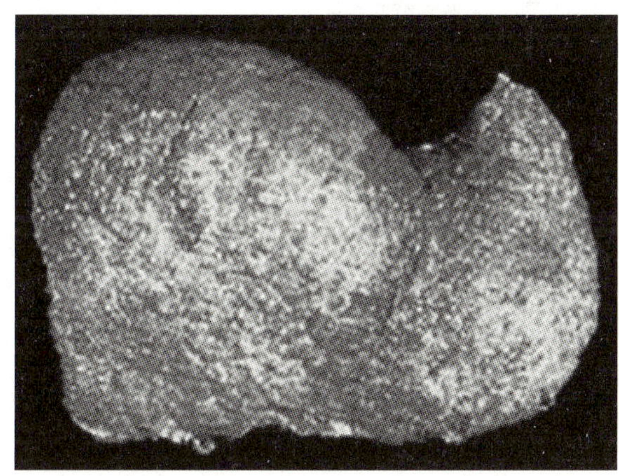
图 14-4　门脉性肝硬化(肉眼观)

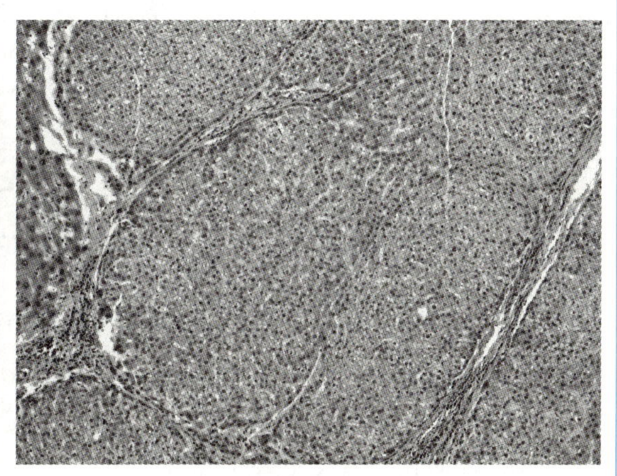
图 14-5　门脉性肝硬化(镜下观)

(三)临床病理联系

1. 门静脉高压症　主要产生原因是:①肝内广泛的结缔组织增生,肝血窦闭塞或窦周纤维化使门静脉循环受阻(窦性阻塞)。②假小叶和肝纤维化压迫或扭曲了小叶下静脉,使肝窦内血液流出受阻,致门静脉回流受阻(窦后性阻塞)。③肝动脉分支与门静脉分支之间在汇入肝窦前形成异常吻合,动脉血流入门静脉(窦前性阻塞)。

门静脉压力增加后,患者可出现一系列的临床表现。主要表现为:

(1) 淤血性脾大:门静脉高压使脾静脉血回流受阻,长期慢性淤血致脾大,并常引起脾功能亢进。

(2) 胃肠道淤血、水肿:门静脉高压使胃肠静脉回流受阻,胃肠道淤血、水肿,胃肠道蠕动减弱,消化吸收障碍,患者表现出食欲减退、消化不良等症状。

(3) 腹水:为淡黄色透明的漏出液。腹水形成主要原因有:①门静脉高压使门静脉系统毛细血管内淤血,组织液回吸收减少而漏入腹腔。②门静脉高压使小叶中央静脉和小叶下静脉受压闭塞,血浆自肝窦壁渗入窦旁间隙,肝淋巴液生成增多而漏入腹腔。③肝脏合成蛋白功能减退,使血浆胶体渗透压降低。④肝脏灭活功能降低导致醛固酮、抗利尿激素增多,引起水、钠潴留。患者表现出腹胀,大量腹水时腹部膨隆,状如蛙腹。

(4) 侧支循环形成:门静脉高压时,通过门静脉与腔静脉之间的吻合支代偿,可以减轻门静脉压力,使部分门静脉血不经过肝脏通过侧支直接流入腔静脉回流到右心。主要的侧支循环和临床意义有:①门静脉血经胃冠状静脉、食管静脉丛、奇静脉入上腔静脉;常引起食管下段静脉丛曲张,破裂时可引起大出血,是肝硬化患者常见的死因之一。②门静脉血经肠系膜下静脉、直肠静脉丛、髂内静脉进入下腔静脉;常引起直肠静脉(痔静脉)丛曲张,破裂时发生便血,长期便血可引起患者贫血。③门静脉血经脐静脉、脐旁静脉、腹壁上静脉、腹壁下静脉流入上、下腔静脉;常引起脐周及腹壁静脉丛曲张,表现为“海蛇头”(图 14-6)。

2. 肝功能不全　是肝实质反复长期破坏的结果。其主要临床表现有:

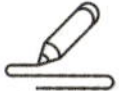

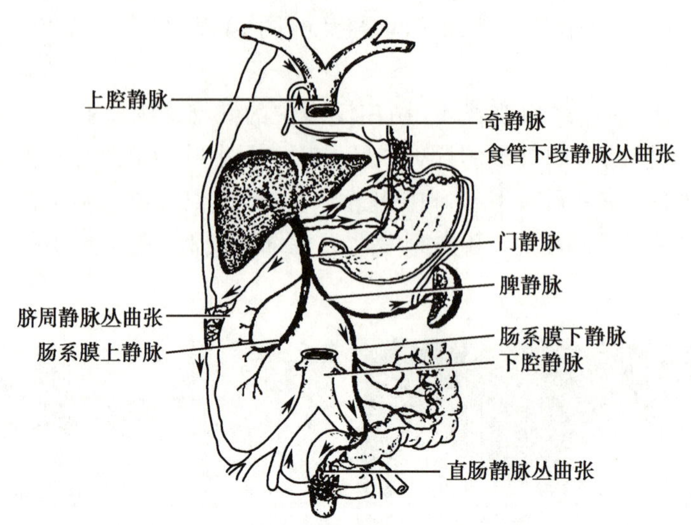

图 14-6 门静脉高压时侧支循环示意图

(1) 蛋白质合成障碍：主要是白蛋白合成障碍，使血浆蛋白降低，而球蛋白相对增加。生化检查出现血浆总蛋白下降，白蛋白与球蛋白比值下降，甚至出现倒置现象。

(2) 贫血和出血倾向：因肝脏合成凝血因子减少和脾功能亢进所致。患者可有鼻出血、牙龈、黏膜、浆膜出血及皮下瘀斑等。

(3) 肝脏对激素灭活功能下降：主要是雌激素灭活减少，使血液雌激素水平增加。出现蜘蛛痣（小动脉末梢扩张所致）、肝掌（即手掌大小鱼际及指尖等部位小血管扩张出现鲜红色），部分男性患者有睾丸萎缩、乳腺发育，女性患者出现月经不调、不孕等。

(4) 黄疸：晚期肝内胆管阻塞，使胆红素代谢障碍而出现黄疸。

(5) 血清酶活性改变：丙氨酸转氨酶（ALT）、天冬氨酸转氨酶（AST）、乳酸脱氢酶（LDH）活性升高。这是肝细胞变性坏死、细胞膜通透性增加引起肝细胞内的酶大量释放入血所致。另外，因肝细胞受损，使血中胆碱酯酶合成减少，故血清中该酶活性降低。

(6) 肝性脑病（肝性昏迷）：由于肝衰竭，肠内含氮物质不能经肝脏解毒而引起的氨中毒。这是晚期肝硬化患者死亡的重要原因之一。

（四）结局

门脉性肝硬化时，肝组织结构被增生的纤维组织改建，原有的结构和功能受损，但肝组织具有较强的代偿能力，及时治疗，可使病变处于相对稳定状态并长期维持。此时肝细胞的变性、坏死基本停止，纤维组织增生相对静止。如病变持续进展，最终可致肝功能衰竭，患者可因肝性昏迷死亡。此外，还可因食管下段静脉丛破裂引起的上消化道大出血、合并肝癌及感染等导致死亡。

二、坏死后性肝硬化

坏死后性肝硬化相当于大结节型和大小结节混合型肝硬化，此型肝硬化是在肝细胞大片坏死的基础之上发展而来的，病程较短，预后较差。

（一）病因及发病机制

1. 病毒性肝炎 多由亚急性重型肝炎迁延而来。慢性肝炎反复发作中肝细胞坏死，严重时亦可发展为本型肝硬化。

2. 药物及化学物质中毒 某些药物或化学物质在引起肝细胞广泛中毒性坏死后，继发结节状再生而发展为坏死后性肝硬化。

（二）病理变化

肉眼观：肝体积缩小、重量减轻、质地变硬。表面有大小不等的结节，最大结节直径可达 5～6cm，由于结节大小不等常使肝脏变形。切面可见结节由较宽大且厚薄不均的纤维间隔包绕，结节呈黄绿或黄褐色。

光镜下：肝细胞有不同程度的变性和坏死。坏死的程度、范围及形状不规则，故假小叶的形状及分布亦不规则，纤维间隔增宽且厚薄不均，其中的炎症细胞浸润、小胆管增生均较门脉性肝硬化更为显著。

三、胆汁性肝硬化

胆汁性肝硬化是由胆道阻塞、胆汁淤积而引起的肝硬化，临床上较少见。分为原发性和继发性两类。

1. 原发性胆汁性肝硬化　又称慢性非化脓性破坏性胆管炎，在我国少见。原因不明，可能与自身免疫反应有关。多发生于中年以上的妇女。病变主要是小胆管破坏和汇管区纤维组织增生并出现淤胆现象。增生的纤维组织侵入肝小叶内形成间隔，分割小叶最终发展为肝硬化。临床表现有长期梗阻性黄疸、肝大和因胆汁刺激而引起的皮肤瘙痒等。

2. 继发性胆汁性肝硬化　通常是由胆管系统阻塞，引起胆汁淤积，使肝细胞变性坏死，继发纤维组织增生而引起的肝硬化。肉眼观：肝体积变化不明显，表面平滑或细颗粒状，硬度中等，呈深绿色或绿褐色，切面结节较小。光镜下：肝细胞胞质内胆色素沉积，肝细胞变性、坏死。坏死的肝细胞肿大、胞质疏松呈网状，核消失，称网状或羽毛状坏死。坏死区胆管破裂、胆汁外溢，形成“胆汁湖”。纤维组织增生和小叶改建都较轻。假小叶周围纤维组织分割包绕不完全。伴有胆管感染时，汇管区有大量中性粒细胞浸润甚至微脓肿形成。

第五节　肝性脑病

肝脏是人体最重要的代谢器官，具有多种生理功能，参与体内的消化、代谢、排泄、解毒及免疫等功能。因此，当肝脏受到各种损害后，可引起不同程度的细胞损害及肝功能障碍。由于肝脏具有强大的代偿和再生能力，只有当肝脏遭受到严重损害时，才会导致肝功能不全。

各种致病因素使肝实质细胞发生严重损害，引起明显的代谢、分泌、合成、生物转化和免疫功能障碍，机体发生水肿、黄疸、出血、感染、肾功能障碍及肝性脑病等临床综合征，称肝功能不全。肝功能不全的晚期阶段称为肝功能衰竭。主要发生肝性脑病和肝肾综合征，本节重点讨论肝性脑病。

肝性脑病是指由于肝功能严重障碍，大量的毒性代谢产物在体内蓄积，经血液循环入脑，引起的一系列精神、神经综合征。慢性肝性脑病的临床经过常分为四期。

一期（前驱期）：有轻微的性格和行为的异常表现，如欣快感或沉默寡言、躁动不安、注意力不集中；二期（昏迷前期）：以精神错乱、睡眠障碍、行为失常为主，如哭笑无常、睡眠昼夜颠倒、定向障碍，以及运动不协调、扑翼样震颤、肌张力增强、腱反射亢进等神经体征；三期（昏睡期）：以昏睡和精神错乱为主，如木僵、幻觉、嗜睡、昏睡；四期（昏迷期）：患者完全丧失神志、不能唤醒即呈昏迷状态，故临床上习惯称本病为肝性昏迷。

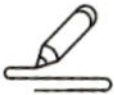

一、分类和原因

肝性脑病按临床经过常分为急性和慢性两种类型。

急性肝性脑病起病急，病情凶险，迅速出现黄疸、出血倾向，2～4 天后由嗜睡进入昏迷状态，其发生主要是严重而广泛的肝细胞变性坏死所致，常见于重型肝炎、严重的毒物或药物中毒引起的肝细胞损伤时。

慢性肝性脑病病程较长，进展缓慢，多发生于各类肝硬化和部分肝癌的晚期，在肝性脑病发生之前常有较长的代偿期，通常在某些诱因的作用下，肝脏损伤加重、肝脏功能失代偿而病情加重，最后发生昏迷。促使慢性肝性脑病发生的常见诱因有：上消化道出血、感染、服用镇静剂、使用麻醉剂、水电解质和酸碱平衡紊乱、休克、氮质血症等。

二、发病机制

肝性脑病的发生机制尚未完全阐明。根据大量临床与实验研究，目前多倾向于肝性脑病的发生是多种因素综合作用的结果。现将主要学说简介如下。

（一）氨中毒学说

临床观察及研究发现，60%～80% 的肝性脑病患者有血氨增高现象；口服铵盐、尿素等含氮物质或进食大量蛋白质后，血氨增高，并可发生与肝性脑病相同的症状和脑电图改变。说明肝性脑病的发生与氨代谢障碍关系密切。

在正常情况下，血氨的生成与消除保持动态平衡。当氨的清除不足或生成过多导致血氨浓度增高时，可引起脑功能障碍而发生肝性脑病。

1. 血氨升高的原因

(1) 氨清除不足：体内氨的清除主要是在肝内经鸟氨酸循环合成尿素，再经肾脏排泄而完成的。鸟氨酸循环需要多种酶和足够的 ATP 参与。在肝功能障碍时，由于肝内酶系统受损，ATP 供给不足，鸟氨酸循环发生障碍，尿素合成减少，致使氨的清除不足。在肝硬化门静脉高压和 / 或门 - 体静脉分流术后，由于门 - 体侧支循环的建立，来自肠道氨部分或大部分未经肝清除而直接进入体循环，也可引起血氨升高。

(2) 氨生成过多：其主要原因有①严重肝疾病引起的消化道出血，血液蛋白质在肠道经细菌分解生成大量的氨；②肝硬化时，由于门静脉高压，消化道黏膜淤血、水肿，消化腺和胆汁分泌减少，消化道蠕动功能减弱等，使食物的消化、吸收和排空发生障碍，肠道细菌分解蛋白质导致产氨显著增多；③肝硬化晚期因合并肾功能障碍而引起氮质血症，潴留于血中的大量尿素弥散至胃肠道，经肠内细菌尿素酶的作用，导致氨生成增多；④肌肉中腺苷酸分解是体内重要的产氨方式，肝性脑病患者昏迷前，出现明显的躁动不安、震颤等肌肉活动增强的表现，肌肉的腺苷酸分解加强，使肌肉产氨增加。

此外，肠道 pH 的高低也可影响肠道中氨的吸收，进而影响血氨水平。当肠道 pH 降低（$pH<6.0$ 时），NH_3 与 H^+ 可结合成不被吸收的 NH_4^+ 而随粪便排出。故在临床上，依据此原理使用肠道不易吸收的弱酸性溶液（如乳果糖）灌肠治疗肝性脑病取得了一定效果。此法亦称“酸透析”法。

2. 氨对脑组织的毒性作用

(1) 干扰脑组织的能量代谢：脑组织的正常能量代谢是保持意识清醒和精神状态正常的基本条件。脑的功能活动复杂而频繁，需要能量特别多，而能量主要来自葡萄糖的氧化。但脑内贮存的糖原极少，脑组织随时都要依赖血液输送葡萄糖来提供能量。进入脑内的氨能阻碍葡萄糖生物氧化过程而干扰脑的能量代谢。其可能的机制是：①抑制丙酮酸脱氢酶的活性，妨碍丙酮酸的氧化脱羧过程，使三羧酸循环受阻，ATP 产生减少；②氨与 α- 酮戊二酸结合生成谷氨酸，消耗了大量 α- 酮戊二酸，同时还消耗大量还原型辅酶Ⅰ，阻碍了呼吸链中的递氢过程，致使 ATP 生成减少；③氨进一步与谷氨酸结合生成谷氨酰胺，也消耗了大量 ATP，导致脑细胞供能不足。ATP 生成不足，消耗过多，使脑的能量代谢发生障碍，不能维持正常的功能和代谢活动而引起昏迷（图 14-7）。

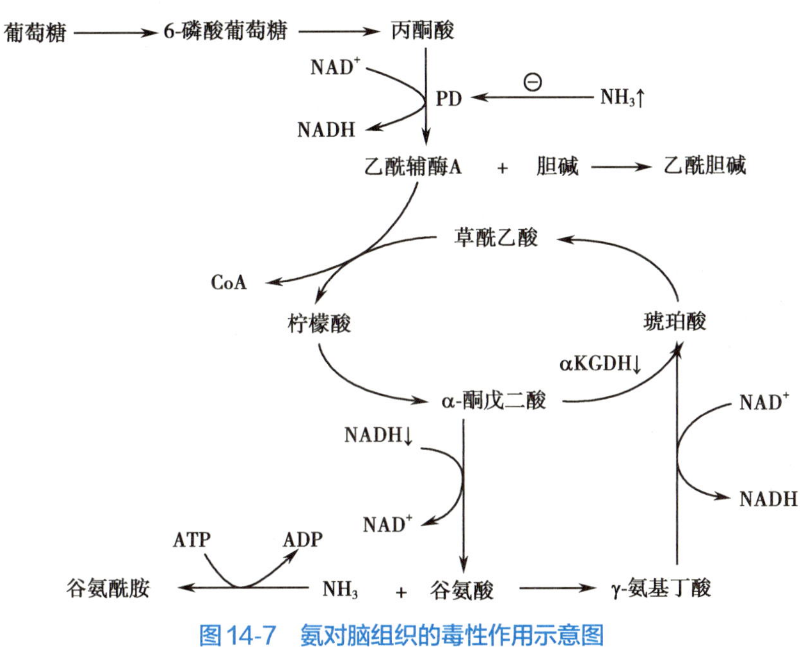

图 14-7　氨对脑组织的毒性作用示意图

（2）氨使脑内神经递质发生改变：实验研究证明，慢性氨中毒时，脑功能障碍在早期是由于兴奋性递质（谷氨酸、天冬氨酸等）缺乏所致，在后期才是由于原发性能量衰竭所致。故有人认为，氨中毒使脑内乙酰胆碱、谷氨酸等兴奋性神经递质减少，而 γ- 氨基丁酸、谷氨酰胺等抑制性神经递质增多，神经递质间的平衡失调，同时诱导星形胶质细胞肿胀、大量自由基生成等变化，最终导致中枢神经系统功能紊乱。

（3）氨对神经细胞膜的抑制作用：有人提出，氨增高可干扰神经细胞膜 Na^+-K^+-ATP 酶的活性，引起 Na^+、K^+ 在神经细胞膜内外的异常分布，使脑细胞的电位变化、兴奋及传导过程发生异常，从而导致肝性脑病。

（二）假性神经递质学说

该学说认为，肝性昏迷的发生是由于假性神经递质在网状结构的神经突触部位堆积，使神经突触部位冲突的传递发生障碍，引起神经系统功能障碍而导致肝性脑病发生的。网状结构位于中枢神经系统的中轴位置，对维持大脑皮质的兴奋性和唤醒具有特殊的作用，其中上行性激动系统能激动整个大脑皮质的活动，使其保持兴奋性和唤醒状态。上行性激动系统在网状结构中多次更换神经元，通过的突触特别多，突触在传递信息时需要正常（真性）的神经递质方能完成此功能。正常的中枢神经递质有乙酰胆碱、单胺类（包括去甲肾上腺素、多巴胺和 5- 羟色胺）和氨基酸类（γ- 氨基丁酸、谷氨酸和天冬氨酸）。在肝功能障碍或有门 - 体侧支循环时，肠道内的食物蛋白质分解产生氨基酸，氨基酸再经细菌脱羧酶作用形成胺类，其中芳香族氨基酸如苯丙氨酸和酪氨酸转变为苯乙胺和酪胺，苯乙胺和酪胺不能在肝脏解毒（正常时在肝脏经单胺氧化酶作用分解而清除），而是经体循环进入中枢神经系统，后在脑细胞非特异性 β- 羟化酶作用下羟化形成（图 14-8）。这些物质的化学结构与真性神经递质去甲肾上腺素和多巴胺极为相似，但并不具有正常神经递质所具有的生理功能，称假性神经递质（FNT）。

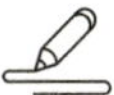

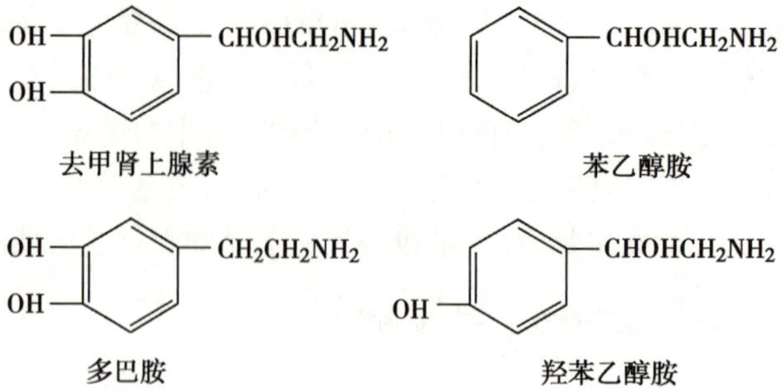

$$\text{OH, OH}-C_6H_3-CHOHCH_2NH_2$$
去甲肾上腺素

$$C_6H_5-CHOHCH_2NH_2$$
苯乙醇胺

$$\text{OH, OH}-C_6H_3-CH_2CH_2NH_2$$
多巴胺

$$\text{OH}-C_6H_4-CHOHCH_2NH_2$$
羟苯乙醇胺

图 14-8 正常与假性神经递质结构示意图

随着肝功能障碍的进展，脑干网状结构中假性神经递质逐渐增多，并可竞争性地取代正常神经递质而被神经末梢摄取、贮存，每当神经冲动传来时又释放出来，使上行激动系统功能失常，传至大脑皮质的兴奋冲动受阻，致使大脑功能抑制，出现意识障碍甚至昏迷。此外，有人认为肝性脑病患者出现抽搐、扑翼样震颤可能与锥体外系统中的假性神经递质有关。

（三）γ-氨基丁酸学说

γ-氨基丁酸（GABA）属于抑制性神经递质，介导突触后和突触前神经抑制。目前认为GABA能神经元的活动变化与肝性脑病的发生发展有密切关系。

1. GABA 增高的原因 血中 GABA 主要源自肠道，由谷氨酸经肠道细菌脱羧酶催化形成，被肠壁吸收后经门静脉入肝，由肝细胞摄取和清除。肝功能障碍时，肝脏对 GABA 的清除能力降低，致使血中 GABA 浓度升高，加之此时血脑屏障对 GABA 的通透性增高，从而使脑内 GABA 增多。

2. GABA 的受体增加 有研究表明，肝性脑病时，中枢神经系统内的 GABA 受体有明显增加。

3. GABA 的毒性作用 GABA 与突触后神经元的特异性受体相结合，使 GABA-A 受体复合物与配体结合能力变化，以及内源性 GABA-A 受体变构调节物质浓度增加，产生中枢抑制作用。

（四）血浆氨基酸失衡学说

研究证实，在肝性脑病患者中，血浆氨基酸型式（或称血浆氨基酸的比值）有明显改变，即血浆支链氨基酸（BCAA）/ 芳香族氨基酸（AAA）比值由正常的 3～3.5 降到 0.6～1.2。若用中性氨基酸混合液将比值矫正到 3～3.5 时，部分患者的中枢神经系统的症状会得到缓解。于是有学者提出了氨基酸失衡学说。

1. 氨基酸失衡的原因 造成 BCAA/AAA 比值下降的原因主要是：①因肝功能严重障碍或门-体侧支循环形成，使胰岛素、胰高血糖素在肝内灭活减弱，进入体循环形成高胰岛素血症。由于高胰岛素的作用，使骨骼肌、脂肪组织对 BCAA 的摄取和分解加强，最终导致血浆的 BCAA 水平下降。②严重肝功能障碍时，胰岛素和胰高血糖素的降解减缓，血中浓度升高，但以胰高血糖素升高更为显著，致使胰岛素 / 胰高血糖素比值下降，体内分解代谢强于合成代谢。结果大量 AAA 从肌肉和肝脏蛋白质分解出来，同时由于肝转化 AAA 的能力减弱，最终导致血浆的 AAA 明显增多。

2. 芳香族氨基酸增多与肝性脑病的关系 由于 BCAA/AAA 的比值失衡，苯丙氨酸、酪氨酸、色氨酸等芳香族氨基酸大量进入脑细胞，使假性神经递质生成增多，并抑制去甲肾上腺素的合成，导致肝性脑病的发生。所以有人又将氨基酸失衡学说看成是对假性神经递质学说的补充和发展。临床观察中发现血浆假性神经递质和 / 或抑制性神经递质增多与上述氨基酸失衡有密切关系。

上述几种学说均有一定的临床和实验资料作为依据，但每种学说都不能对肝性脑病的发生机制做出全面的解释。目前比较一致的看法是：不同类型的肝性脑病或肝性脑病的不同时期，可能是不同的机制在发挥作用，或两种以上的机制在协同发生作用。因此，对不同类型、不同时期的肝性脑病应动态观察和具体分析，以制订相应的防治措施，这是临床上治疗肝性脑病的关键。

三、肝性脑病的诱发因素

凡能增加体内中枢毒性物质生成和/或加重脑组织代谢、功能障碍的因素，都可能成为肝性脑病的诱发因素。在慢性肝性脑病时，其常见诱因有：

（一）消化道出血

消化道出血是肝硬化患者发生肝性脑病的最常见诱因，常由食管下段静脉丛曲张破裂而引起。出血后，血液中的蛋白质经肠内细菌作用产生大量氨及其他毒物。另外，出血还可导致血容量减少，血压降低，使肝、肾、脑等器官发生缺血性损伤，从而促进肝性脑病的发生。

（二）碱中毒

肝功能不全时，体内易发生呼吸性碱中毒和代谢性碱中毒，碱中毒可促进氨的生成和吸收，导致血氨升高，诱发肝性脑病。

（三）药物

严重肝脏疾病时，若镇痛药、镇静药、麻醉药使用不当，增加肝脏负荷，加重肝功能障碍，增加中枢神经的敏感性而诱发肝性脑病；若利尿药应用不当，可引起血容量降低及急性肾衰竭，继而引起低钾血症及代谢性碱中毒，使血中 pH 升高，可促进氨进入脑组织而诱发肝性脑病。

（四）感染

感染时，细菌及其毒素一方面可加重肝细胞损伤，另一方面可使体内分解代谢增强，氨的生成增多；加上缺氧和体温升高，组织分解代谢增强，脑组织能量消耗加快，使脑对氨的敏感性增加而诱发肝性脑病。

（五）放腹水

若腹腔穿刺放腹水过多或过快，可使腹内压骤然下降，门静脉系统血管扩张，血管床增加，回流肝的血液减少，使肝细胞发生缺血性损伤，加重肝功能障碍；大量放腹水还可使蛋白质和电解质丧失过多，从而诱发肝性脑病。

（六）高蛋白饮食

肝功能不全时，尤其是伴门-体分流的肝病患者，因肠道对蛋白质的消化、吸收功能降低，在一次性大量摄入蛋白质食物时，蛋白质在肠道被细菌分解可产生大量氨和有毒物质，吸收入血后可诱发肝性脑病。

其他原因，如输入库存的陈旧血液、酗酒、低血糖等均可诱发肝性脑病，应予以注意。

案例分析

王某，男性，35 岁。主诉巩膜黄染 2 天，柏油样便 1 天。现病史：家属 2 天前发现患者巩膜黄染，未介意；1 天前患者柏油样便一次，量约 110g。来我院门诊检查，腹部彩超示肝硬化、脾大、腹水。收入住院给予止血、保肝对症治疗，未再大便。1 天后患者出现大汗、幻听、幻视、谵妄。既往史：饮高度白酒 14 年，平均每日 100～150g，入院后未再饮酒。从未接种乙型肝炎疫苗，乙肝两对半检查提示：乙型肝炎表面抗体、乙型肝炎核心抗体阳性。体格检查：贫血貌，睑结膜呈现苍白色，皮肤巩膜黄染，腹部膨隆，腹壁静脉未见曲张，上腹部轻压痛，无反跳痛或肌紧张，移动性浊音阳性，双下肢轻度可压陷性水肿。

试问该患者临床诊断可能为哪些疾病？

（刘起胜）

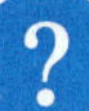

复习思考题

ER-14-3

扫一扫，测一测

1. 简述慢性萎缩性胃炎的病变特点。
2. 简述溃疡病的病变特点和并发症。
3. 假小叶的结构特点如何？
4. 简述急性重型肝炎的病变特点。
5. 肝性脑病的常见诱因有哪些？

第十五章　泌尿系统疾病

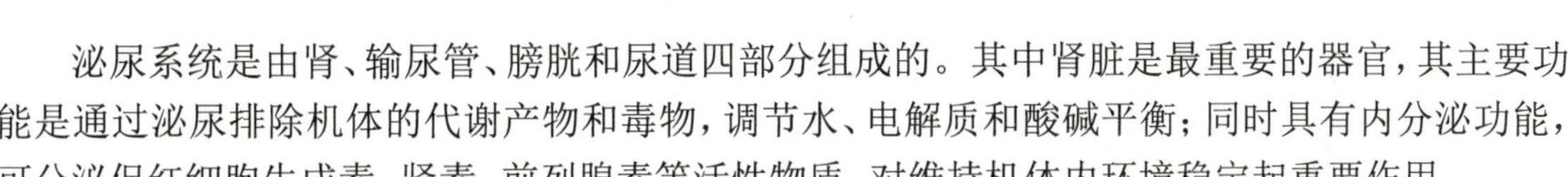

学习目标

掌握肾小球肾炎、肾盂肾炎、急性肾衰竭、慢性肾衰竭和尿毒症的概念，原发性肾小球肾炎的病理类型及其病理变化与临床病理联系，急、慢性肾盂肾炎的病理变化与临床病理联系，急、慢性肾衰竭机体代谢与功能变化；熟悉原发性肾小球肾炎、肾盂肾炎、急性肾衰竭、慢性肾衰竭的病因与发病机制；了解尿毒症的病因、发病机制、机体代谢与功能变化。

泌尿系统是由肾、输尿管、膀胱和尿道四部分组成的。其中肾脏是最重要的器官，其主要功能是通过泌尿排除机体的代谢产物和毒物，调节水、电解质和酸碱平衡；同时具有内分泌功能，可分泌促红细胞生成素、肾素、前列腺素等活性物质，对维持机体内环境稳定起重要作用。

肾脏的结构和功能较复杂，肾单位是肾脏的基本结构与功能单位，每个肾约有100万个肾单位。肾单位由肾小球和与之相连的肾小管构成。肾小球主要执行过滤功能，生成原尿。肾小球由血管球和肾小囊构成（图15-1）。血管球起自入球小动脉，小动脉分支形成20～40个毛细血管袢，盘曲在一起，形成血管球，最终毛细血管汇合为出球小动脉。毛细血管之间为系膜组织，由系膜细胞和系膜基质构成。肾小囊是由壁层上皮和脏层上皮围成的扁囊，包绕肾小球。壁层上皮为单层扁平上皮。脏层上皮由一层足细胞构成，足细胞的突起之间为裂孔膜。肾小球的毛细血管有孔内皮、血管基膜及裂孔膜共同构成滤过膜（图15-2），只允许一定分子量的物质滤过，是形成原尿的重要结构。肾小球损伤后不能完全再生，只能由残存的肾单位肥大扩张进行代偿，所以肾小球发生弥漫性严重损伤时，可给患者造成严重的后果。肾小管包括近端小管、细段和远端小管，主要完成重吸收和分泌功能，从而生成终尿。肾小管再生能力很强，发生损伤后，只要引起损伤的因素及时消除，肾小管可以完全再生，并能恢复功能。

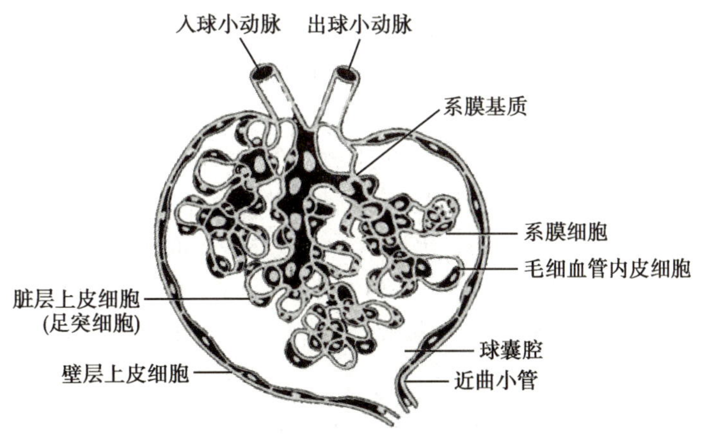

图15-1　正常肾小球结构模式图

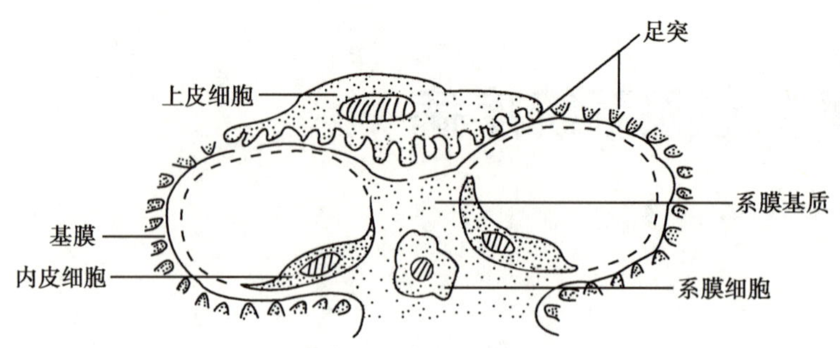

图 15-2 正常肾小球滤过膜及系膜结构示意图

第一节 肾小球肾炎

肾小球肾炎是一组以肾小球损害和改变为主的疾病。根据原因的不同可分为原发性肾小球肾炎、继发性肾小球肾炎和遗传性肾炎。原发性肾小球肾炎是原发于肾脏的独立疾病。继发性肾小球肾炎是指在某些疾病过程中出现的肾小球病变，如糖尿病肾病、高血压肾病、狼疮性肾炎、过敏性紫癜肾炎。遗传性肾炎是指一组以肾小球改变为主的遗传性家族性疾病，是基因异常导致的肾脏病变。本节仅介绍原发性肾小球肾炎。

一、病因和发病机制

原发性肾小球肾炎的病因和发病机制目前尚未完全阐明，但已明确大部分病例是由免疫机制引起的，主要与体液免疫有关，是由于抗原抗体复合物沉积于肾小球而引起的病变。

（一）病因

能引起肾小球肾炎的抗原物质种类较多，根据其来源可分为：

1. 内源性抗原 包括肾小球性抗原（肾小球基膜抗原、足细胞、内皮细胞和系膜细胞的细胞膜抗原等）和非肾小球性抗原（DNA、免疫球蛋白、核抗原、肿瘤抗原等）。

2. 外源性抗原 包括细菌、病毒、螺旋体、真菌和寄生虫等病原生物的成分，以及药物、异种血清等。

（二）发病机制

肾小球内免疫复合物沉积的形成机制有两种：

1. 原位免疫复合物形成 是抗体生成后随血液流入肾小球，与肾小球内抗原相结合形成免疫复合物。肾小球内的抗原包括两类：

（1）肾小球本身的固有成分抗原：如感染可造成肾小球基膜结构改变而产生抗原性，或由于基膜与某些病原微生物具有共同抗原引起交叉免疫反应，导致抗肾小球基膜肾炎。通过免疫荧光检查发现，抗体与基膜（BM）成分结合可形成连续的线性荧光。

（2）植入性抗原：非肾小球性抗原进入肾小球后与肾小球某一成分结合而形成植入性抗原，刺激机体产生相应抗体。免疫荧光检查，在肾小球基膜或系膜区常显示不连续的颗粒状荧光。

2. 循环免疫复合物沉积 外源性抗原和内源性抗原均可刺激机体产生相应抗体，抗原和抗体在血液循环中结合而形成循环免疫复合物（CIC），CIC 随血液流经肾小球时沉积于系膜区、内皮下或上皮下，继而引起免疫损伤。免疫荧光检查显示沿基膜或系膜区出现不连续的颗粒状荧光。

知识链接

影响CIC沉积的因素

CIC在肾小球内的沉积主要受其分子量大小和所带电荷的影响。大分子的CIC常在血液中被单核巨噬细胞系统吞噬，小分子的CIC易通过肾小球滤过膜，均不易在肾小球内沉积。含大量阳离子的复合物易穿过基膜，沉积于基膜与足细胞之间；含大量阴离子的CIC不易通过基膜，可沉积于内皮细胞与基膜之间；电荷中性的CIC易沉积于系膜区。肾小球血流动力学、系膜细胞的功能和滤过膜电荷等因素亦可影响CIC的沉积。

免疫复合物沉积引起肾小球损伤，主要是由补体-白细胞途径介导的。沉积的免疫复合物可激活补体，产生C5a等趋化因子，引起中性粒细胞、单核细胞等渗出，释放蛋白溶解酶、氧自由基等生物活性物质，引起肾小球基膜或细胞成分损伤。部分病例肾小球内炎症细胞数量很少，其肾小球损伤可能与C5b-C9形成的膜攻击复合物有关。该复合物可引起肾小球上皮细胞损伤，刺激上皮细胞和系膜细胞分泌损伤因子；还可促进上皮细胞表达转化生长因子受体，使基质合成增多，基膜增厚。此外其他多种炎症介质也可引起肾小球损伤。部分病例肾小球内未见免疫复合物沉积，其肾小球损伤与抗肾小球细胞（内皮细胞、系膜细胞、足细胞）抗体的作用有关或与血管炎有关。

二、类　　型

肾小球肾炎的病理类型较多，临床表现较复杂，治疗效果和预后不尽相同，近年来，应用病理形态学变化结合临床综合分类，对指导肾小球肾炎的治疗和预后评估具有实际意义。以下介绍常见的7种类型。

（一）急性弥漫性增生性肾小球肾炎

急性弥漫性增生性肾小球肾炎即急性肾小球肾炎，临床简称急性肾炎，是最常见的肾小球肾炎类型。病变特点是肾小球弥漫受累，以毛细血管内皮细胞和系膜细胞增生病变为主，并伴有中性粒细胞等浸润。临床主要表现为急性肾炎综合征。患者有明显血尿、少尿，轻到中度蛋白尿和轻度水肿，并可出现高血压，重者可出现氮质血症或肾衰竭。本病多发于儿童，一般起病急，大多数病例与感染有关，又称为感染后肾炎。

1. 病因和发病机制　本病主要与感染因素有关，常见病原体为A族乙型溶血性链球菌中的致肾炎菌株，多发生于咽部或皮肤链球菌感染后1～2周。血清学检查可见抗链球菌溶血素“O”增高。少数可由其他细菌和病毒引起，发病机制为循环免疫复合物沉积引起。

2. 病理变化

（1）肉眼观：早期变化不明显，随着病变的发展，出现双肾对称性肿大，包膜紧张，表面充血，称“大红肾”（见书后彩色插图31）。部分病例肾脏表面及切面可见散在粟粒大小出血点，又称“蚤咬肾”。

（2）光镜下：双肾绝大多数肾小球受累。肾小球体积增大，细胞数量明显增多，内皮细胞和系膜细胞增生，中性粒细胞、单核细胞浸润（见书后彩色插图32）。血管内皮细胞肿胀，毛细血管腔狭窄或闭塞，肾小球血量减少，病变严重处血管壁纤维素样坏死。近曲小管上皮细胞变性，管腔内可出现蛋白管型、白细胞或红细胞管型及颗粒管型。肾间质充血、水肿及炎症细胞浸润。

（3）电镜下：可见呈驼峰状高密度电子沉积物，多位于脏层上皮细胞和肾小球基膜之间，也可位于内皮细胞下、基膜内或系膜区。

(4) 免疫荧光检查：肾小球内可见大小不等的颗粒状荧光，主要为散在沉积的IgG和补体C3所致。

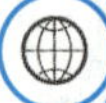

知识链接

肾活检

病理学检查是目前临床上诊断肾脏疾病的重要方法。通过活检获得肾组织标本，进行切片、染色等处理，借助光学显微镜、免疫荧光显微镜和电子显微镜等手段进行检查，从而明确疾病的病理分型、病变程度与病因，以指导治疗及判断预后。

3. 临床病理联系

(1) 尿的变化：由于肾小球内免疫复合物沉积，引起毛细血管损伤，通透性增强，导致血尿、蛋白尿（多为轻度）和管型尿，可见各种管型。因肾小球毛细血管内皮细胞和系膜细胞增生及内皮细胞肿胀，使毛细血管腔狭窄甚至闭塞，肾小球血流量减少，肾小球滤过率降低而致少尿、无尿。严重者可发生氮质血症。

(2) 水肿：由于毛细血管受压、狭窄或闭塞，导致肾血流量减少，肾小球滤过率降低，尿液生成减少，导致水、钠潴留，引起水肿；超敏反应导致的毛细血管通透性增高，可使水肿加重。

(3) 轻至中度高血压：水、钠潴留引起血容量增加，血压可轻或中度增高。此型肾小球肾炎预后较好，95%以上儿童患者可痊愈，成人患者则有15%～50%预后较差，病变反复，可转为慢性肾小球肾炎或急进性肾小球肾炎。

案例分析

患儿，女，12岁，因2天前出现血尿、尿液泡沫增多伴眼睑及双下肢水肿来院就诊。询问病史，得知发病2周前曾有急性扁桃体炎病史。患病以来，饮食睡眠正常，尿量减少，既往无高血压及糖尿病病史。体格检查，体温37℃，心率90次/min，血压150/95mmHg，眼睑及双下肢水肿。实验室检查，尿常规：蛋白1.45g/L，尿红细胞数60～70/HPF，白细胞数3～4/HPF；血常规：白细胞10.2×10^9/L，中性粒细胞0.78，红细胞4.0×10^{12}/L，血红蛋白136g/L，血小板390μmol/L；补体：C3 0.4g/L；抗O实验：1 100IU/ml；咽拭子细菌培养：溶血性链球菌；肝功、肾功、泌尿系统超声等检查未见明显异常。临床诊断：急性感染后肾小球肾炎。

请分析：诊断“急性感染后肾小球肾炎”的依据有什么？

（二）新月体性肾小球肾炎

新月体性肾小球肾炎又称急进性肾小球肾炎，临床表现为急进性肾炎综合征，由蛋白尿、血尿等症状迅速发展为少尿和无尿。如不及时治疗，患者常在数周至数月死于急性肾衰竭，故又称快速进行性肾小球肾炎。此型比较少见，多见于成年人，病理组织学特征为大多数肾小囊壁层上皮细胞增生形成新月体，故称新月体性肾小球肾炎。

1. 病因和发病机制 新月体性肾小球肾炎中约有半数病例原因不明，为原发性肾炎；其余与肾脏或肾外疾病有关，属继发性肾炎。其发病机制目前不完全清楚，大部分与免疫机制有关。部分病例为原位免疫复合物型肾炎，抗原主要为肾小球基膜成分；部分为循环免疫复合物型，由多种循环免疫复合物型肾炎（如急性弥漫性增生性肾小球肾炎、IgA肾病、狼疮性肾炎等）发展而来；还有部分病例为免疫反应缺乏型，可能由血管炎导致。

2. 病理变化

(1) 肉眼观：双肾弥漫性体积增大、颜色苍白，表面可见散在出血点。

(2) 光镜下：大多数肾小球有特征性的新月体形成，主要由增生的壁层上皮细胞和渗出的单核细胞构成，可有中性粒细胞和淋巴细胞浸润，细胞间可见许多纤维素。这些成分附着于肾小囊壁层上皮，呈新月形或环形结构。壁层上皮细胞的增生与纤维素的刺激有关。新月体早期以细胞成分为主，称细胞性新月体（见书后彩色插图 33）。随后胶原纤维增多，转变为纤维 - 细胞性新月体。最终完全由纤维组织替代，称为纤维性新月体。新月体可使肾小球囊腔闭塞，毛细血管球受压萎缩、纤维化、玻璃样变性，肾小管上皮细胞萎缩、变性甚至消失，肾间质水肿、炎症细胞浸润、纤维增生。

(3) 电镜下：大部分病例肾小球基膜呈现局灶性缺损或断裂。

(4) 免疫荧光检查：部分病例表现为沿着肾小球毛细血管显示为连续的线性荧光，或呈颗粒状荧光，约半数病例免疫荧光检查结果为阴性。

3. 临床病理联系

(1) 尿的变化：肾小球毛细血管基膜损伤使肾小球滤过膜通透性增强，大量红细胞、蛋白质漏出，导致明显血尿、蛋白尿；尿中可有管型，多为红细胞管型。新月体形成后，肾小囊腔阻塞，肾小球滤过率显著下降，迅速出现少尿、无尿、氮质血症，甚至发展为尿毒症。

(2) 高血压：由于新月体阻塞肾小囊腔，囊内压升高，压迫血管球；后期大量血管球纤维化、玻璃样变，使肾小球缺血，激活肾素 - 血管紧张素 - 醛固酮系统。因而导致肾小球滤过率降低，水、钠潴留，血管容量增多，并且循环阻力增高，所以可导致血压升高。

(3) 水肿：肾小球滤过率降低，引起水、钠潴留，可导致不同程度的水肿。此型肾炎预后较差，多数患者出现少尿、无尿、氮质血症等临床表现，数周或数月内发展为尿毒症。其预后与出现新月体的肾小球的比例有关，具有新月体的肾小球比例低于 80% 的患者预后略好于比例更高者。

（三）膜性肾小球肾炎

膜性肾小球肾炎以弥漫性肾小球毛细血管基膜增生增厚为特征，因早期肾小球炎性改变不明显，故又称膜性肾病，是引起成人肾病综合征的主要病理类型。肾病综合征在临床上主要表现为：①大量蛋白尿（尿中蛋白含量 3.5g/24h 以上）；②明显水肿；③低蛋白血症；④高脂血症。该病好发于中老年人，男性多见，起病缓慢，病程较长。

1. 病因和发病机制　本病为慢性免疫复合物沉积引起的疾病，与原位免疫复合物形成有关。病变的肾小球内通常无炎症细胞浸润，但可见补体，实验研究提示肾小球的损伤与 C5b-C9 形成的膜攻击复合物有关。

2. 病理变化

(1) 肉眼观：双肾肿大，颜色苍白。晚期肾体积缩小，表面呈颗粒状。

(2) 光镜下：早期肾小球病变不明显，随病变发展，基膜弥漫性增厚（见书后彩色插图 34），近曲小管上皮细胞内可见蛋白小滴，间质内有炎症细胞浸润。

(3) 电镜下：上皮细胞肿胀、足突消失，免疫复合物沉积于上皮与基膜之间，免疫复合物之间增生的基膜样物质形成钉状突起。钉突向沉积的免疫复合物表面延伸逐渐将其覆盖，使基膜弥漫性增厚。

3. 临床病理联系

(1) 大量蛋白尿：由于肾小球基膜损伤，通透性明显增高，大量血浆蛋白由肾小球滤出，引起严重的非选择性蛋白尿。

(2) 高度水肿：全身性水肿，以眼睑和身体下垂部分最明显，严重者可有胸腔积液和腹水。主要因大量血浆蛋白随尿排出，血浆胶体渗透压降低所致。

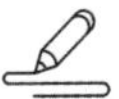

（3）高脂血症：发生机制尚不完全明确，可能与低蛋白血症刺激肝脏合成脂蛋白增多有关。

（4）低蛋白血症：大量血浆蛋白随尿排出使血浆蛋白减少。该类型肾炎进展缓慢，病程长，患者最终发展为肾衰竭。部分病变轻者，症状可消退或部分缓解。

（四）微小病变性肾小球肾炎

微小病变性肾小球肾炎又称微小病变性肾炎，是引起儿童肾病综合征最常见的病理类型。病变特征为弥漫性肾小球脏层上皮细胞足突消失。光镜下肾小球基本正常，肾小管上皮细胞内有脂质沉积，故又称脂性肾病。

1. 病因和发病机制 肾小球内尚未发现有免疫复合物沉积，但相关研究表明微小病变性肾炎的发生可能与免疫功能异常有关。免疫异常引起某些细胞因子释放，导致上皮细胞损伤。另外，有研究显示肾小球蛋白基因的突变与此型病变有关。

2. 病理变化

（1）肉眼观：双肾肿大，颜色苍白，切面肾皮质因肾小管上皮细胞脂质沉积而出现黄白色条纹。

（2）光镜下：肾小球基本正常，近曲小管上皮细胞内可见大量脂滴和蛋白小滴。

（3）电镜下：肾小球基膜正常，无沉积物。脏层上皮细胞损伤，足突消失，胞体肿胀。

3. 临床病理联系 临床主要表现为肾病综合征。水肿常为最早症状，小儿蛋白尿多为选择性，主要为白蛋白。本病预后好，90% 以上患儿经皮质类固醇治疗可恢复。成人患者对皮质类固醇治疗反应缓慢或疗效不明显。

（五）系膜增生性肾小球肾炎

系膜增生性肾小球肾炎的病理特征为弥漫性肾小球系膜细胞增生及系膜基质增多。本型肾炎我国较多见，主要见于青少年。

1. 病因和发病机制 系膜增生性肾小球肾炎的病因和发病机制尚未明确，部分患者起病前有上呼吸道感染史，本病可能存在原位免疫复合物形成、循环免疫复合物形成等多种致病途径。

2. 病理变化

（1）光镜下：弥漫性系膜细胞增生和系膜基质增多，系膜区增宽，毛细血管壁无明显变化。严重者晚期可出现肾小球节段性硬化等改变。

（2）电镜下：部分病例可见系膜区电子致密物沉积。

（3）免疫荧光检查：系膜区内可见免疫球蛋白和补体沉积。

3. 临床病理联系 临床上可表现为肾病综合征，也可表现为反复发作的血尿和 / 或蛋白尿。肾小球损害较轻者，一般经激素、细胞毒性药物治疗预后较好；部分病变严重者出现肾小球节段性硬化，可发展为慢性硬化性肾小球肾炎，甚至肾功衰竭，预后差。

（六）IgA 肾病

IgA 肾病的病理特征为系膜区有 IgA 沉积，临床上主要表现为反复发作的血尿。本病可以是原发的，也可继发于过敏性紫癜、某些肝脏和肠道疾病。

1. 病因和发病机制 IgA 肾病与免疫调节异常有关。可由于细菌、病毒或某些蛋白食物刺激了呼吸道或消化道黏膜，使黏膜合成 IgA 增多，形成大量免疫复合物随血液进入肾脏，沉积于肾小球系膜区，激活补体引起肾小球损伤。

2. 病理变化 IgA 肾病的组织学改变差异很大，电子显微镜可见系膜区有电子致密沉积物，免疫荧光检查显示沉积物主要为 IgA。

3. 临床病理联系 IgA 肾病可发生于不同年龄段个体，儿童和青年人多见。大部分患者仅出现镜下血尿或伴有轻度蛋白尿，少数患者表现为急性肾炎综合征或肾病综合征。

（七）慢性硬化性肾小球肾炎

慢性硬化性肾小球肾炎又称慢性肾小球肾炎，多为各种不同类型肾小球肾炎发展到晚期的终末病变，病理特征为大量肾小球发生玻璃样变和纤维化。多见于成年人，病程长短不一，预后差。

1. 病因和发病机制 各种类型肾小球肾炎长期不愈均可发展形成慢性肾小球肾炎。部分患者起病隐匿，无自觉症状，无肾炎病史，发现时已形成慢性肾小球肾炎的病理改变。

2. 病理变化

（1）肉眼观：双肾对称性缩小，重量减轻，颜色苍白，质地变硬，表面呈弥漫性细颗粒状，称为继发性颗粒性固缩肾。

（2）光镜下：大量肾小球纤维化、玻璃样变，所属肾小管萎缩、消失。间质纤维化，炎症细胞浸润，主要为淋巴细胞和浆细胞。肾小球相互靠拢、集中。病变轻的肾小球代偿性肥大，所属肾小管扩张（见书后彩色插图35）。

3. 临床病理联系

（1）尿的变化：由于大量肾单位破坏，使残存肾单位的血流增多加速，原尿生成增多，并且肾小管浓缩功能降低，因而出现多尿、夜尿、低比重尿。可因滤过膜损伤，出现蛋白尿。

（2）贫血：由于大量肾单位破坏使促红细胞生成素生成减少，骨髓造血功能减弱。另外，体内代谢产物堆积对骨髓造血功能具有抑制作用。

（3）高血压：大量肾单位纤维化、玻璃样变，肾组织严重缺血，肾素分泌增多，患者可出现明显的高血压。

（4）氮质血症、尿毒症：大量肾单位破坏，肾小球滤过率降低，代谢废物在体内潴留，血中尿素、肌酐、尿酸等非蛋白氮浓度增高，称为氮质血症；随着肾功能逐渐减退，代谢废物、毒物严重蓄积，水、电解质酸碱平衡紊乱，可最终导致尿毒症。

慢性硬化性肾小球肾炎患者病程长短不一，最终预后很差。死亡的主要原因常为慢性肾衰竭引起的尿毒症，其次是高血压引起的心力衰竭和脑出血。

案例分析

患者，男，40岁，因尿中泡沫增多近3年，加重2天来院就诊。体格检查，血压150/90mmHg，眼睑轻度水肿。实验室检查，尿常规：蛋白++，尿红细胞数28/HPF。尿量1 000ml/24h。肾组织病理检查，见部分肾小球纤维化、玻璃样变，部分肾小管萎缩，肾间质纤维化，淋巴细胞、巨噬细胞浸润。

请问：1. 该患者最可能的诊断是什么？

2. 患者为什么出现蛋白尿、血尿、水肿、高血压？

第二节 肾盂肾炎

肾盂肾炎是由细菌感染引起的，主要累及肾盂、肾间质和肾小管的炎症性疾病。肾盂肾炎可分为急性与慢性两类。临床上女性多见，主要表现为发热、腰部酸痛、血尿、脓尿，并出现尿频、尿急、尿痛等膀胱刺激症状，晚期可出现肾功能不全和高血压，甚至尿毒症。

一、病因和发病机制

肾盂肾炎主要由细菌感染引起，最常见的致病菌是革兰氏阴性菌。其中大肠杆菌占60%～80%，其次为变形杆菌、产气杆菌、肠球菌、葡萄球菌等。急性肾盂肾炎常由一种细菌感染引起，慢性肾盂肾炎多为多种细菌混合感染。

（一）感染途径

1. 上行性感染 又称逆行感染，是肾盂肾炎最常见的感染途径。继发于下尿路感染，即发生尿道炎或膀胱炎时，细菌沿输尿管或输尿管周围淋巴管上行到肾盂、肾盏和肾间质引起感染。病原菌以大肠杆菌为主，病变可累及单侧或双侧肾。

2. 血源性感染 又称下行性感染，较少见。细菌从机体肾外病灶侵入血流，随血液入肾，首先栓塞于肾小球或肾小管周围毛细血管，局部出现化脓性改变，进而波及肾盏、肾盂。病变多为双侧性，金黄色葡萄球菌是最常见的致病菌。

（二）诱因

肾盂肾炎发生的常见诱因有：

1. 尿路阻塞 正常情况下，进入尿道、膀胱的病原体可通过膀胱的排泄（尿液冲刷）、膀胱壁分泌的有机酸和分泌型IgA的抗菌作用而被清除。当前列腺肥大、肿瘤压迫或尿路结石等阻塞尿路时，尿液排出受阻，细菌得以繁殖和蔓延。

2. 尿道黏膜损伤 尿道插管和膀胱镜检查等医疗操作可使尿道黏膜损伤，同时细菌可以从尿道进入膀胱，尤其是留置导尿可使感染危险性加大。由于女性尿道短、缺乏前列腺液等因素，因而尿路感染多于男性。

3. 尿液反流 如先天性输尿管开口异常和后天性病变导致局部结构损伤和破坏，可导致膀胱输尿管尿液反流。反流有助于细菌繁殖，促进肾盂肾炎的发生。

二、类 型

（一）急性肾盂肾炎

急性肾盂肾炎是肾盂、肾间质和肾小管的急性化脓性炎。主要由细菌感染引起。

1. 病理变化

上行性感染，可累及单侧肾或双侧肾。血源性感染多为双侧。

（1）肉眼观：肾体积肿大、充血，表面散在大小不一的黄白色脓肿。严重时，多个病灶可互相融合形成大的脓肿。切面，髓质区可见黄色条纹，向皮质延伸。肾盂黏膜充血，水肿，表面覆盖脓性渗出物。

（2）光镜下：以肾组织化脓性改变和脓肿形成为特点，上行性感染首先累及肾盂。可见肾盂黏膜及肾间质充血、水肿，大量中性粒细胞浸润和脓肿形成（见书后彩色插图36）。肾小管损伤，管腔内充满中性粒细胞，形成白细胞管型。血源性感染时，病变常先发生于肾小球及其周围肾间质，继而向肾盏、肾盂蔓延。

2. 临床病理联系

（1）全身表现：发热、寒战、血中白细胞增多等急性炎症的表现。

（2）局部表现：腰部酸痛和肾区叩击痛，有尿频、尿急、尿痛等尿道膀胱刺激症状。

（3）尿的变化：可引起脓尿、菌尿、蛋白尿和管型尿。出现白细胞管型对肾盂肾炎有诊断意义。

3. 结局 急性肾盂肾炎经治疗多可痊愈。治疗不彻底或诱因持续存在时，易反复发作而转

为慢性。严重尿路阻塞时，可形成肾盂积脓。

（二）慢性肾盂肾炎

慢性肾盂肾炎为肾小管、肾间质的慢性非特异性炎症，常由多种细菌混合感染引起。慢性肾盂肾炎根据发生机制不同可分为两种类型：①反流性肾病，又称慢性反流性肾盂肾炎，为常见类型。主要见于有先天性膀胱输尿管反流或肾内反流的患者。尿液反流易导致感染。②慢性阻塞性肾盂肾炎，尿路阻塞导致尿液潴留，可使感染反复发作，有大量瘢痕形成。

1. 病理变化

（1）肉眼观：病变可为单侧或双侧性，两侧肾呈不对称肾体积缩小，变硬，表面高低不平，有不规则凹陷性瘢痕。切面可见肾被膜增厚，肾乳头萎缩，肾盂肾盏变形，肾盂黏膜增厚、粗糙。

（2）光镜下：肾组织中病灶呈不规则灶状分布。间质大量纤维组织增生，淋巴细胞、巨噬细胞等炎症细胞浸润，病变活动期可见中性粒细胞浸润及脓肿形成。部分肾小囊纤维化。病变后期部分肾小球纤维化、玻璃样变，所属肾小管萎缩、消失。残存肾小球代偿性肥大，肾小管扩张（见书后彩色插图37）。

2. 临床病理联系

（1）尿的变化：慢性肾盂肾炎急性发作时，可出现脓尿、菌尿、管型尿。肾小管严重损伤时，可表现为多尿、夜尿。

（2）高血压：由于肾组织纤维化和小血管硬化导致肾缺血，使肾素分泌增多而引起高血压。

（3）氮质血症、尿毒症：晚期由于大量肾单位被破坏，体内代谢废物、毒物潴留，水、电解质、酸碱平衡紊乱，而导致氮质血症，甚至尿毒症。

3. 结局　慢性肾盂肾炎病程长，反复发作。若能及时治疗并消除诱发因素，病情可被控制，肾功能可长时间处于代偿状态。严重者可发生尿毒症，或因顽固性高血压引起心力衰竭，危及生命。

第三节　肾　衰　竭

肾衰竭是指各种原因导致肾脏泌尿功能严重障碍，体内代谢产物蓄积，水、电解质和酸碱平衡紊乱，以及内分泌功能障碍的临床综合征。肾衰竭根据发病缓急和病程长短分为急性和慢性两类，发展到严重阶段可导致尿毒症。

一、急性肾衰竭

急性肾衰竭（ARF）是指各种原因在短期内使肾脏泌尿功能急剧降低，引起代谢废物蓄积，水、电解质和酸碱平衡失调，机体内环境发生严重紊乱的全身性病理过程。

（一）病因和发病机制

不同原因引起的急性肾衰竭，其发病机制不尽相同。根据发病原因的不同，可将急性肾衰竭分为肾前性、肾性和肾后性三类：

1. 肾前性急性肾衰竭　是各种原因引起有效循环血量减少，使肾小球滤过率明显下降，导致肾泌尿功能急骤降低。常见原因有各类休克、创伤、严重烧伤、大出血、严重脱水、心脏功能急骤降低等。肾实质并无器质性损害，一旦有效循环血流量恢复，肾功能可恢复正常，故又称为功能性肾衰竭或肾前性氮质血症。

2. 肾性急性肾衰竭　由于肾脏本身的器质性病变所引起的急性肾衰竭，又称为器质性肾衰

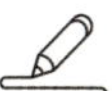

竭。常见原因有：

(1) 急性肾小管坏死：是临床上最常见、最重要的一种肾性急性肾衰竭，主要是因持续性肾缺血（如休克）和肾中毒（如汞、砷、四氯化碳、磺胺、新霉素、蛇毒等肾毒物中毒）引起。休克可引起肾持续性缺血及再灌注损伤，其机制是细胞内钙超载和氧自由基大量生成，钙超载可引起线粒体功能障碍，促进氧自由基生成，损伤血管内皮细胞，引起血管阻塞和通透性增高，血液浓缩等，加重肾血流动力学障碍，导致肾小管损伤。毒物中毒可引起肾小管上皮坏死、脱落，阻塞管腔，肾小球囊内压增高，使肾小球滤过率下降而发生少尿等。另外，肾小管上皮细胞发生坏死、脱落，使原尿经受损的肾小管壁处向肾间质回漏，直接造成尿量减少，同时引起间质水肿，压迫肾小管，阻碍原尿通过，并使肾小球囊内压增高，肾小球滤过率下降而发生少尿。

(2) 肾脏本身疾病：如急性肾小球肾炎、红斑狼疮性肾炎、急进型高血压、肾盂肾炎等可引起肾实质广泛损伤，导致急性肾衰竭。

3. 肾后性急性肾衰竭 是由于肾脏以下的尿路梗阻所致的急性肾衰竭，常见原因有双侧尿路结石、盆腔肿瘤压迫输尿管和前列腺肥大等。因肾实质并无器质性损害，如能及时解除梗阻，肾功能可迅速恢复。

（二）机体代谢和功能变化

临床上多数急性肾衰竭患者伴有明显少尿或无尿表现，称为少尿型急性肾衰竭。少数患者无明显少尿表现，但仍然存在肾脏泌尿功能障碍，称为非少尿型急性肾衰竭。

1. 少尿型急性肾衰竭 发病过程包括少尿期、多尿期和恢复期三个阶段。

(1) 少尿期：此期患者尿量明显减少，伴有严重的内环境紊乱，是急性肾衰竭患者病情最危重的阶段。持续约1～2周，少尿期持续时间越长，患者预后越差。

1）尿的改变：患者发病后由于肾小球滤过率降低，迅速出现少尿甚至无尿。尿液性状也会发生变化，但功能性肾衰竭与器质性肾衰竭尿液的性状有所不同。临床上鉴别功能性肾衰竭和器质性肾衰竭对于确定治疗方案具有重要意义。功能性肾衰竭因为没有肾组织的器质性损害，滤过膜基本正常，所以尿蛋白与尿沉渣镜检没有明显异常。另外因为有效循环血量减少，机体会通过神经体液进行调节，来补充血容量，此时醛固酮与抗利尿激素分泌增多，增加肾小管集合管对钠、水的重吸收。因为钠重吸收增多，所以尿钠含量减少。水重吸收增多，所以尿中溶质浓度升高，因而尿比重和渗透压都升高，尿肌酐浓度也升高。而器质性肾衰竭，由于滤过膜损伤，所以尿蛋白检测结果阳性，尿沉渣镜检可见血细胞。如果有肾小管损伤，沉渣镜检还可见变性的肾小管上皮细胞。此外可见各种管型。肾小管损伤后，对钠和水的重吸收减少，使尿钠含量增多；尿中水分增多，使尿比重降低，渗透压降低，尿肌酐浓度下降。

知识链接

功能性肾衰竭与器质性肾衰竭尿液变化的不同特点

	功能性肾衰竭	器质性肾衰竭
尿蛋白	阴性或微量	+～++++
尿沉渣镜检	轻微	显著（红白细胞、上皮细胞、管型）
尿钠/(mmol·L^{-1})	<20	>40
尿比重	>1.020	<1.015
尿渗透压/(mmol·L^{-1})	>700	<250
尿/血肌酐比值	>40∶1	<20∶1

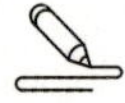

2）水中毒：是指机体内水分潴留，导致细胞内外液含量均增多的病理过程。急性肾衰竭时，由于少尿、体内分解代谢增强致内生水增多，以及输液过多等因素，可导致水中毒。严重时可发生急性肺水肿、脑水肿、心力衰竭，是急性肾衰竭时重要的死亡原因之一。

3）高钾血症：是急性肾衰竭患者的最严重的并发症。产生的机制为：①少尿使 K^+ 排出减少；②组织损伤或分解增强，使细胞内 K^+ 大量释出；③酸中毒导致细胞内 K^+ 外逸；④低钠血症，使远曲小管 K^+-Na^+ 交换减少；⑤输入大量库存血，食入大量含钾量高的食物或药物等。高钾血症对心肌有毒性作用，引起心律失常，甚至心脏停搏而死亡。

4）代谢性酸中毒：由于肾小球滤过率降低、肾小管泌 H^+ 及泌 $NH4^+$ 能力降低、物质分解代谢增强等因素导致机体酸性产物蓄积增多，引起代谢性酸中毒。

酸中毒可引起心血管系统和中枢神经系统功能障碍，影响体内多种酶的活性，导致并加重高钾血症的发生。急性肾衰竭患者水中毒、高钾血症、代谢性酸中毒三者常常相互影响，形成恶性循环，成为患者死亡的主要因素。

5）氮质血症：急性肾衰竭时，因尿量减少，不能充分排出代谢产物，以及体内蛋白质分解代谢增强，导致血中非蛋白氮（NPN）物质尿素、尿酸、肌酐等含量升高，称为氮质血症。

（2）多尿期：当尿量增加到超过 400ml/24h 时，即进入多尿期。随病情的进展，尿量可增至 3～5L/24h。出现多尿是病情好转的标志，此期持续约 1～2 周。产生多尿的机制是①肾血流量和肾小球滤过功能逐渐恢复，而再生的肾小管上皮细胞浓缩功能不完善；②在少尿期潴留在体内的尿素等代谢产物，经肾小球大量滤出产生渗透性利尿的作用；③肾间质水肿消退使肾小管阻塞解除。多尿期早期，尿量虽已达 400ml/24h 以上，但氮质血症、高血钾、代谢性酸中毒等并未得到迅速纠正，病情仍然危重。多尿期后期，因大量排尿，易造成脱水及电解质紊乱，常使机体抵抗力降低，易发生感染。

（3）恢复期：一般发病后约 5 周进入恢复期，尿量逐渐恢复正常，水、电解质代谢紊乱逐渐得到纠正，但肾脏功能的完全恢复常需要数月甚至更长时间。少数患者由于肾小管上皮细胞损伤严重和修复不全，可转为慢性肾衰竭。

2. 非少尿型急性肾衰竭　近年来，非少尿型急性肾衰竭发病率有逐渐增多趋势。由于肾脏受损程度较轻，肾小管浓缩功能障碍较肾小球滤过功能降低更严重，非少尿型急性肾衰竭的临床表现较少尿型轻，病程较短，预后也较好。患者尿量虽无明显降低，但内环境紊乱，如氮质血症、代谢性酸中毒等仍然存在。少尿型和非少尿型急性肾衰竭可相互转化。

二、慢性肾衰竭

慢性肾衰竭（CRF）是指各种病因造成肾单位进行性破坏，导致残存肾单位不足以充分排出代谢废物和维持内环境稳定，机体发生以代谢废物潴留，水、电解质与酸碱平衡紊乱，肾脏内分泌功能障碍等为特点的临床病理过程。

（一）病因

凡能引起肾实质进行性破坏的疾病，均可导致慢性肾衰竭，主要包括：

1. 肾脏疾病　慢性肾小球肾炎、慢性肾盂肾炎、肾结核等。

2. 慢性尿路梗阻　尿路结石、前列腺肥大等。

3. 全身性疾病　系统性红斑狼疮、糖尿病性肾病、高血压性肾病等。

其中以慢性肾小球肾炎引起的最为常见，占慢性肾衰竭的 50%～60%。

（二）发病机制

目前尚不十分清楚，可能与以下机制有关：

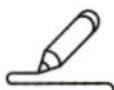

1. 健存肾单位学说 指在慢性肾脏疾病时，肾单位不断遭到破坏，肾功能只能由健存的肾单位来完成。健存肾单位可发生代偿性肥大，以增强其功能。随着病情的逐渐进展，健存的肾单位数量越来越少，最终无法完成正常的泌尿功能时，即发生慢性肾衰竭。

2. 矫枉失衡学说 当肾单位不断遭到破坏，体内出现某些代谢产物的蓄积，为了维持机体内环境稳定，通过肾小管调节排泌和重吸收，称为"矫枉"。这一过程影响到机体其他系统的功能，加速并发症的出现，称为"失衡"。典型的如钙磷代谢的矫枉失衡。慢性肾脏疾病患者引起肾单位进行性减少时，肾小球滤过率降低，肾排磷减少，血磷增高、血钙降低；刺激机体分泌甲状旁腺素增多，作用于肾小管，使磷的重吸收减少从而降低血磷水平，此即"矫枉"。但甲状旁腺素分泌增多亦引起骨钙释放增多而引起肾性骨营养不良，出现"失衡"，即"矫枉失衡"。

3. 肾小球高滤过 当部分肾单位损伤后，残存的肾单位发生代偿，随着病情加重，代偿的肾单位负荷增加，出现高灌注和高滤过，使残存肾单位相继损伤，出现肾小球纤维化和硬化。

（三）发病过程

正常情况下，肾脏有强大的代偿能力，因此慢性肾脏病（CKD）的发生发展常常是隐蔽的、渐进的，病程可迁延数月、数年或更久。其临床过程依据肾小球滤过率（GFR）的变化可分为 5 期，CRF 主要为 CKD4～5 期。

CKD1 期，肾脏损伤、GFR 正常或上升。此期肾脏受损，机体可有血或尿成分异常，但由于肾脏强大的代偿能力，使 GFR>90ml/（min • 1.73m^2），肾的排泄与调节水、电解质及酸碱平衡的功能基本正常，内环境相对稳定。

CKD2 期，肾脏损伤、GFR 轻度下降。此期 GFR 处于 60～89ml/（min • 1.73m^2），肾脏仍具有良好的排泄与调节功能，机体可有血或尿成分异常，但无明显临床症状。此期肾脏不能耐受额外负荷。如发生失血、感染、创伤等引起肾血流量减少或组织蛋白分解增强加重肾负担时，可诱发 GFR 进一步下降，导致内环境紊乱。

CKD3 期，肾功能不全、GFR 中度下降。此期 GFR 处于 30～59ml/（min • 1.73m^2），肾排泄与调节能力降低，即使正常饮食，也可出现轻度氮质血症和代谢性酸中毒。并可有夜尿、多尿、轻度贫血、乏力和食欲减退等肾功能不全的临床表现。

CKD4 期，肾衰竭、GFR 严重下降。此期 GFR 下降至 15～29ml/（min • 1.73m^2），患者出现明显的氮质血症、代谢性酸中毒、高磷血症和低钙血症、高氯及低钠血症，亦可有轻度高钾血症，夜尿多，并出现严重贫血等肾衰竭的临床症状，以及尿毒症部分中毒症状如恶心、呕吐和腹泻等。

CKD5 期，肾衰竭终末期，GFR<15ml/（min • 1.73m^2）。此期肾单位显著减少，大量毒性物质蓄积，导致严重的全身性中毒、甲状旁腺功能亢进、明显的水电解质和酸碱平衡紊乱，引起多器官功能障碍和物质代谢紊乱，需肾脏替代治疗。

（四）机体代谢和功能变化

1. 尿的变化

（1）尿量的变化：慢性肾衰竭患者早期常表现为夜尿、多尿，晚期少尿。夜尿为早期最主要的变化，即夜间尿量增多与白天尿量相当，甚至超过白天。机制可能与肾的调节能力减弱，平卧后肾血流量增加导致原尿生成增多，肾小管对水重吸收减少有关。多尿（尿量常在 2 000～3 000ml/24h）与肾小管浓缩功能下降，健存肾单位因功能代偿使原尿生成增多流速过快，肾小管来不及重吸收有关。慢性肾衰竭晚期，因大量肾单位破坏、肾小球滤过明显降低而导致少尿。

（2）尿性质变化：由于肾小球和肾小管损伤，尿中可出现蛋白质、红细胞、白细胞、管型。

（3）尿渗透压变化：慢性肾衰竭早期，因肾浓缩功能降低而稀释功能正常，可出现低渗尿及

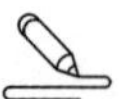

低比重尿。晚期因肾小管浓缩、稀释功能均降低，尿液则呈等渗，相对密度固定于1.008～1.012。

2. 氮质血症　慢性肾衰竭早期，由于健存肾单位的代偿作用，氮质血症并不明显。随病变进展，肾单位逐渐减少而发生不同程度的氮质血症。

3. 水、电解质和酸碱平衡紊乱

(1) 水代谢紊乱：肾衰竭后对水负荷的调节能力减退，若摄入水过多过快，易发生水潴留，可导致水肿或心力衰竭；若摄入水过少，加之呕吐、腹泻等易导致脱水，使肾小球滤过进一步下降，血尿素氮上升，加重氮质血症。

(2) 钠代谢紊乱：慢性肾衰竭患者对钠的调节功能降低，若过度限制钠盐、应用排钠利尿剂等，则导致低钠血症；反之，若摄入钠盐过多，则因肾小球滤过率已降低，易造成水、钠潴留，从而导致高血压、心力衰竭等。

(3) 钾代谢紊乱：慢性肾衰竭早期虽有肾小球滤过率降低，但因尿量并不减少，血钾可以保持在正常水平。低钾血症常见于进食过少、呕吐、腹泻或长期使用排钾利尿剂患者。一般不易发生高钾血症。慢性肾衰竭晚期，因肾小球滤过显著减少，肾小管泌钾功能障碍，加之酸中毒及组织分解增强等因素，可引起高钾血症。

(4) 钙和磷代谢紊乱：①高磷血症：慢性肾衰竭早期，因肾小球滤过下降导致肾排磷减少，导致高磷血症，而后继发性甲状旁腺激素（PTH）分泌增多，可抑制健存肾单位肾小管对磷的重吸收，肾排磷增多，血磷可基本维持正常。随病情进展，健存肾单位逐渐减少，继发性PTH分泌增多已不能维持磷的充分排出，血磷升高。同时PTH分泌增多又加强了溶骨过程使血磷浓度不断升高。②低钙血症：由于肾实质破坏，1，25-二羟维生素D_3合成不足，肠钙吸收减少。高磷血症时，肠道磷酸根分泌增多，磷酸根可与食物中的钙结合形成难以溶解的磷酸钙，进一步影响肠钙的吸收。

(5) 代谢性酸中毒：慢性肾衰竭早期，一般不出现酸碱平衡紊乱；晚期肾单位破坏增多，肾小球滤过率下降，酸性物质滤过减少，肾小管泌H^+、泌NH_4^+与重吸收HCO_3^-功能降低，以及机体分解代谢增强、固定酸生成过多等均可促进代谢性酸中毒的发生。

4. 肾性骨营养不良　又称为肾性骨病，是慢性肾衰竭晚期的严重并发症。儿童患者主要表现为肾性佝偻病，成人表现为骨质软化、纤维性骨炎、骨质疏松等。其发生机制：①1，25-二羟维生素D_3生成减少和活化障碍，导致肠钙吸收及骨钙沉积减少；②低血钙、高血磷使PTH分泌继发性增多，溶骨作用增强；③代谢性酸中毒促进骨盐溶解，引起骨质脱钙。

5. 肾性高血压　是慢性肾衰竭常见并发症之一，其产生的机制与水、钠潴留、肾素-血管紧张素活性增强，以及肾脏分泌的降压物质（PGE_2、PGA_2）生成减少有关。

6. 肾性贫血　多数慢性肾衰竭患者都伴有贫血，其发生机制与以下因素有关：①肾分泌促红细胞生成素减少，使骨髓造血功能减弱，红细胞生成锐减；②体内蓄积的各种代谢毒物抑制骨髓造血功能；③毒性物质破坏红细胞引起溶血，抑制血小板功能引起出血；④肾毒物使肠道对铁、叶酸、蛋白等造血原料吸收减少和利用障碍。

7. 出血倾向　慢性肾衰竭患者常伴有出血倾向，出血多不严重，以鼻出血、胃肠道出血最常见。主要由体内积聚的代谢毒物抑制血小板功能所致。

三、尿　毒　症

尿毒症是急性或慢性肾衰竭发展到最严重阶段时，由于肾单位大量破坏，使终末代谢产物和内源性毒性产物在体内大量蓄积，水、电解质和酸碱平衡紊乱，内分泌功能失调，从而引起机体出现的一系列自体中毒症状。

(一)发病机制

尿毒症的发病机制目前尚不完全清楚，除与水、电解质、酸碱平衡紊乱有关外，还与许多毒性物质在体内蓄积有关。目前已发现百余种代谢产物或毒性物质与尿毒症的发生密切相关，这些物质统称为尿毒症毒素。常见的尿毒症毒素包括：①尿素、尿酸、肌酐；②胍类（甲基胍、胍基琥珀酸等）；③胺类（脂肪族胺、芳香族胺、多胺）；④中分子毒物（多肽、细胞或细菌崩解产物）；⑤某些激素（胃泌素、胰岛素、甲状旁腺素、生长激素等）。

(二)功能代谢变化

当发生尿毒症时，除上述的水、电解质和酸碱平衡紊乱、肾性高血压、肾性贫血、出血倾向等进一步加重外，还出现全身各系统中毒引起的功能障碍和代谢紊乱的表现。

1. 消化系统 消化系统症状是尿毒症患者最早和最突出的表现，初起为食欲不振或消化不良，病情加重时可出现厌食，恶心、呕吐或腹泻，口腔糜烂等。这些症状的发生可能与肠道内细菌的尿素酶将尿素分解为氨，氨刺激胃肠道黏膜引起炎症和多发性表浅性小溃疡等有关，患者常并发胃肠道出血。此外，恶心、呕吐也与中枢神经系统的功能障碍有关。

2. 神经系统 神经系统的变化是尿毒症的最突出症状之一。表现为：①中枢神经系统功能受损。早期，患者往往有头昏、头痛、乏力、理解力及记忆力减退等症状，随着病情的加重患者可出现烦躁不安、肌肉颤动、抽搐，最后可发展到表情淡漠、嗜睡和昏迷。②周围神经病变，出现肢体麻木、疼痛、烧灼感，严重者可表现为运动障碍。

3. 心血管系统 由于肾性高血压、高钾血症、酸中毒、水钠潴留、贫血及毒性物质的作用，常表现为心力衰竭和心律失常。晚期可出现尿毒症性心包炎，由于尿素、尿酸的刺激作用导致，多为纤维素性心包炎，患者心前区疼痛，可闻及心包摩擦音。心血管功能障碍也是引起患者死亡的主要因素之一。

4. 呼吸系统 尿毒症患者可因酸中毒而引起呼吸深快。尿素经唾液酶分解形成氨，患者呼出的气体有氨臭味。病变严重时，患者可因心力衰竭、低蛋白血症、水钠潴留等因素而引起肺水肿；因尿素刺激而发生纤维素性胸膜炎；因钙磷代谢障碍，磷酸钙在肺组织内沉积而发生肺钙化。患者可出现呼吸困难、咳泡沫痰。

5. 免疫系统 尿毒症时的某些毒素可造成机体免疫功能受损，主要表现为细胞免疫明显抑制，常因免疫功能低下而发生严重感染，成为主要死因之一。

6. 皮肤变化 皮肤瘙痒是尿毒症患者常见的症状，可能与毒性产物对皮肤感觉神经末梢的刺激及甲状旁腺功能亢进皮肤钙沉积有关。由于尿素随汗液排出，因此在皮肤的汗腺开口处有尿素的白色结晶，称为尿素霜。患者皮肤还可表现为干燥、脱屑和颜色的改变。

7. 代谢障碍

（1）糖代谢：约半数患者出现葡萄糖耐量降低等轻、中度糖尿病症状。其主要原因可能与尿素、肌酐和中分子量毒物的以下作用有关。①引起胰岛素分泌减少；②使胰岛素与靶细胞受体结合障碍；③引起生长激素分泌增多，生长激素有拮抗胰岛素的作用；④使肝糖原合成酶活性降低。

（2）蛋白质代谢：患者常出现低蛋白血症、负氮平衡、消瘦甚至恶病质等体征。其发生机制与以下因素有关。①消化系统功能障碍，使蛋白质摄入和吸收减少；②感染和毒素的蓄积引起蛋白质分解代谢增强；③出血及蛋白尿导致蛋白质丢失过多。

（3）脂肪代谢：由于脂蛋白酶活性降低，清除甘油三酯减少，胰岛素拮抗物使肝细胞合成甘油三酯增多，导致患者血中甘油三酯增高，出现高脂血症。

（杨 莹）

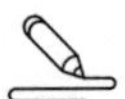

复习思考题

1. 试述各型肾炎的特征性病变。
2. 试述肾小球肾炎出现蛋白尿、血尿、水肿、高血压的病理基础。
3. 简述肾盂肾炎的病因、感染途径与常见诱因。
4. 试述少尿型急性肾衰竭的病变过程及少尿期机体的主要代谢与功能变化。
5. 试述慢性肾衰竭的病变发展过程及机体的主要代谢与功能变化。

扫一扫，测一测

PPT 课件

第十六章　女性生殖系统疾病及乳腺疾病

知识导览

学习目标

掌握慢性子宫颈炎的类型，子宫颈癌的病理变化及临床病理联系，乳腺癌的病理变化及临床病理联系；熟悉慢性子宫颈炎、子宫内膜增生症、子宫内膜异位症、子宫平滑肌瘤的病理变化特点；了解慢性子宫颈炎、子宫内膜增生症、子宫颈癌、乳腺癌的病因。

第一节　女性生殖系统疾病

一、子宫颈疾病

（一）慢性子宫颈炎

慢性子宫颈炎是病原微生物感染引起的子宫颈慢性非特异性炎症，是最常见的妇科疾病，多见于已婚经产妇。发病常与葡萄球菌、链球菌和肠球菌感染有关，分娩、流产或手术操作导致子宫颈损伤、子宫颈分泌物过多、阴道内酸性环境的改变，可促进慢性子宫颈炎的发生。病变常累及子宫颈外口，临床上主要表现为白带增多，偶带血性，腰酸，腹部有下坠感等。

根据临床病理特点，慢性子宫颈炎可分为下列四种类型。

1. 子宫颈糜烂　包括真性子宫颈糜烂和假性子宫颈糜烂。临床上常见的为假性糜烂。①真性子宫颈糜烂：慢性子宫颈炎时，覆盖在子宫颈阴道部表面的鳞状上皮坏死脱离，形成浅表缺损，为真性糜烂，较少见。②假性子宫颈糜烂：子宫颈管黏膜的柱状上皮增生，并向子宫颈阴道部延伸，取代了原鳞状上皮的缺损处。由于柱状上皮较薄，上皮下充血的血管明显。肉眼观，子宫颈外口病变黏膜呈鲜红色，看上去无上皮覆盖，称为子宫颈糜烂，实际上不是真性糜烂，为假性糜烂。早期宫颈糜烂表面光滑，称单纯糜烂；随着病情发展，糜烂区高低不平，呈颗粒状或乳头状，称为乳头状糜烂；糜烂修复过程中，病变处的黏膜柱状上皮又由鳞状上皮重新取代，称为糜烂愈合。

2. 子宫颈息肉　慢性子宫颈炎时，宫颈黏膜上皮、腺体及间质纤维结缔组织局限性增生形成的息肉状物，称为子宫颈息肉。肉眼观，突出于子宫颈外口，息肉常为单个，数毫米至数厘米，有蒂，质软，粉白色或粉红色。镜下观，息肉由增生的腺体、血管及纤维组织构成，间质充血、水肿、慢性炎症细胞浸润，表面被覆单层柱状上皮或鳞状上皮。

3. 子宫颈腺囊肿　又称纳博特囊肿，子宫颈腺体开口处被结缔组织和增生的鳞状上皮压迫或阻塞，致腺体分泌物潴留，腺体扩张呈囊状，称为子宫颈腺囊肿。囊肿常为多发性，直径多在1cm以内，灰白色，内含无色透明或黏液脓性渗出物。

4. 子宫颈肥大　长期慢性炎症刺激，子宫颈结缔组织和腺体明显增生致子宫颈肥大。肥大

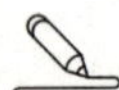

宫颈均匀增大，变硬，可达正常子宫颈的2～4倍。

（二）子宫颈上皮内瘤变

慢性子宫颈炎时，糜烂与愈合反复进行，局部鳞状上皮可由异型增生发展至原位癌。子宫颈上皮内瘤变（CIN）是子宫颈鳞状上皮被不同程度异型性的细胞所取代。常发生于子宫颈鳞状、柱状上皮交界处，表现为细胞大小形态不一，核大深染，核质比例增大，核分裂象增多，细胞极性紊乱，病变由基底层向表层发展。

1. CIN分级　根据病变程度及范围，CIN分为三级，分别表示低级别、中级别、高级别。①CIN Ⅰ级：异型增生的细胞局限于上皮层全层的下1/3；②CIN Ⅱ级：异型增生的细胞累及上皮层全层的下1/3～2/3；③CIN Ⅲ级：异型增生的细胞超过上皮层全层的下2/3，基底膜完好，无间质浸润，包括重度非典型增生和原位癌（见书后彩色插图38）。CIN Ⅰ级和CIN Ⅱ级如能及时治疗可以治愈，约20%的CIN Ⅲ级可在10年内发展为浸润癌。病变级别越高，其转化率越高，所需时间越短。

2. 临床病理联系　CIN多无自觉症状，肉眼无明显改变，子宫颈鳞状上皮与柱状上皮交界处是好发部位，可通过活检进行确诊。

案例分析

患者，女，44岁。近半年来同房后多次出现少量出血，色鲜红，量不多，能自止。近1个月来出现阴道流液，伴有异味。妇科检查：外阴已婚经产型，阴道通畅，无异常分泌物。宫颈肥大，于9～12点处可见一菜花状病灶，约1.5cm×2cm大小。宫颈活检示宫颈中分化鳞癌。

请思考：

1. 子宫颈癌和子宫颈上皮内瘤变的关系如何？
2. 子宫颈癌的确诊方法是什么？

（三）子宫颈癌

子宫颈癌，简称宫颈癌，是来源于子宫颈上皮的恶性肿瘤，是女性生殖系统常见的恶性肿瘤，多发生于40～60岁之间。近年来随着子宫颈癌筛查工作的开展，子宫颈癌的早期诊断率和五年生存率明显提高。

1. 病因及发病机制　子宫颈癌的主要病因与人乳头状瘤病毒（HPV）感染有关，尤其是HPV-16、18、31、33型。此外，可能与早婚、早育、多产、性生活紊乱、子宫颈裂伤和包皮垢的刺激等因素有关。

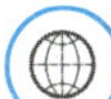

知识链接

子宫颈癌疫苗

宫颈癌疫苗又称HPV疫苗，被认为是人类第一个用于“预防癌症的疫苗”。主要预防由HPV引起的宫颈细胞病变和宫颈癌的发病，是预防宫颈癌发病最简单、最有效手段。通过注射HPV减毒疫苗，可以刺激机体产生抗病毒抗体，保护机体不被HPV感染，进而有效预防宫颈癌的发病。一般来讲，HPV疫苗分为三种，一种是二价疫苗，一种是四价疫苗，还有一种是九价疫苗。9～45岁女性可接种HPV疫苗，在此年龄段越早接种保护效果越好。

2. 病理变化　子宫颈癌好发于子宫颈鳞状上皮和柱状上皮交界处。

（1）大体类型：根据子宫颈癌生长方式和外观形态分为四型。①糜烂型：似子宫颈糜烂，病

变黏膜潮红，呈颗粒状，质脆，触之易出血，与宫颈糜烂外观上不易区别；②外生菜花型：癌组织向子宫颈表面生长，呈息肉状、乳头状或菜花状突起，表面常有坏死及溃疡形成（见书后彩色插图 39）；③内生浸润型：癌组织主要向子宫颈深部浸润性生长，使子宫颈肥大、变硬，表面较光滑，临床检查易漏诊；④溃疡型：癌组织坏死脱落，形成溃疡，溃疡边缘隆起，底部凹凸不平，似火山口状，易发生出血和感染。

（2）组织学类型：子宫颈癌分为鳞状细胞癌和腺癌。①鳞状细胞癌：最常见，约占子宫颈癌的 90% 以上，由 CIN 发展而来，按病变发展过程分为原位癌、早期浸润癌及浸润癌。原位癌是癌细胞仅限于上皮全层，但未突破基底膜。早期浸润癌是指癌细胞突破基底膜，浸润深度不超过基底膜下 5mm。超过基底膜下 5mm，则为浸润癌。根据癌细胞分化程度可分为高、中、低分化鳞状细胞癌（见书后彩色插图 40）。②腺癌：少见，近年发病率有上升趋势，占子宫颈癌的 10% 左右。组织学类型有高、中、低分化腺癌。腺癌对化疗、放疗敏感性较差，预后较差。

3. 扩散 子宫颈癌的扩散途径包括直接蔓延和转移。

（1）直接蔓延：子宫颈癌呈浸润性生长，可直接蔓延邻近组织，向上浸润破坏整个子宫颈，向下侵及阴道壁，向前侵犯膀胱，向后侵犯直肠，向两侧侵犯子宫旁及盆壁组织。

（2）淋巴道转移：是子宫颈癌最主要的转移途径。首先转移到子宫颈旁淋巴结，然后可转移至闭孔、髂内和髂外、髂总等盆腔淋巴结，晚期可转移至左锁骨上淋巴结。

（3）血道转移：较少见，晚期经血道转移至肝、肺、骨等处。

4. 临床病理联系 早期子宫颈癌常无自觉症状，与子宫颈糜烂不易区别。检查时可见宫颈黏膜粗糙，触之易出血。对已婚妇女定期做子宫颈脱落细胞学检查可早期发现宫颈癌。随病变进展，因癌组织破坏血管，患者出现不规则阴道出血；癌组织坏死继发感染，使白带增多，伴腥臭味；晚期浸润压迫盆腔神经，可出现下腹部及腰骶部疼痛。当癌组织侵犯膀胱及直肠时，可引起子宫膀胱瘘或子宫直肠瘘。

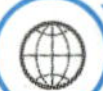

知识链接

宫颈癌筛查

宫颈癌属于可防、可治、可控的癌症，目前推崇宫颈癌三阶梯筛查。第一阶梯筛查：宫颈细胞检查，常用液基薄层细胞学检查（TCT）及 HPV 病毒检测。第二阶梯筛查：阴道镜检查，通过阴道镜观察细微病变，同时在宫颈涂染醋酸、碘液，观察宫颈是否有可疑病灶。第三阶梯筛查：宫颈活检，确诊是否患有宫颈癌。宫颈癌是常见的妇科恶性肿瘤之一，但早发现、早诊断、早治疗，治愈率高达 80%。宫颈癌免费筛查是贯彻落实党中央、国务院关于实施健康中国战略的决策部署，是保障妇女健康权益、促进妇女幸福安康的重要举措。

二、子宫体疾病

（一）子宫内膜增生症

子宫内膜增生症是由于雌激素过高引起子宫内膜腺体和 / 或间质增生性病变。临床表现主要为不规则阴道出血、经期延长和月经量过多等，以育龄期和更年期妇女多见。

肉眼观，子宫内膜弥漫性或局灶性增厚，可达 1cm 以上，表面光滑，可伴有息肉形成，质地柔软。镜下观，子宫内膜增生根据腺体和间质的比例，腺体的分化程度不同，可分为单纯性增生、复杂性增生和非典型增生三种类型。

1. 单纯性增生 腺体数量增加，腺体与间质的比例大于 1∶1，小于 3∶1。腺体形态、排列与增生期子宫内膜相似。部分腺体呈囊状扩张。腺上皮增生一般为单层或假复层，细胞无异型性。

2. 复杂性增生　腺体增生显著，腺体与间质的比例大于 3∶1，相互拥挤，出现背靠背现象。腺体形状不规则，但无细胞异型性。

3. 非典型增生　腺体拥挤并呈不规则形，腺上皮细胞有明显的异型性，呈复层排列，极性紊乱。

（二）子宫内膜异位症

子宫内膜异位症是指子宫内膜腺体和间质出现在子宫内膜以外的部位。按异位的位置不同，可分为子宫内子宫内膜异位症和子宫外子宫内膜异位症。主要表现为进行性加重的痛经，少数患者发生月经紊乱、不孕等。

1. 子宫内子宫内膜异位症　是指子宫肌壁内出现子宫内膜腺体和间质，可分为弥漫型和局灶型两种。弥漫型表现为子宫内膜弥漫异位在子宫肌层，称为子宫腺肌病，子宫壁弥漫增厚；局灶型表现为子宫内膜局限异位在子宫肌层，子宫不规则增大，多见于子宫后壁，呈结节状，称为子宫腺肌瘤。因异位的内膜常有月经周期的改变，故在切面上可见到小出血灶，呈暗红色或巧克力色。镜下观，可在子宫肌层发现子宫内膜腺体和间质。

2. 子宫外子宫内膜异位症　是指子宫内膜腺体和间质异位于子宫以外的组织、器官。80%发生于卵巢，其次可见于子宫阔韧带、子宫直肠窝、盆腔腹膜、腹壁手术瘢痕处、阴道、阑尾等处。如发生于卵巢，反复周期性出血致使卵巢体积增大，形成囊腔，内含黏稠的咖啡色液体，称为巧克力囊肿。镜下观，囊肿壁中可见子宫内膜腺体及间质。

（三）子宫平滑肌瘤

子宫平滑肌瘤是来源于子宫平滑肌组织的良性肿瘤，是女性生殖系统中最常见的良性肿瘤。子宫平滑肌瘤发病与雌激素增多有关，还有一定遗传倾向。多见于生育期妇女，30～50岁最多，绝经后子宫肌瘤可逐渐萎缩。临床常见症状有月经量过多、腹部包块、尿频、下腹疼痛等。

肉眼观，子宫肌瘤可单发或多发，大小不一，质韧，界清，无包膜。切面灰白色，呈编织状或漩涡状。常位于子宫肌层，称壁间肌瘤；有的位于浆膜下，称浆膜下肌瘤，凸向腹腔；有的位于黏膜下，称黏膜下肌瘤，凸向宫腔。镜下观，瘤细胞与正常子宫平滑肌细胞相似，排列成纵横交错的束状、编织状或漩涡状，与周围正常组织界限清楚。

第二节　乳 腺 疾 病

一、乳腺增生症

乳腺增生症是最常见的乳腺疾病，是一种非肿瘤、非炎症性的增生性病变。可发生于青春期后的任何年龄。一般认为本病与卵巢内分泌功能失调有关，孕激素减少而雌激素过多，长期刺激乳腺组织，导致乳腺腺体和纤维组织增生，常形成乳腺肿块。

（一）乳腺纤维囊性变

乳腺纤维囊性变是以乳腺小叶末梢导管和腺泡高度扩张成囊状，间质纤维组织和上皮不同程度的增生为特点。多发生于 25～45 岁之间的女性。病变特点常为双侧，多发，小结节状分布，大小不一，边界不清。根据病变是否有末梢导管与腺泡上皮的增生，可分为增生型与非增生型两种。增生型特征为间质纤维组织、末梢导管和腺泡上皮增生，并伴有囊肿形成，增生的上皮层次

增多，呈乳头状突入囊腔。非增生型多被覆扁平上皮，也可为柱状或立方上皮，或上皮缺如，仅见纤维性囊壁。

（二）硬化性腺病

以乳腺末梢导管上皮和纤维组织增生为特点，使腺泡受压扭曲，一般无囊肿。病变组织呈灰白色，质硬，分界不清。镜下观，乳腺小叶腺泡、末梢导管上皮和纤维组织不同程度增生，小叶结构存在。

二、乳 腺 癌

乳腺癌是源于乳腺导管上皮和腺泡上皮的恶性肿瘤。其发病率居我国女性恶性肿瘤首位，常见于40～60岁妇女，男性乳腺癌罕见，约占1%。

（一）病因及发病机制

乳腺癌的病因和发病机制尚未完全阐明。目前认为，乳腺癌与雌激素长期作用有关，此外，家族遗传因素、环境因素、生育方式、放射线及病毒感染等与乳腺癌发病有关。

（二）病理变化

乳腺癌好发于乳腺外上象限，癌组织多起源于导管上皮。乳腺癌分类复杂，根据组织发生和是否浸润，分为两大类。

1. 非浸润性癌（原位癌） 非浸润性癌的癌细胞局限于导管和腺泡内，基底膜完整。包括导管原位癌和小叶原位癌。①导管原位癌：是发生于乳腺小叶终末导管的原位癌，较小叶原位癌多见。导管扩张，癌细胞局限于扩张的导管内，导管基膜完整（见书后彩色插图41）。②小叶原位癌：发生于乳腺小叶终末导管及腺泡。镜下观，癌组织局限于小叶内的腺泡或终末导管内，未突破基底膜，小叶结构尚存。

2. 浸润性癌 包括浸润性导管癌、浸润性小叶癌和特殊类型癌等。①浸润性导管癌：由导管原位癌发展而来，癌细胞突破导管基底膜向间质浸润，是乳腺癌最常见的类型，约占乳腺癌的70%。肉眼观，肿块呈结节状，大小不等，灰白色，质硬，与周围组织界限不清。切面呈灰白色，癌组织呈放射状或蟹足状向周围组织浸润。镜下观，癌细胞排列成团块状、条索状、巢状。癌细胞大小不一，形态各异，异型性明显，核分裂象多见。②浸润性小叶癌：由小叶原位癌突破基底膜向间质浸润发展而来。约占乳腺癌5%～10%。肉眼观，切片呈橡皮样，灰白色，柔韧，边界不清。镜下观，癌细胞较小，圆形或卵圆形，大小较一致，癌细胞呈串珠状或细条索状浸润于纤维性间质中。③特殊类型癌：种类较多，均少见，如黏液癌、髓样癌、大汗腺癌、Paget病等。

（三）扩散

1. 直接蔓延 乳腺癌可向乳腺周围组织直接浸润，累及乳头、皮肤、筋膜、胸肌及胸壁等。

2. 淋巴道转移 是乳腺癌最常见的转移途径。最早转移至同侧腋窝淋巴结，晚期可转移至锁骨上淋巴结、锁骨下淋巴结、乳内淋巴结和纵隔淋巴结，甚至对侧锁骨上淋巴结。

3. 血道转移 晚期可血道转移至肺、肝、脑、骨等处。

（四）临床病理联系

乳腺癌早期无明显症状，或仅为无痛性肿块，偶尔患者在自我检查或体检时发现，约50%的病例已经发生局部淋巴结转移。如果肿瘤阻塞乳腺真皮层淋巴管，致使淋巴回流受阻，可引起局部皮肤水肿，而毛囊汗腺处皮肤相对凹陷，导致肿块所在部位的皮肤呈橘皮样外观。肿瘤位于乳头下方时，因有大量纤维组织增生并牵拉乳头，可致乳头内陷。当肿瘤侵及乳房悬韧带时，可使之收缩，变短，牵拉皮肤形成凹陷，状如酒窝，故称酒窝征。

案例分析

患者，女，45岁。发现右侧乳房无痛性肿块半年。半年前，洗澡时无意中发现右侧乳房有一肿块，逐渐长大，近日生长迅速并破溃，来医院就诊。查体：右侧乳房较左侧大，右侧乳房的外上象限有一4.5cm×3cm大小肿块，突出皮肤，质硬，较固定，与周围组织分界不清，表面已破溃。同侧腋窝淋巴结肿大，活动尚可。乳头内陷，皮肤呈橘皮样外观。

病理活检：细胞有明显异型性，呈不规则条索状排列，病理性核分裂象多见，间质为大量纤维组织。

请思考：该病例的诊断及诊断依据是什么？

知识链接

乳腺癌免疫组化指标

乳腺癌诊断与治疗与病理息息相关。手术之后，切除的标本送到病理科进行病理检查，还会对肿物进行免疫组化检查。主要检查内容有雌激素受体（ER）、孕激素受体（PR）、人表皮生长因子受体2（HER2）、Ki-67等。在正常乳腺上皮细胞的胞核内均含ER和PR，激素在细胞核内与受体形成二聚体，启动细胞分裂周期。ER、PR在乳腺癌的发生发展中起到重要作用，大约70%的乳腺癌含有数量不等的雌激素受体，35%的乳腺癌同时有孕激素受体。受体阳性者，尤其是两种受体均阳性者，可应用内分泌治疗作为乳腺癌治疗的辅助手段。ER和PR还与乳腺癌的预后有关，阳性者转移率低，无瘤存活时间长。乳腺癌患者预后还和原癌基因HER2的表达密切相关。如果HER2阳性，可以采用分子靶向药物治疗，提高治愈率。在乳腺癌中，Ki-67高表达与高复发风险相关，提示预后较差。

（朱　萌）

复习思考题

1. 简述慢性子宫颈炎的临床病理类型及特点。
2. 简述宫颈癌的好发部位及病变特点。
3. 简述乳腺癌的好发部位及病变特点。

扫一扫，测一测

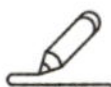

PPT课件

第十七章　内分泌系统疾病

知识导览

学习目标

掌握单纯性甲状腺肿、弥漫性毒性甲状腺肿、糖尿病的病理变化特点；熟悉单纯性甲状腺肿、弥漫性毒性甲状腺肿、糖尿病的概念，糖尿病的类型、病因及发病机制；了解单纯性甲状腺肿、弥漫性毒性甲状腺肿病因及发病机制。

第一节　甲状腺疾病

甲状腺肿是指由于增生和胶质储存伴甲状腺激素异常的分泌而产生的甲状腺肿大。根据有无甲状腺功能亢进，可将其分为弥漫性非毒性甲状腺肿和弥漫性毒性甲状腺肿两类。

一、弥漫性非毒性甲状腺肿

弥漫性非毒性甲状腺肿亦称单纯性甲状腺肿，是指由于甲状腺素分泌不足，促使促甲状腺激素（TSH）分泌增多，甲状腺滤泡上皮增生，滤泡内胶质堆积而使甲状腺肿大。本病常呈地域性分布，又称地方性甲状腺肿，也可为散发性。据报道，目前全世界约有 10 亿人生活在碘缺乏地区，我国病区人口超过 3 亿，大多位于内陆山区及半山区，全国各地均有散发。

（一）病因和发病机制

1. 缺碘　缺碘是引起本病的主要原因。由于地方性水、土、食物中缺碘及机体在青春期、妊娠和哺乳期对碘需求量增加而相对缺碘，导致甲状腺素的合成减少，通过反馈刺激垂体 TSH 分泌增多，使甲状腺滤泡上皮增生肥大，导致甲状腺肿大，同时对碘摄取的能力增强，合成分泌甲状腺素的能力也增强，此时血中甲状腺素恢复到正常水平。如果持续长期缺碘，一方面滤泡上皮增生，另一方面所合成的甲状腺球蛋白不能被充分碘化而形成胶质堆积在滤泡内，使滤泡腔显著扩张，使甲状腺进一步肿大。

2. 致甲状腺肿因子的作用　有些物质可使甲状腺素合成过程的某个环节发生障碍，也是引起甲状腺肿的附加因素。

（1）饮用水中大量钙和氟可引起甲状腺肿，因其影响肠道碘的吸收，使滤泡上皮细胞质内钙离子增多，从而抑制甲状腺素分泌。

（2）某些食物（如卷心菜、木薯）可致甲状腺肿，如木薯内含氰化物，抑制碘化物在甲状腺内运送。

（3）硫氰酸盐及过氯酸盐妨碍碘向甲状腺聚集，阻止滤泡上皮对碘的利用。

（4）药物如硫脲类药、磺胺药，锂、钴及高氯酸盐，可抑制碘离子的浓集或碘离子有机化。

3. 高碘　长期饮用含高碘的水，因碘摄食过高，过氧化物酶的功能基团过多地被占用，影响酪氨酸氧化，因而碘的有机化过程受阻，甲状腺呈代偿性肿大。

4. 遗传与免疫 家族性甲状腺肿的原因是激素合成中有关酶的遗传性缺乏，如过氧化物酶、去卤化酶的缺陷及碘酪氨酸偶联缺陷。有人认为甲状腺肿的发生与自身免疫机制参与有关。

（二）病理变化

根据其发展过程一般分为3个时期。

1. 增生期 又称弥漫性增生性甲状腺肿。肉眼观，甲状腺弥漫性对称性中度增大，一般不超过150g（正常20～40g），表面光滑。光镜下，滤泡上皮增生呈立方或低柱状，伴小滤泡形成，胶质较少，间质充血。甲状腺功能无明显改变。

2. 胶质贮积期 又称弥漫性胶性甲状腺肿。因长期持续缺碘，胶质大量贮积。肉眼观，甲状腺弥漫性对称性显著增大，重200～300g，表面光滑，切面呈淡或棕褐色，半透明胶冻状；光镜下，见滤泡大小不等，大部分滤泡上皮复旧变扁平，滤泡腔高度扩大，腔内大量胶质贮积（见书后彩色插图42），但仍可见小滤泡的部分上皮增生，乳头形成。

3. 结节期 又称结节性甲状腺肿，本病后期滤泡上皮局灶性增生、复旧或萎缩不一致，分布不均，形成结节。肉眼观，甲状腺呈不对称结节状增大，结节大小不等，有的结节境界清楚，常无完整包膜（见书后彩色插图43），切面内常见出血、坏死、囊性变、钙化和瘢痕形成。光镜下，部分滤泡上皮呈柱状或乳头样增生，小滤泡形成；部分上皮复旧或萎缩，胶质贮积；间质纤维组织增生、间隔包绕形成大小不一的结节状病灶（见书后彩色插图44）。

（三）临床病理联系

本病主要表现为甲状腺肿大，一般无内分泌功能失调。如果甲状腺过度肿大，压迫气管、食管或喉返神经，可导致呼吸困难、吞咽困难及声音嘶哑。少数结节性甲状腺肿患者可癌变。

二、弥漫性毒性甲状腺肿

弥漫性毒性甲状腺肿是指血中甲状腺素过多，作用于全身各组织所引起的临床综合征，临床上统称为甲状腺功能亢进症（简称甲亢），亦称为格雷夫斯病（Graves disease），由于约有1/3患者有眼球突出，故又称为突眼性甲状腺肿（见书后彩色插图45）。本病多见于女性，以20～40岁最多见。

（一）病因及发病机制

目前一般认为本病与下列因素有关。①自身免疫性疾病，其根据：一是血中球蛋白增高，并有多种抗甲状腺的自身抗体，且常与一些自身免疫病并存；二是血中存在与TSH受体结合的抗体，具有类似TSH的作用，刺激滤泡上皮细胞增生，分泌甲状腺激素。②遗传因素，发现某些患者亲属中也患有此病或其他自身免疫病；③有的因精神创伤，可能干扰了免疫系统而促进自身免疫病的发生。

（二）病理变化

肉眼观，病变甲状腺弥漫性对称性增大，为正常的2～4倍，表面光滑，血管充血，质较软，切面灰红呈分叶状，胶质少，无结节，质实如肌肉样。光镜下，①滤泡上皮增生呈高柱状，有的呈乳头样增生，并有小滤泡形成；②滤泡腔内胶质稀薄，滤泡周边胶质出现许多大小不一的上皮细胞的吸收空泡；③间质血管丰富、充血，淋巴组织增生（见书后彩色插图46）。术前须经碘治疗，治疗后甲状腺病变有所减轻，甲状腺体积缩小、质变实，光镜下见上皮细胞变矮、增生减轻，胶质增多变浓，吸收空泡减少，间质血管减少，淋巴细胞也减少。

除甲状腺病变外，全身可有淋巴组织增生、胸腺和脾脏增大，心脏肥大，心肌、肝细胞可有变性、坏死及纤维化。眼球外突的原因是眼球外肌水肿，球后纤维脂肪组织增生、淋巴细胞浸润和黏液水肿。

（三）临床病理联系

临床上主要表现为甲状腺肿大、甲状腺功能亢进和眼球突出三大症状。由于甲状腺素分泌过多，基础代谢增高，产热增多，患者可有怕热、多汗、乏力、多食易饥、消瘦等症状。因交感神经兴奋性增高，患者有心悸、心脏搏动加快、易激动、手震颤等。由于眼球后组织水肿，脂肪组织增生和淋巴细胞浸润，导致患者眼球突出。

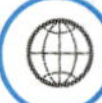

知识链接

甲状腺危象

甲状腺危象是指循环血液中功能性甲状腺激素的量骤然增加，或机体对甲状腺激素的敏感性增强而导致甲状腺毒症急性加重的综合征。多发生在甲亢未治疗或控制不良患者，在感染、手术、创伤或突然停药后，临床表现为高热、大汗、心动过速、恶心、呕吐、腹泻等，病情严重时可导致谵妄、心房颤动、心力衰竭，甚至死亡。

第二节 糖 尿 病

糖尿病是一种因胰岛素绝对或相对不足，或靶细胞对胰岛素敏感性降低等而引起的糖、脂肪和蛋白质代谢紊乱的一种慢性疾病。其主要特点是高血糖、糖尿。患者可出现多饮、多食、多尿和体重减轻等表现。随着人们生活水平的提高，人口老龄化及生活方式的改变，本病发病率日益增高，已成为世界性的常见病。

一、类型、病因和发病机制

糖尿病一般分为原发性糖尿病和继发性糖尿病两种。原发性糖尿病又分为胰岛素依赖型糖尿病（IDDM）和非胰岛素依赖型糖尿病（NIDDM）两种。

（一）原发性糖尿病

1. 胰岛素依赖型糖尿病 又称 1 型或幼年型，约占糖尿病的 10%。主要特点是青少年发病，起病急，病情重，发展快，胰岛 B 细胞严重受损，细胞数目明显减少，胰岛素分泌绝对不足，血中胰岛素降低，引起糖尿病，易出现酮症，治疗依赖胰岛素。目前认为本型是在遗传易感性的基础上由病毒感染等诱发的针对 B 细胞的一种自身免疫病。其根据是：①患者体内可测到胰岛细胞抗体和细胞表面抗体，而且本病常与其他自身免疫病并存；②与人类白细胞抗原（HLA）的关系受到重视，患者血中 HLA-DR3 和 HLA-DR4 的检出率超过平均值，说明与遗传有关；③血清中抗病毒抗体滴度显著增高，提示与病毒感染有关。

2. 非胰岛素依赖型糖尿病 又称 2 型或成年型，约占糖尿病的 90%，主要特点是成年发病，起病缓慢，病情较轻，发展较慢，胰岛 B 细胞数目正常或轻度减少，血中胰岛素可正常、增多或降低，肥胖者多见，不易出现酮症，一般可以不依赖胰岛素治疗。本型病因、发病机制不清楚，认为是与肥胖有关的胰岛素相对不足及组织对胰岛素不敏感所致。

（二）继发性糖尿病

继发性糖尿病是由于炎症、肿瘤、手术等造成胰岛广泛破坏，或由于某些内分泌疾病（如肢端肥大症、皮质醇增多症、甲状腺功能亢进症）等已知原因造成胰岛内分泌功能不足所致的糖尿病。

二、病理变化

(一)胰岛的病变

1 型糖尿病早期为非特异性胰岛炎，继而胰岛 B 细胞颗粒脱失、空泡变性、坏死、消失，胰岛变小、数目减少，纤维组织增生、玻璃样变；2 型糖尿病早期病变不明显，后期 B 细胞减少，常见胰岛淀粉样变性（见书后彩色插图 47）。

(二)血管病变

各型动脉均可有不同程度的血管壁增厚、玻璃样变、变硬；血管壁通透性增强；有的可有血栓形成或管腔狭窄，引起组织或器官缺血、功能障碍和病变。大、中动脉有动脉粥样硬化或中层钙化引起冠心病、心肌梗死、脑萎缩、四肢坏疽等。

(三)肾脏病变

糖尿病肾病是糖尿病严重的并发症。光镜下，①肾脏体积增大：早期肾血流量增加，肾小球滤过率增高，导致早期肾脏体积增大，通过治疗可恢复正常。②结节性肾小球硬化：肾小球系膜内出现圆形或卵圆形均质嗜伊红的玻璃样物质沉积结节，结节增大可使毛细血管腔阻塞，银染色呈同心圆层状结构。毛细血管基底膜增厚。③弥漫性肾小球硬化：系膜基质弥漫性增多，基底膜弥漫性增厚。毛细血管腔变窄或闭塞，肾小球玻璃样变。④肾小管 - 间质性损害：肾小管上皮细胞出现颗粒样和空泡样变性及萎缩。肾间质纤维化、水肿和淋巴细胞浸润。⑤血管损害：多引起肾细动脉硬化。⑥肾乳头坏死：常见于患者患急性肾盂肾炎时，肾乳头坏死是缺血并感染所致。

(四)视网膜病变

早期表现为微小动脉瘤和视网膜小静脉扩张、渗出、水肿、微血栓形成、出血等病变；还可因血管病变引起缺氧，刺激纤维组织增生、新生血管形成等增生性视网膜性病变。

(五)神经系统病变

周围神经可因血管病变引起缺血性损伤或症状，如肢体疼痛、麻木、感觉丧失、肌肉麻痹等，脑细胞可发生广泛变性。

(六)其他组织或器官病变

可出现皮肤黄色瘤、肝脂肪变和糖原沉积、骨质疏松、真菌感染等。

案例分析

患者，男性，52 岁，农民。半年前无明显诱因出现食量增多，而体重却逐渐下降，近 2 个月同时出现口渴，饮水量增加，尿量增多。实验室检查，尿常规：尿蛋白(-)，尿糖(++)；空腹血糖 10.8mmol/L，为进一步诊治收住院。

(1) 该患者所患的疾病是什么？

(2) 这患者所患疾病可能会有哪些病理变化？

三、临床病理联系

糖尿病患者典型症状为多饮、多食、多尿和体重减轻（即“三多一少”）。多尿是因体内葡萄糖利用减少，糖原合成减少，引起血糖升高，尿糖增多引起渗透性利尿。多饮是多尿造成的水分丧失，血液渗透压增高，刺激下丘脑口渴中枢引起。多食是因机体不能充分利用糖，加之血糖过高刺激胰岛素分泌，使患者产生饥饿感和食欲亢进。由于糖代谢障碍使 ATP 减少及蛋白质分解

亢进致负氮平衡、脂肪减少导致体重减轻。另外，由于代谢障碍和血管病变使组织缺血，患者极易发生感染，如疖、痈等化脓性感染，并可引起败血症。

胰岛素严重缺乏时，代谢紊乱引起蛋白质和脂肪分解代谢增强，产生大量酮体并引起代谢性酸中毒时称酮症酸中毒。由于酮症酸中毒、高血糖引起的脱水和高渗透压，患者易发生糖尿病性昏迷。晚期患者常因心肌梗死、脑血管病变、肾衰竭等导致死亡。

（马树运）

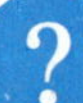

复习思考题

扫一扫，测一测

1. 简述弥漫性非毒性甲状腺肿的病因及病理变化。
2. 简述弥漫性毒性甲状腺肿的病理变化。
3. 比较1型糖尿病与2型糖尿病的特点。

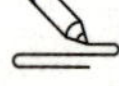

第十八章　传　染　病

学习目标

掌握结核病的基本病变及其转化规律，原发性肺结核病变特点和继发性肺结核病的分型及其病变特点，细菌性痢疾各型病变特点及临床病理联系，伤寒的基本病变，肠伤寒的分期及其病变特点；熟悉结核结节、原发综合征、结核球、伤寒肉芽肿的概念；了解结核病的病因和发病机制；肠伤寒的临床病理联系及并发症。

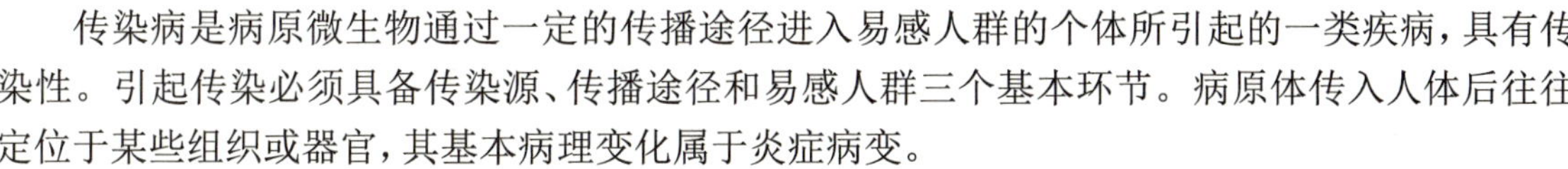

传染病是病原微生物通过一定的传播途径进入易感人群的个体所引起的一类疾病，具有传染性。引起传染必须具备传染源、传播途径和易感人群三个基本环节。病原体传入人体后往往定位于某些组织或器官，其基本病理变化属于炎症病变。

第一节　结　核　病

结核病是由结核分枝杆菌引起的一种慢性传染病。全身各器官均可发病，以肺结核最为多见。特征性病变是结核结节形成伴不同程度的干酪样坏死。临床上患者常有低热、盗汗、食欲不振、消瘦等症状。

一、概　　述

（一）病因及发病机制

结核病的病原菌为结核分枝杆菌，对人有致病作用的主要是人型和牛型。结核分枝杆菌的传播途径主要是呼吸道传播，其次是消化道传播，偶经破损的伤口感染。

结核分枝杆菌无侵袭性酶，不产生内、外毒素，其致病作用主要与菌体所含的成分如脂质、蛋白和多糖有关。脂质与结核分枝杆菌的毒力和形成典型的结核结节相关；蛋白具有抗原性，可使机体产生变态反应，导致组织坏死、结核结节形成和全身中毒症状；多糖作为半抗原参与免疫反应，对白细胞有趋化作用，可引起局部中性粒细胞浸润。脂质与糖、蛋白质结合形成糖脂（索状因子）和糖肽脂（蜡质 D），两者均能刺激 T 淋巴细胞和巨噬细胞增殖，引起结核结节形成和迟发型变态反应；索状因子还可以引起组织细胞严重损伤；蜡质 D 能引起剧烈的变态反应，并抑制细胞内吞噬体与溶酶体融合，使结核分枝杆菌能在细胞内长期生存。

结核病的发生发展与感染的细菌数量、毒力强弱、机体免疫反应和变态反应有关。当人体初次感染结核分枝杆菌时，无细胞免疫能力，巨噬细胞吞噬结核分枝杆菌却难以将其杀灭，细菌可在细胞内繁殖潜伏而长期存在，亦可经血道或淋巴道播散至全身，个别患者感染过重可死亡。在经过 30～50 天后人体逐渐形成以细胞免疫为主的获得性免疫，即在致敏的 T 淋巴细胞释放的淋巴因子作用下，趋化和激活巨噬细胞向感染部位聚集，并大量增生，吞噬杀灭结核分枝杆菌，形成结核结节使病灶局限。机体免疫反应的同时也常伴随有Ⅳ型迟发型变态反应，变态反应较强时可引起干酪样坏死和组织结构破坏。免疫反应与变态反应常贯穿于疾病的始终，当细菌数量少，毒力弱，机体免疫反应占优势时，病灶局限，致病菌被杀灭，疾病好转、痊愈。反之以变态反应为主，机体组织结构损害，病情恶化进展。

（二）结核病的基本病理变化

1. 渗出性病变 常见于结核病初期或机体免疫力低下，菌量多、毒力强或变态反应较强时。好发于肺、浆膜、滑膜、脑膜等部位，局部病变以浆液渗出为主，也可有纤维蛋白、中性粒细胞、巨噬细胞渗出，在渗出液和巨噬细胞中可查见结核分枝杆菌。渗出性病变不稳定，可完全吸收或转变为增生性病变，若变态反应剧烈，也可迅速转变为以变质为主的病变。

2. 增生性病变 当感染结核分枝杆菌数量少、毒力低、机体免疫力较强时，常发生以增生为主的病变，主要是巨噬细胞和成纤维细胞增生形成具有诊断意义的结核结节，又称结核性肉芽肿。肉眼观：单个结核结节直径约 0.1mm，肉眼不易见到，数个结节融合后呈粟粒大小、灰白色、境界清楚的病灶，结节内有干酪样坏死时略显淡黄色，可微隆起于脏器表面。光镜下：典型的结核结节中央为干酪样坏死，周围有大量上皮样细胞、朗汉斯巨细胞、致敏的 T 淋巴细胞、增生的成纤维细胞包裹，形成境界清楚的结节状病灶（见书后彩色插图 48）。上皮样细胞是巨噬细胞吞噬结核分枝杆菌或干酪样坏死后变形而成，其胞质丰富，淡红色，境界不清，呈梭形或多角形，常伸出突起与相邻细胞连接成片，核圆形或卵圆形可见 1～2 个核仁，外形酷似鳞状上皮，故称为上皮样细胞（或称类上皮细胞）。朗汉斯巨细胞即多核巨细胞，体积大，直径可达 300μm，胞质丰富，核由十几个到几十个不等，常排列在细胞质周围呈花环状、马蹄形或密集在胞体一端。

3. 变质性病变 当感染的结核分枝杆菌数量多、毒力强、机体免疫力低下而变态反应强烈时，上述以增生或渗出为主的病变均可发生变质，出现干酪样坏死。肉眼观：干酪样坏死因含脂质较多呈淡黄色，均匀细腻、质地松脆似奶酪状。光镜下：干酪样坏死为红染无结构颗粒状物，坏死较彻底，原组织轮廓消失。较大的干酪样坏死灶不易液化和机化，其内所含结核分枝杆菌，可存活若干年，一旦液化播散，便成为结核病恶化进展的原因。

渗出、增生和变质三种病变往往同时存在而且可以互相转化，常以其中某一种病变为主。

（三）结核病的转化

1. 转向愈合 当机体抵抗力增强，细菌被控制或消灭，病变可转向愈合。

（1）吸收消散：为渗出性病变的主要愈合方式。渗出物及微小的干酪样坏死可通过淋巴管及微静脉吸收而使病灶缩小或消散。X 线检查肺部病灶示边缘模糊的云雾状阴影，随着渗出物吸收，阴影缩小甚至消失，临床称为吸收好转期。

（2）纤维化：增生性病变、较小的干酪样坏死灶，以及未被完全吸收的渗出性病变，可逐渐被肉芽组织机化取代形成瘢痕。X 线检查见边缘清楚、密度增高的条索状阴影。

（3）纤维包裹、钙化：较大干酪样坏死灶，不能完全被机化，则由周边纤维组织增生将其包裹，中心的干酪样坏死物逐渐干燥浓缩，并有钙盐沉着而发生钙化。钙化的结核病灶内仍有结核分枝杆菌存活，当机体抵抗力降低时，病变可复发。X 线示密度甚高、边缘清晰的阴影，临床称为硬结钙化期。

2. 转向恶化 当机体抵抗力低，细菌毒力强或治疗不及时，病变转向恶化。

（1）浸润进展：当病变恶化进展时，原有病灶的周围又出现渗出性病变，使病灶扩大并继发干酪样坏死。X 线示原病灶周围出现絮状边缘模糊阴影，临床上称为浸润进展期。

（2）溶解播散：干酪样坏死在病情恶化时发生溶解液化，液化的坏死物内含大量结核分枝杆菌，可沿组织间隙蔓延到周围，或经自然管道播散到其他部位，引起新的结核病灶。坏死物排出形成空洞、窦道或瘘管。X 线示空洞部位出现透亮区，空洞以外部位有深浅不一的阴影即播散病灶，临床称为溶解播散期。

二、肺 结 核

结核分枝杆菌大多通过呼吸道感染，故肺结核最为常见，约占结核病的 90% 以上。由于初次感染与再次感染结核分枝杆菌时机体的反应性不同，肺部病变的发生和发展亦不同，故将肺结核分为原发性和继发性两大类。

（一）原发性肺结核

机体第一次感染结核分枝杆菌引起的肺结核称原发性肺结核，多见于儿童，又称儿童型肺结核。原发性肺结核的病理特征是形成原发综合征。

1. 病理变化 结核分枝杆菌经支气管到达肺组织，引起肺的原发病灶。肉眼观：原发灶多位于通气较好的肺上叶下部或下叶上部近胸膜处，多为单个圆形，直径为 1～1.5cm，灰黄色。光镜下：早期以渗出为主，继而中央发生干酪样坏死。

由于是初次感染，机体缺乏对结核分枝杆菌的特异性免疫能力，结核分枝杆菌很快侵入淋巴管引起结核性淋巴管炎和肺门淋巴结炎，造成淋巴结肿大和干酪样坏死。肺的原发病灶、结核性淋巴管炎和肺门淋巴结结核三者合称为原发综合征（见书后彩色插图 49）。X 线呈哑铃状阴影，临床常无明显的症状和体征。

2. 转归 绝大多数原发性肺结核因机体对结核分枝杆菌的特异性免疫逐渐增强而自然痊愈，渗出和较小的坏死灶可被完全吸收或纤维化，较大的坏死灶可发生纤维包裹或钙化。少数患者因合并其他传染病或营养不良等因素使机体免疫力低下，导致病情恶化，病灶扩大，并可通过淋巴道、血道等途径播散。经淋巴道播散可引起支气管、纵隔、颈部等处淋巴结结核。经血道播散可引起全身粟粒性结核病或粟粒性肺结核（见书后彩色插图 50）。原发性肺结核一般较少经支气管播散，偶尔可经支气管播散形成干酪性肺炎。

（二）继发性肺结核

继发性肺结核是指机体再次感染结核分枝杆菌而发生的肺结核病。多见于成年人，又称成人型肺结核病。其感染来源：一是内源性再感染，较多见，即结核分枝杆菌从体内原发灶播散至肺形成潜伏性病灶，当机体免疫力降低时，结核分枝杆菌大量繁殖引起继发性肺结核；二是外源性再感染，即细菌从外界再次侵入肺内引起，较少见。

1. 病变特点 因继发性肺结核是再次感染，机体已具备一定细胞免疫能力，故形成以下病变特点：①病变多始于肺尖部，因肺尖部血液循环较差，抵抗力较低，细菌易繁殖，而肺门淋巴结较少受累；②病变以增生为主，常形成结核结节；③主要经支气管播散，很少发生血道播散；④病变复杂多样，增生、渗出、变质性病变交织且新旧病变混杂；⑤病程长，病情时好时坏。

2. 病变类型

（1）局灶型肺结核：为继发性肺结核的早期病变。常位于右肺尖部，0.5～1cm 大小的结节状病灶，病变多以增生为主，可有渗出及干酪样坏死，后期多以纤维化、纤维包裹或钙化而愈合。患者常无明显症状，多在体检时发现，属非活动性结核病，X 线检查示肺尖部单个或多个境界清楚的结节状阴影。少数患者免疫力下降时可发展为浸润型肺结核。

（2）浸润型肺结核：是继发性肺结核最常见的类型，属活动性肺结核，大多由局灶型肺结核发展而来。病变多位于右肺尖部或锁骨下区，又称锁骨下浸润或早期浸润。病灶较局灶型肺结核大，形状不规则，边缘模糊，病变早期以渗出为主，中央有不同程度的干酪样坏死。患者常有咳嗽、咳痰、呼吸困难、午后低热、全身乏力、消瘦等症状。X 线示锁骨下可见边缘模糊的云絮状阴影，痰液检查结核菌阳性。

大多数患者经过及时治疗，病灶可吸收、纤维化或纤维包裹、钙化而愈合。若患者免疫力低下或治疗不及时，病情恶化进展，渗出和干酪样坏死扩大，坏死物液化后经支气管排出形成急性空洞，空洞大小不等、形状不规则、洞壁较薄、洞内壁附有干酪样坏死及结核分枝杆菌，细菌可随痰液或坏死物排出，故又称开放性肺结核，传染性很强。急性空洞一般较小，经恰当治疗易愈合，若经久不愈，可逐渐发展为慢性纤维空洞型肺结核。靠近胸膜的急性空洞还可穿破胸膜引起自发性气胸、结核性脓胸或干酪样肺炎。

（3）慢性纤维空洞型肺结核：多由浸润型肺结核形成的急性空洞经久不愈发展而来。常有以下特点：①肺内病灶多且新旧不一、大小不等，多由空洞内结核分枝杆菌经支气管播散所致。②单个或数个厚壁空洞，多见于右肺上叶，洞壁厚 1cm 左右，洞壁镜下分三层，内层为干酪样坏死，其中有大量结核分枝杆菌，中层为肉芽组织，外层为纤维结缔组织。③空洞小可由肉芽组织填补形成瘢痕，厚壁空洞大而难以完全愈合时，则由邻近的支气管上皮增生，覆盖于洞壁肉芽组织表面形成开放性愈合。④结核性肺硬化，后期肺组织大量破坏，广泛纤维增生所致，使肺功能严重受损甚至丧失。⑤重要传染源，因慢性空洞与支气管相通，不断向体外排菌，亦属开放性肺结核。

（4）干酪样肺炎：当机体免疫力低下、变态反应剧烈时由浸润型肺结核恶化进展而来，或由急、慢性空洞内的细菌经支气管播散所致。病变累及小叶或融合成片，波及整个大叶，呈黄色干酪样，质实，肺内广泛干酪样坏死，伴大量浆液、纤维蛋白渗出。本型临床中毒症状明显，病情危重病死率高，但目前较罕见。

（5）结核球：指纤维组织包裹的干酪样坏死灶，直径在 2cm 以上且境界清楚的孤立球形病灶，又称结核瘤。多为单个，常见于右肺上叶，影像学上应注意与周围型肺癌相鉴别。该型病变相对静止，常无临床症状。但因坏死范围较大，又有纤维包绕，抗结核药物难以进入，治愈可能性小，若机体免疫力下降，干酪样坏死液化、扩大，病灶又可恶化进展，因此临床多采取手术切除以防后患。

（6）结核性胸膜炎：常继发于各型肺结核，按病变性质分为两种。①渗出性结核性胸膜炎：多见于青年人，病变以浆液、纤维蛋白渗出为主，渗出物积聚在胸腔形成胸腔积液，量多时可压迫肺组织，引起呼吸困难甚至纵隔移位，经有效治疗，渗出物一般可吸收，若纤维蛋白渗出过多不易吸收，则可被机化造成胸膜脏壁层粘连和增厚。②增生性结核性胸膜炎：常由胸膜下结核病灶直接蔓延到胸膜所致，好发于肺尖部，病变以增生为主，常在胸膜形成结核结节，一般经纤维化而愈合，可引起局部胸膜增厚粘连。

三、肺外器官结核

肺外器官结核多由原发性肺结核的结核分枝杆菌经血道或淋巴道播散至肺外器官，潜伏若干年后再繁殖引起，以腹膜、脑膜、肾、生殖系统、骨和关节等部位常见。肠结核多是咽下含菌的痰液所致，皮肤结核是细菌经伤口直接感染引起。

（一）肠结核病

绝大多数肠结核继发于肺结核伴空洞形成者，因咽下含结核分枝杆菌的痰液感染，少数也可因食用带结核分枝杆菌的食物或饮品而感染。病变好发于回盲部，按病变特点不同分两型。

1. 溃疡型 此型多见。结核分枝杆菌侵入肠壁淋巴组织并随淋巴管蔓延，随后结核结节和干酪样坏死形成，由于肠壁淋巴管分布呈环形，干酪样坏死物脱落常形成环形溃疡，溃疡长径与肠纵轴垂直，边缘不整齐，底部为干酪样坏死和肉芽组织，可深达肌层，溃疡愈合后瘢痕收缩可导致肠狭窄，但出血、穿孔少见。局部浆膜常有纤维蛋白渗出，机化后可引起局部肠粘连（见书后彩色插图 51）。

2. 增生型 较少见。病变肠壁内大量肉芽组织增生引起肠壁纤维化，使肠壁高度肥厚、肠腔狭窄。黏膜有浅表性溃疡或息肉形成。此型右下腹常可扪及包块，临床上易误诊为结肠癌，并常有慢性不完全低位性肠梗阻。

（二）结核性腹膜炎

常继发于溃疡型肠结核、肠系膜淋巴结结核或输卵管结核，分干、湿两型。干型结核性腹膜炎以大量纤维蛋白渗出为主，机化后引起腹腔脏器广泛粘连，患者常以肠梗阻和腹部包块来就诊；湿型结核性腹膜炎以大量浆液渗出引起腹水为特征，而肠管粘连少见。

（三）结核性脑膜炎

多见于儿童，病变以脑底部的软脑膜、蛛网膜及蛛网膜下腔最严重，蛛网膜常增厚，偶见粟粒大小的灰白色结核结节，蛛网膜下腔积聚大量灰白色、混浊的炎性渗出物，内含纤维蛋白、巨噬细胞和淋巴细胞等。当渗出物压迫或损害颅底视神经或动眼神经时可引起相应症状，若渗出物机化可使蛛网膜粘连，影响脑脊液循环形成脑积水，出现脑膜刺激征和颅内高压等症状。

（四）肾结核

肾结核多为单侧，病变起始于肾皮髓质交界处或肾乳头，初为局灶性，继而病灶扩大并发生干酪样坏死，坏死物常随尿排出，形成空洞，肾组织广泛破坏。干酪样坏死物随尿液下行，常导致输尿管和膀胱结核，引起肾盂积水和积脓，严重时可逆行至对侧输尿管和肾。

（五）生殖系统结核

生殖系统结核是不育不孕的常见原因。男性多发生在附睾，常由泌尿系统结核直接蔓延而来，血源感染偶见。附睾肿大变硬与阴囊壁粘连，形成结核结节和干酪样坏死，坏死物液化可穿破皮肤形成经久不愈的窦道。女性多发生在输卵管，常使输卵管狭窄或阻塞，也可蔓延引起子宫内膜或卵巢结核。

（六）骨与关节结核

常见于儿童和青少年，以脊椎骨和长骨的骨骺端最多见。多侵犯第 10 胸椎至第 2 腰椎，椎体发生干酪样坏死，并累及椎间盘和邻近组织，脊椎软化塌陷不能负重，引起脊柱畸形，严重者可压迫脊髓引起截瘫。干酪样坏死液化后可沿脊柱两侧向下流注，在腰大肌鞘膜下或腹股沟韧带周围，形成无明显红、热、痛的“冷脓肿”。此外，长骨结核以骨骺端骨质破坏形成干酪样坏死和死骨为特征，亦可在骨周围形成“冷脓肿”，并累及关节软骨和滑膜引起关节结核，使软骨破坏、滑膜纤维蛋白渗出和结核结节形成，关节腔内纤维组织增生导致关节强直。

（七）淋巴结结核

以颈部淋巴结结核最多见，其次是支气管旁和肠系膜淋巴结，淋巴结肿大并与周围组织粘连，形成结核结节和干酪样坏死，坏死物可穿破皮肤，形成窦道。

第二节　细菌性痢疾

细菌性痢疾（bacillary dysentery）是由痢疾杆菌引起的一种肠道传染病。四季均可发病，但以夏秋季为多见。多为散发性，儿童发病率较高。病变主要为结肠的假膜性炎症，临床主要表现为腹痛、腹泻、里急后重和黏液脓血便等。

一、病因及传播途径

痢疾杆菌为革兰氏阴性杆菌，病菌产生的内毒素为致病的主要成分。我国引起痢疾的痢疾杆菌主要是福氏和宋内氏两种。本病的传染源主要是患者和带菌者，病原菌随粪便排出，污染水源、食物，由消化道传入，苍蝇是重要的传染媒介。

痢疾杆菌进入胃内后，大部分可被胃酸杀灭，仅少数进入肠道，由于肠道有防御功能，故不一定致病。但当受凉、劳累等诱因使机体抵抗力降低时，痢疾杆菌则侵入肠黏膜内大量繁殖，释

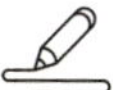

放内毒素引起肠黏膜炎症病变和全身中毒症状。

二、病理变化及临床病理联系

细菌性痢疾主要累及结肠，尤其是乙状结肠和直肠。根据肠道炎症的特征和临床经过，可分为三种类型。

(一) 急性细菌性痢疾

病变早期为肠黏膜的急性卡他性炎，表现为黏膜充血水肿，黏液分泌亢进，中性粒细胞浸润。随着病变发展，黏膜上皮细胞变性坏死，并有大量纤维蛋白、红细胞、中性粒细胞渗出，渗出物在黏膜表面凝固成一层灰白色假膜（见书后彩色插图 52）。

假膜呈小片状糠皮样，有时可被胆汁染成灰绿色。假膜脱落，局部形成大小不等、形状不一的浅表性溃疡，并出血，溃疡愈合修复后不形成明显瘢痕。

细菌性痢疾早期由于肠黏膜的急性卡他性炎症，出现水样便和黏液便，后因假膜脱落和出血则转为黏液脓血便。由于炎症刺激肠壁内神经末梢及肛门括约肌，患者表现出明显的里急后重和腹痛。由于内毒素吸收入血，患者出现发热、头痛、乏力、食欲减退等全身中毒症状，甚至出现脱水、酸中毒和电解质紊乱，血压下降，乃至发生休克。急性痢疾的病程为 1～2 周，经适当治疗，大多数痊愈，少数可发展为慢性细菌性痢疾。

(二) 慢性细菌性痢疾

多由急性痢疾转来，病程持续在 2 个月以上。主要病变特征为肠黏膜溃疡形成和组织增生修复交替进行。慢性溃疡较深较大，其边缘的黏膜常过度增生，并形成息肉。由于肠壁反复病变，肉芽组织和纤维瘢痕的广泛形成，使肠壁增厚变硬，甚至引起肠腔狭窄。

临床上出现程度不一的临床症状，腹胀、腹痛、腹泻或腹泻与便秘交替出现，大便不规则，有黏液或少量脓血。慢性痢疾可急性发作，发作时症状亦明显，部分患者临床症状不明显而成为痢疾杆菌携带者，成为传染源。

案例分析

患者，男性，7 岁。发热腹泻 2 天，每天 10 余次，每次量少，有里急后重感，大便中有黏液及脓血。因未及时治疗，脱水衰竭死亡。

病理检查：肉眼观，结肠黏膜充血、水肿，黏膜表面可见成片状、灰白色的假膜覆盖。病变以乙状结肠和直肠为显著。镜下观，结肠黏膜充血、水肿，浅层坏死，坏死区表面有纤维蛋白及中性粒细胞构成的假膜。

分析：考虑本患者的诊断是什么？依据是什么？

(三) 中毒性细菌性痢疾

多见于儿童，起病急骤，肠道病变和症状不明显，而出现严重的全身中毒症状。发病后数小时内可出现感染性休克或呼吸衰竭，多由毒力较低的福氏或宋内氏痢疾杆菌引起。肠道病变一般为卡他性肠炎，肠壁淋巴组织增生，少量黏液渗出。

第三节 伤 寒

伤寒（typhoid fever）是由伤寒杆菌引起的急性传染病，病变的主要特征为全身单核巨噬细胞

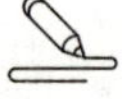

增生，伤寒肉芽肿形成，病变主要位于回肠下段淋巴组织，故有肠伤寒之称。临床主要特征是高热、相对缓脉、肝脾肿大、玫瑰疹和白细胞减少，可出现肠穿孔、肠出血等严重并发症。本病多发于夏秋，青少年多见。

一、病因及传染途径

伤寒杆菌为革兰氏阴性杆菌，致病物主要为内毒素。伤寒杆菌含有菌体“O”抗原，鞭毛“H”抗原和表面“Vi”抗原。其中以“O”和“H”抗原性较强，能刺激机体产生相应抗体，故可用血清凝集试验（肥达反应）来测定血清中抗体含量，以协助临床诊断。

患者和带菌者为本病传染源。病菌随粪尿排出体外，污染水和食物经消化道传入，入胃后一般可被胃酸杀灭。当机体抵抗力下降或进入的细菌数量多时，未被杀灭的细菌进入肠腔，穿过小肠黏膜上皮细胞侵入肠壁淋巴组织，沿淋巴管到达肠系膜淋巴结，并在其中生长繁殖。部分伤寒杆菌经胸导管进入血流，引起菌血症，并很快进入肝、脾、骨髓和淋巴结等处繁殖。此时，临床上症状不明显，称为潜伏期，大约 10 天。此后，随着细菌的繁殖和内毒素释放入血，患者出现败血症和毒血症症状。此时患者胆囊中大量的伤寒杆菌随胆汁再次入肠，重新侵入已致敏的肠淋巴组织，使其发生强烈的过敏反应，而引起肠病变。

二、病理变化及临床病理联系

基本病理变化是以巨噬细胞增生为特征的急性增生性炎。增生的巨噬细胞吞噬伤寒杆菌、红细胞和细胞碎片，而吞噬红细胞的作用尤为明显，这种巨噬细胞称为伤寒细胞。伤寒细胞聚集成团，形成伤寒肉芽肿（typhoid granuloma），是伤寒的特征性病变，具有病理诊断价值（见书后彩色插图 53）。

（一）单核巨噬细胞系统病变

1. 肠壁淋巴组织

伤寒肠道病变以回肠下段集合和孤立淋巴组织病变最为常见和明显，按病变发展过程分四期，每期大约持续一周。

（1）髓样肿胀期：相当于发病的第一周。肉眼观，肠壁充血水肿，淋巴组织明显增生，肿胀突出于黏膜表面，质地柔软，似脑回，故称髓样肿胀（见书后彩色插图 54）。镜下观，肠壁淋巴组织内伤寒细胞增生、伤寒肉芽肿形成。周围肠壁组织充血、水肿，有淋巴细胞、浆细胞浸润。患者表现为体温梯形上升，并伴有头痛、食欲下降、全身乏力、肝脾肿大及相对缓脉和中性粒细胞减少等症。血及骨髓细菌培养阳性。

（2）坏死期：相当于发病的第二周。由于肿胀压迫使局部血液循环障碍而缺血，加上致敏淋巴组织对其毒素的强烈过敏反应而使局部组织坏死。此期患者皮肤出现玫瑰疹，肥达反应阳性。

（3）溃疡期：相当于发病的第三周，坏死的肠黏膜脱落后形成溃疡，溃疡的长轴与肠的长轴平行，溃疡深浅不一，多深达黏膜下层，严重者可深达肌层及浆膜层，甚至穿孔，如侵及小动脉，可引起出血。

（4）愈合期：相当于发病的第四周，溃疡底部及周围肉芽组织增生将其填平，溃疡边缘上皮增生而修复，此期临床上患者体温下降，其他症状及体征逐渐消失。

2. 肠系膜淋巴结 回肠下段的肠系膜淋巴结明显肿大，充血，质软。镜下观，淋巴窦扩大，其中充满伤寒细胞，并有伤寒肉芽肿形成，严重者可有灶状坏死。

3. 肝 肝大，质软，边缘钝圆。镜下观，肝细胞水肿、脂肪沉积及散在灶状坏死和伤寒肉芽肿。

4. 脾 呈中度肿大，包膜紧张，质软，切面呈暗红色。镜下观，脾高度充血，脾髓及脾内有大量巨噬细胞增生，形成伤寒肉芽肿及灶性坏死。

5. 骨髓 由于巨噬细胞增生活跃而肿大。镜下观，有伤寒肉芽肿形成及灶性坏死，由于骨髓病变而中性粒细胞减少。

（二）其他脏器病变

1. 胆囊 伤寒杆菌在胆囊内大量繁殖，并不断随胆汁入肠而随大便排出，成为伤寒病的主要传染源。

2. 心脏 内毒素使心肌纤维高度变性肿胀，严重者可发生心肌坏死及中毒性心肌炎，致心肌收缩力下降，内毒素还可使迷走神经兴奋性升高，故临床上出现相对缓脉。

3. 中枢神经系统 内毒素引起脑细小动脉内膜炎，神经细胞变性坏死，以及胶质细胞增生，患者可出现表情淡漠、反应迟钝、昏迷。

三、结局和并发症

伤寒病大多数经治疗可痊愈，少数可死于败血症。伤寒病常见的并发症有：

1. 肠穿孔 是伤寒病最严重的并发症，多发生于溃疡期，穿孔多为一个，也可多个，穿孔后常引起弥漫性腹膜炎，可发生脓毒症休克。

2. 肠出血 是伤寒病常见的并发症，出血常发生于坏死期和溃疡期，严重出血可引起休克。

案例分析

患者，男性，28 岁。畏寒、发热、头痛、腹胀 4 天，加重伴轻度腹泻 1 天入院。体格检查：体温 40℃，脉搏 90 次 /min，呼吸 50 次 /min，神萎、昏睡状，查体欠合作。胸壁查见淡红色小丘疹，脾肋下 1cm，肝触诊不清，右下腹压痛。以败血症收入院，于入院后 4 天死亡。

思考：患者是死于伤寒吗？如果要进行尸检哪些部位是检查重点，为什么？

3. 支气管肺炎 以小儿患者为多见，由于抵抗力低，继发肺炎球菌及其他细菌感染所致。

第四节 流行性脑脊髓膜炎

流行性脑脊髓膜炎（epidemic cerebrospinal meningitis），简称流脑，是由脑膜炎双球菌感染引起的急性化脓性脑脊髓膜炎。其基本病变是在脑脊髓膜发生的急性化脓性炎。本病流行于冬春季，儿童及青少年多见。临床上可出现高热、头痛、呕吐、皮肤瘀点瘀斑和脑膜刺激症状，严重者可出现脓毒症休克。

一、病因和发病机制

脑膜炎双球菌具有荚膜，能抵抗体内白细胞的吞噬作用，并能产生内毒素，引起小血管和毛细血管的损伤，致使皮肤及黏膜出现瘀点和瘀斑。患者或带菌者的鼻咽部分泌物中的脑膜炎双球菌，借飞沫通过呼吸道传播。当细菌进入呼吸道后，大多数人仅引起局部卡他性炎症，而不发病成为带菌者；仅有少数抵抗力低下患者（2%～3%），细菌通过上呼吸道黏膜入侵血液并继续繁殖释放大量毒素，引起短期菌血症和败血症，再进一步随脑脊液进入软脑膜引起化脓性脑膜炎。

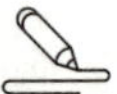

二、病理变化及临床病理联系

(一) 病理变化

根据病情进展，一般可分为三期：

1. 上呼吸道感染期 细菌在鼻咽部黏膜繁殖2～4天后，出现上呼吸道感染状况。黏膜充血水肿、少量中性粒细胞浸润和分泌物增多。约1～2天后，部分患者进入败血症期。

2. 败血症期 由于细菌栓塞小血管或细菌释放毒素损害血管壁导致出血等原因，进入该期患者皮肤黏膜出现瘀点瘀斑，血液细菌培养阳性。患者吸收毒素后，出现高热、头痛、呕吐等中毒症状，外周血中性粒细胞增高。

3. 脑膜炎症期 此期的病变特征为脑脊髓膜的化脓性炎。病变呈弥散性分布，以大脑的额叶、顶叶、枕叶及脊髓的背侧为重。这些区域的脑脊髓膜血管高度扩张充血，蛛网膜下腔充满灰黄色的脓性渗出物（见书后彩色插图55），脑沟、脑回因渗出物覆盖而模糊不清。严重时由于脓性渗出物的阻塞，造成脑脊液循环受阻，出现不同程度的脑室扩张。镜下观，蛛网膜血管高度扩张充血，蛛网膜下腔增宽，其中可见大量中性粒细胞、浆液及纤维素渗出和少量的单核细胞、淋巴细胞浸润。经革兰氏染色在炎症细胞内外可见致病菌。脑实质一般不受累，但当病变累及动、静脉管壁而发生脉管炎和血栓形成时，则会引起脑实质出血性梗死。

(二) 临床病理联系

流行性脑脊髓膜炎常有一系列神经系统症状，其病变及临床表现如下。

1. 颅内压升高症状 表现为剧烈头痛、喷射性呕吐、视神经乳头水肿、小儿前囟饱满等。这是由于脑血管充血，蛛网膜下腔渗出物积聚，蛛网膜下腔颗粒因脓性渗出物阻塞而造成脑脊液的吸收障碍所致。如伴有脑水肿则往往颅内压升高显著。

2. 脑膜刺激症状 表现为颈项强直和屈髋伸膝征（Kernig征）阳性。颈项强直是因为炎症波及脊神经根处的蛛网膜、软脑膜及软脊膜，使神经根通过椎间孔受压，故当颈部、背部肌肉活动时，牵拉受压神经而引起疼痛，此时颈部肌肉会因为疼痛而产生保护性的痉挛。在婴幼儿当受累神经疼痛时还可发生腰背部肌肉的保护性反应，出现角弓反张的临床表现；屈髋伸膝征阳性是由于腰骶节段脊神经节后根受到炎症波及，屈髋伸膝牵拉坐骨神经压迫腰神经而引起疼痛的体征。

3. 脑脊液改变 表现为脑脊液压力升高，混浊或呈脓样，脑脊液中含大量脓细胞，蛋白含量增多，经涂片和培养检查可找到病原体，脑脊液涂片检查如找到病原菌则为确诊流脑的重要依据。

三、结局及并发症

由于及时治疗及抗生素的广泛使用，目前流行性脑脊髓膜炎的病死率低于5%。但如果治疗措施不当，病变可由急性转为慢性，可发生多种并发症。常见的有脑积水，由于脑膜粘连，脑脊液循环障碍所致；脑神经麻痹，如耳聋、视力障碍、面神经麻痹；颅底动脉炎致阻塞性病变，引起相应部位脑缺血和脑梗死。

少数病例特别是儿童，起病急骤，病情凶险，称暴发性流行性脑脊髓膜炎。根据临床病理特点，又可分为以下两型。

1. 暴发性脑膜炎球菌性败血症 多见于儿童，起病急而凶险，大多数在24小时内死亡。主要表现为脑膜的病变轻微而迅速出现周围循环衰竭、败血症性休克和皮肤广泛性紫癜。其发生

机制可能与大量毒素入血引起脓毒症休克和弥散性血管内凝血有关，两者互为因果，不断恶化进展所致。

2. 暴发性脑膜脑炎 病菌释放的内毒素使血管壁通透性增强和脑微循环障碍，引起大量渗出及脑组织淤血，进而合并严重脑水肿、颅内高压，若不及时抢救，可危及生命。

第五节 流行性乙型脑炎

流行性乙型脑炎（epidemic encephalitis B），简称乙脑，是由乙型脑炎病毒感染所致的急性中枢系统传染病。其病变特点是脑实质内神经细胞的变性和坏死为主的炎症。本病多在夏秋季节流行，儿童多见，尤其是 10 岁以下的儿童为多，约占乙脑患病者的 50%～70%。此病起病急，病情重而死亡率高。临床表现为高热、抽搐、嗜睡及颅内昏迷等。

一、病因和发病机制

乙型脑炎病毒是引起本病的直接病因。该病毒是一种嗜神经性 RNA 病毒。传染媒介为蚊（在我国主要为三带喙库蚊）。传染源和中间宿主为带病毒的动物（如牛、马、猪）。在牛、马、猪等家畜中乙脑的隐性感染率很高，但仅表现为毒血症。当蚊虫叮咬带病毒的动物后，蚊虫体内带上病毒然后又再次叮人吸血，乙脑病毒可侵入人体，首先在局部血管的内皮细胞及全身单核巨噬细胞系统内繁殖，继而入血引起短暂的病毒血症。如果机体免疫力强，血脑屏障正常时，病毒不能进入脑组织，故成为隐性感染。但在机体免疫力降低和血脑屏障不健全时，病毒则可侵入中枢神经而致病。

二、病理变化及临床病理联系

（一）病理变化

乙脑病变范围广泛，可累及整个中枢神经系统灰质，但以大脑皮质、基底核及视丘最严重，小脑皮质、延髓及脑桥次之，脊髓病变最轻。

1. 肉眼观察 软脑膜血管充血，脑实质水肿，脑回变宽，脑沟变窄。切面可见皮质深层、基底核和视丘等处弥漫性或灶性分布粟粒大小的半透明软化灶，其界限清楚。

2. 镜下观察 通常出现以下几种基本病变：

（1）渗出性改变：脑实质血管高度扩张、充血，血管周围间隙加大并伴有大量以淋巴细胞为主的炎症细胞袖套样浸润，又称为袖套现象（见书后彩色插图 56）。

（2）神经细胞变性、坏死：表现为胞体肿胀，尼氏小体消失，胞质内空泡形成，核偏位。病变严重时可见神经细胞内核浓缩、核碎裂、核溶解。变性、坏死的神经细胞周围常有增生的少突胶质细胞围绕，称为神经细胞卫星现象（satellitosis）；小胶质细胞、中性粒细胞侵入坏死的神经细胞内，称为噬神经细胞现象（neuronophagia）。

（3）软化灶形成：当病变严重时，可形成神经组织的灶状液化性坏死，在脑实质内形成镂空筛网状软化灶，对本病的诊断具有一定的特征性。该软化灶可吸收，由增生的胶质细胞取代而瘢痕化。

（4）胶质细胞增生：在坏死的神经细胞或小血管旁出现小胶质细胞增生，形成的灶性或弥漫性小胶质细胞结节。

（二）临床病理联系

本病病变分布广泛，神经细胞广泛变性、坏死，可导致患者出现意识障碍，以及脑神经受损所致的脑神经麻痹症状。当发生脑内血管扩张、血管通透性增强、脑水肿时，可造成颅内高压而引起头痛呕吐，严重者形成脑疝，可因呼吸中枢受压而造成患者死亡；炎症波及脑膜，还可造成脑膜刺激征及脑脊液中细胞数增多的现象。

（黄小环　李小山）

复习思考题

1. 简述原发性肺结核与继发性肺结核的区别。
2. 简述伤寒的病理变化特点。
3. 细菌性痢疾的病因及传播途径是什么？
4. 简述流行性脑脊髓膜炎与流行性乙型脑炎的区别。

扫一扫，测一测

主要参考书目

[1] 步宏，李一雷 . 病理学 .9 版 . 北京：人民卫生出版社，2018.
[2] 李玉林 . 病理学 .8 版 . 北京：人民卫生出版社，2013.
[3] 陈杰，周桥 . 病理学 .3 版 . 北京：人民卫生出版社，2015.
[4] 封玉玲，郑纪宁，刘起胜 . 病理学（数字案例版）. 武汉：华中科技大学出版社，2020.
[5] 王建枝，钱睿哲 . 病理生理学 .3 版 . 北京：人民卫生出版社，2015.

复习思考题答案要点

模拟试卷

《病理学》教学大纲

彩色插图

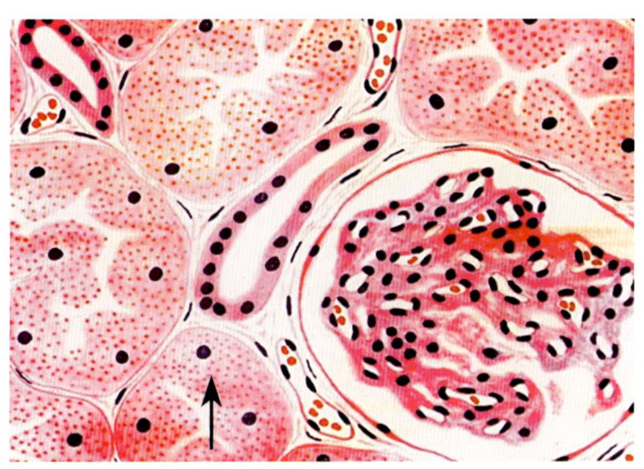

彩色插图 1　肾小管上皮细胞水肿（模式图）

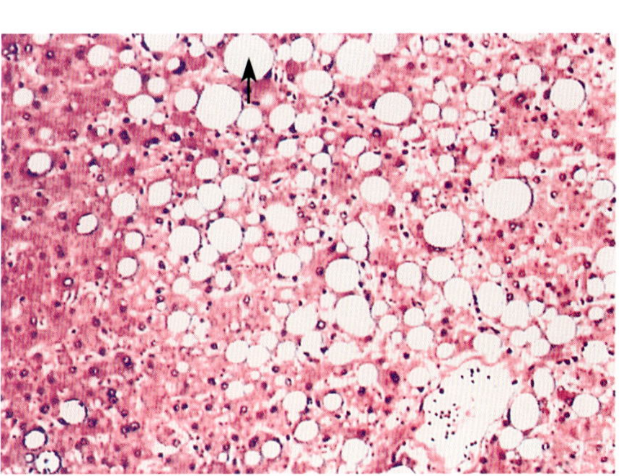

彩色插图 2　肝细胞脂肪变

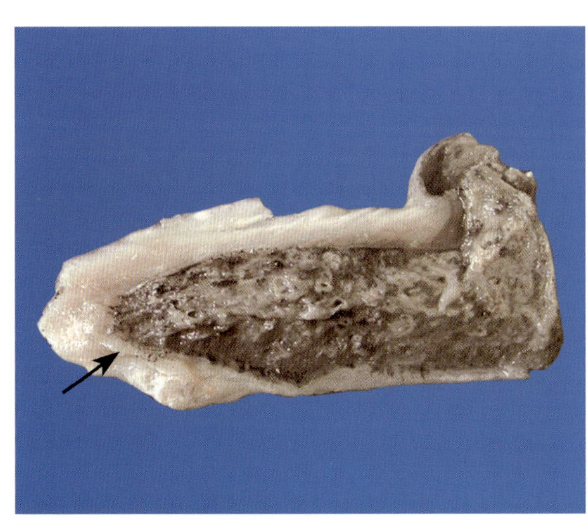

彩色插图 3　胸膜玻璃样变

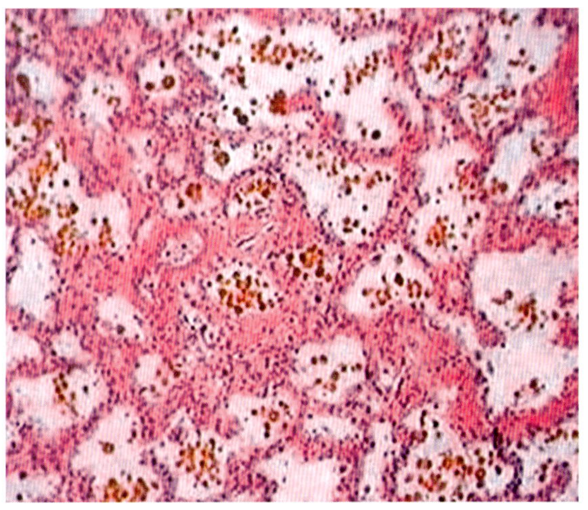

彩色插图 4　肺淤血

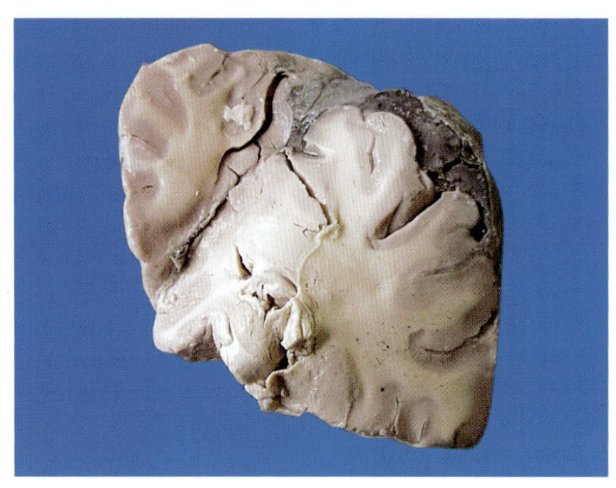

彩色插图 5　脑出血

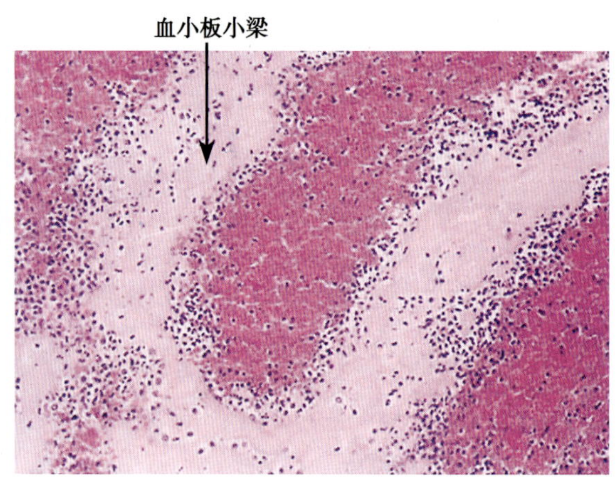

彩色插图 6　混合血栓

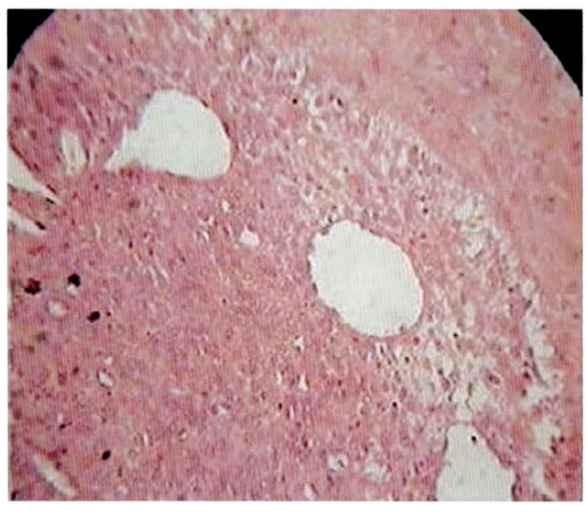

彩色插图 7　血栓机化与再通

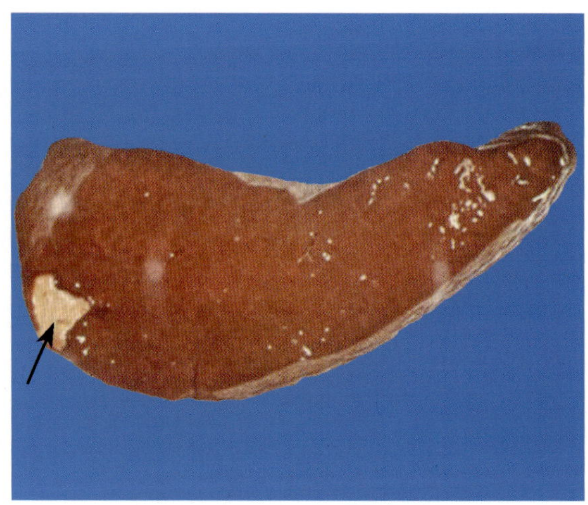

彩色插图 8　脾贫血性梗死

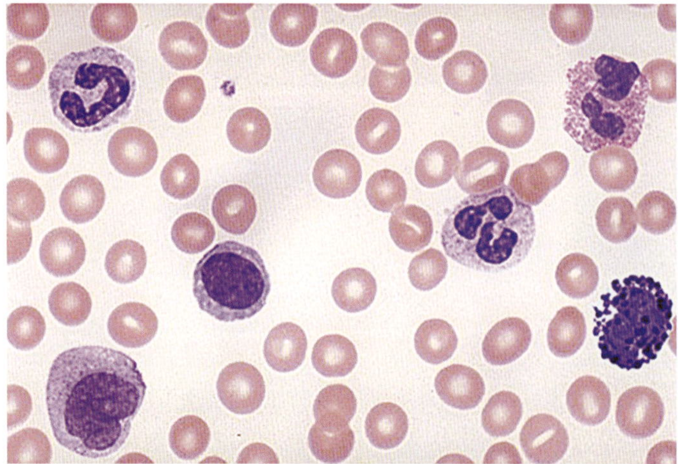

彩色插图 9　各种炎症细胞(血涂片)

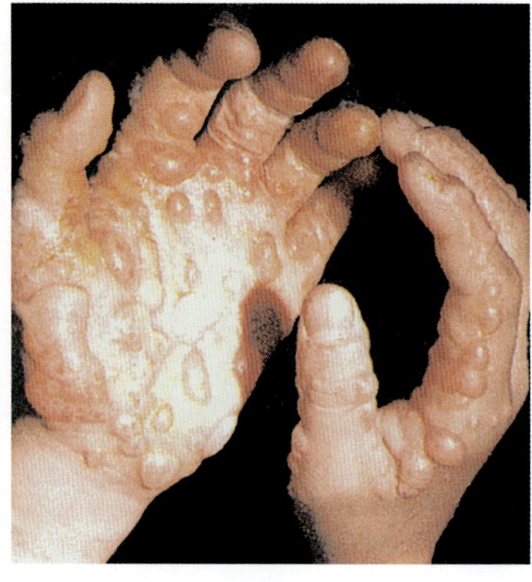

彩色插图 10　浆液性炎(皮肤烧伤水疱)

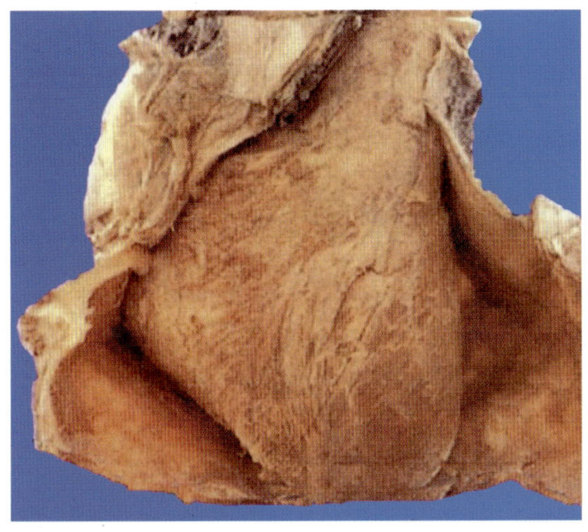

彩色插图 11 “绒毛心”

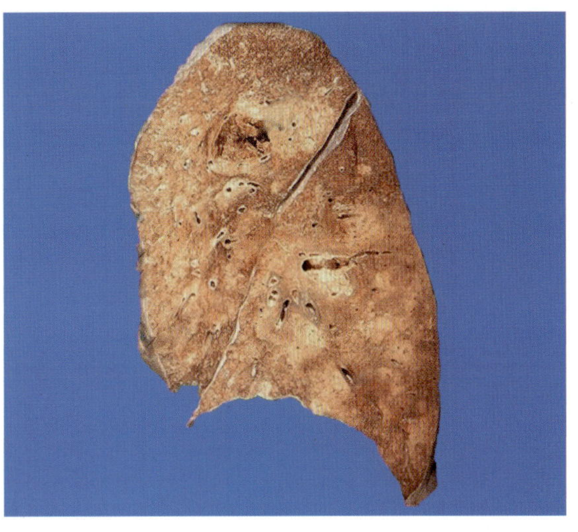

彩色插图 12 肺脓肿

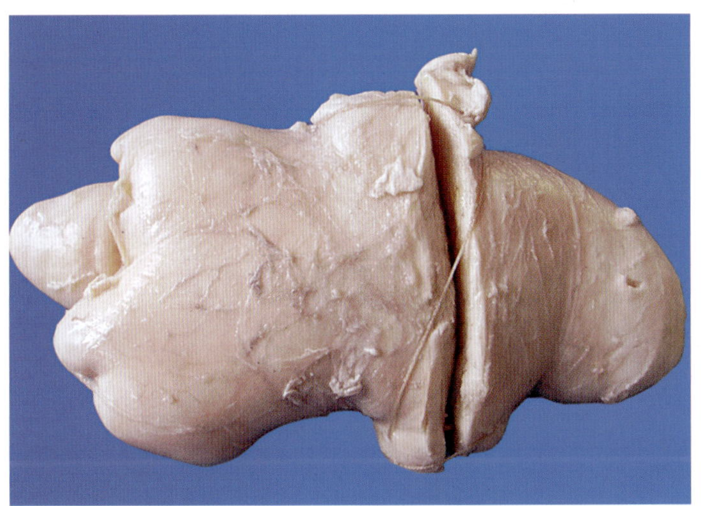

彩色插图 13 脂肪瘤（膨胀性生长）

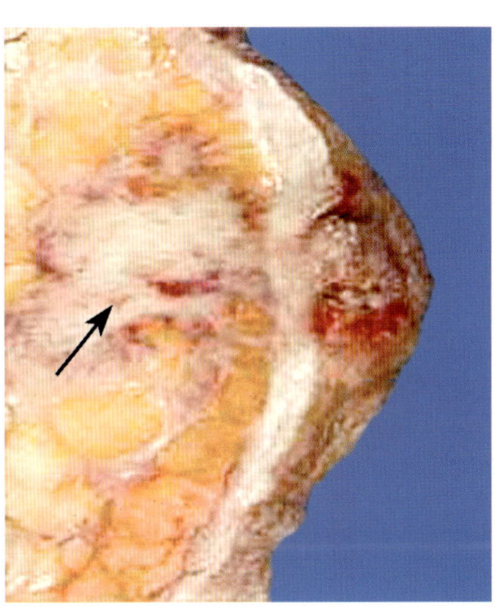

彩色插图 14 乳腺癌（浸润性生长）

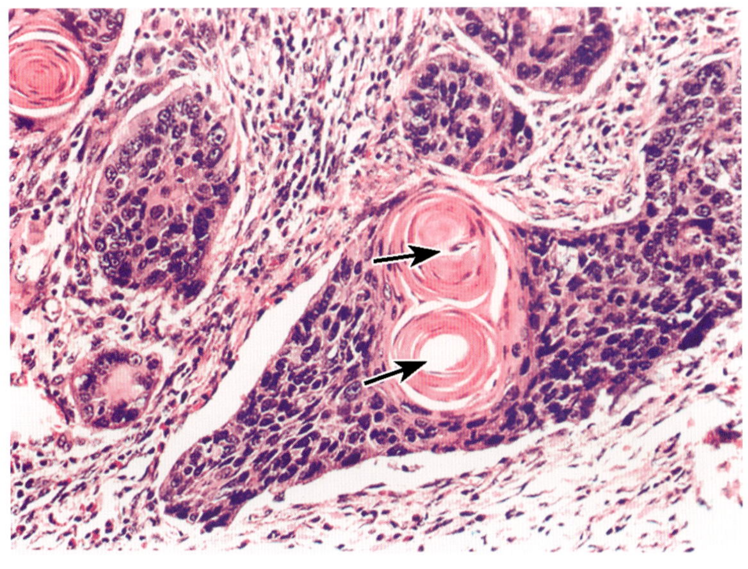

彩色插图 15 高分化鳞癌
癌巢内可见明显角化珠

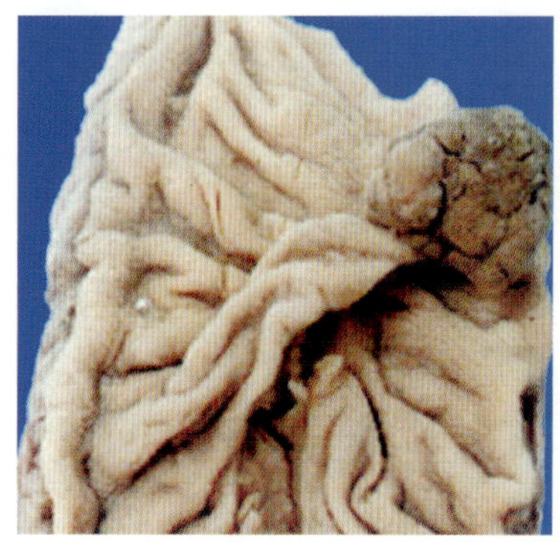
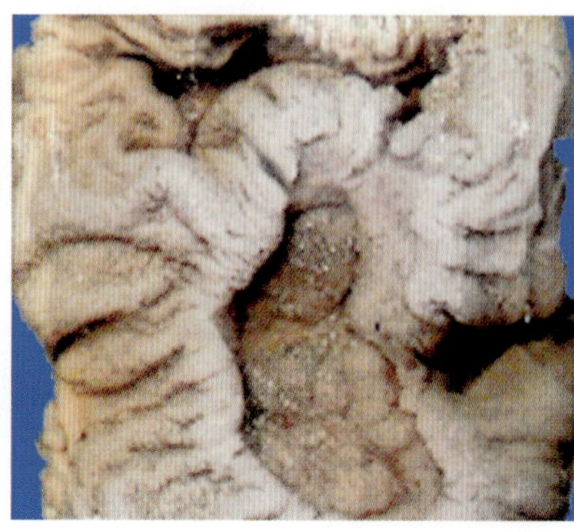
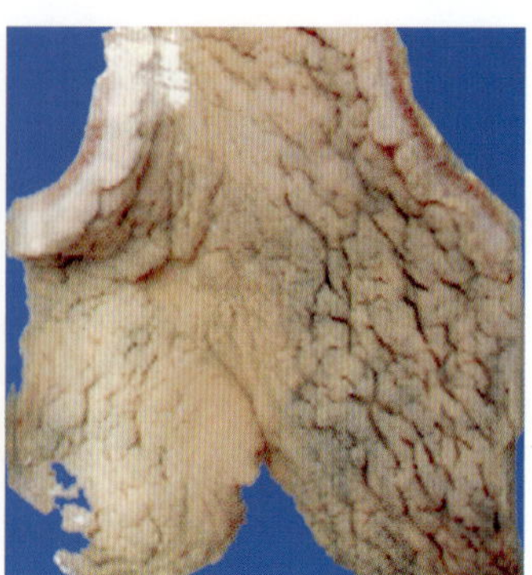

彩色插图 16　中晚期胃癌类型

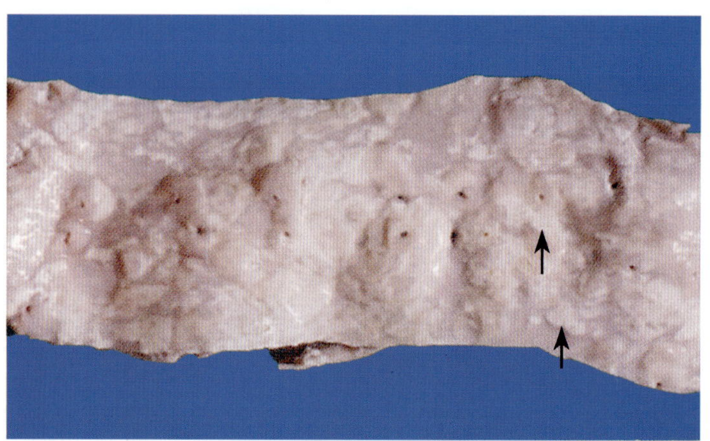

彩色插图 17　动脉粥样硬化

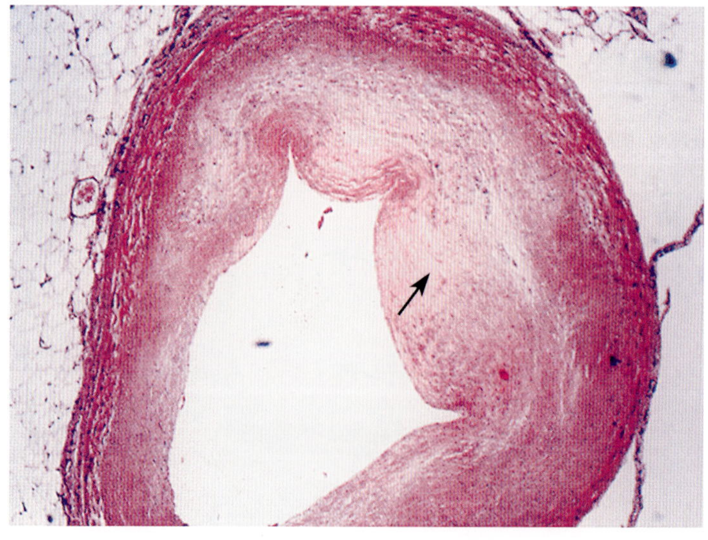

彩色插图 18　冠状动脉粥样硬化

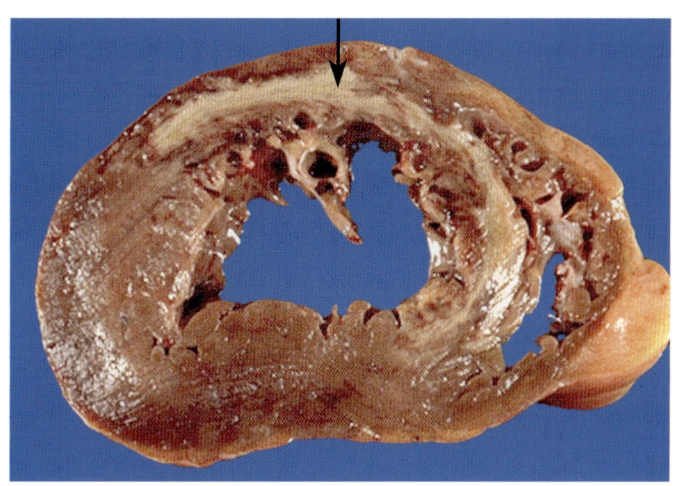

彩色插图 19　心肌梗死（陈旧性）

可见机化的瘢痕组织

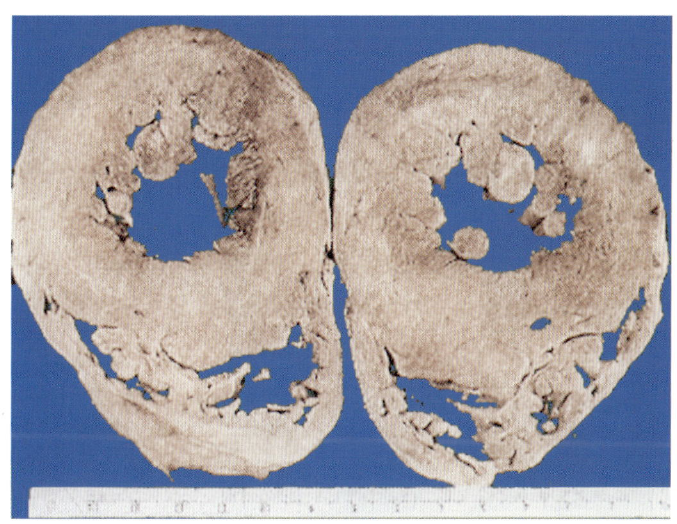

彩色插图 20　原发性高血压心肌肥大

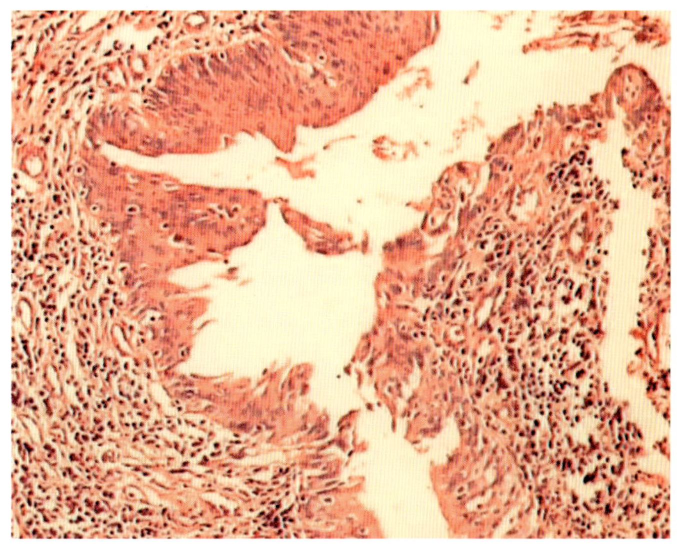

彩色插图 21　慢性支气管炎（上皮改变）

支气管黏膜上皮坏死脱落，鳞状上皮化生

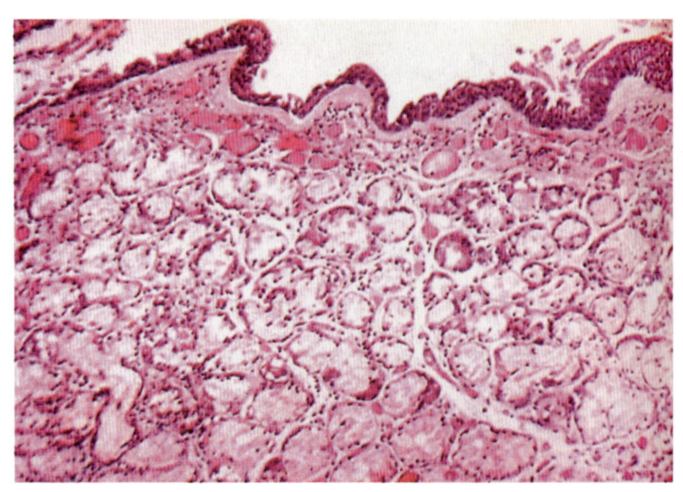

彩色插图 22 慢性支气管炎(腺体改变)

黏液腺肥大增生,浆液腺泡黏液化

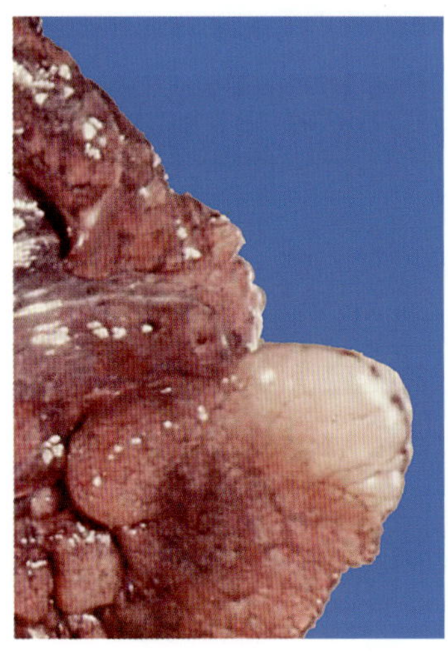

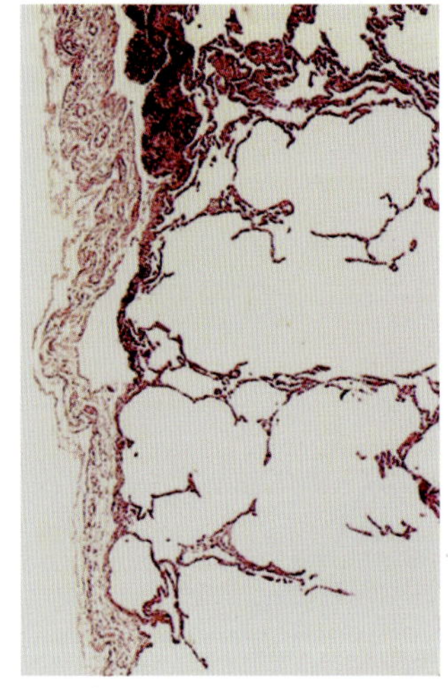

彩色插图 23 肺气肿(左为大体,右为光镜下)

大体标本:病变处色白,见扩大的肺泡囊腔

光镜下:肺泡扩张,间隔变窄或断裂,相邻肺泡融合形成较大囊腔

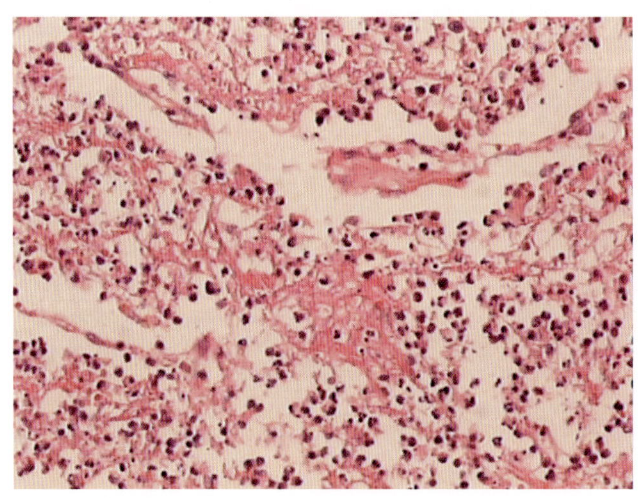

彩色插图 24 大叶性肺炎灰色肝样变

肺泡内渗出大量纤维蛋白和中性粒细胞,肺泡壁变窄,毛细血管受压闭塞

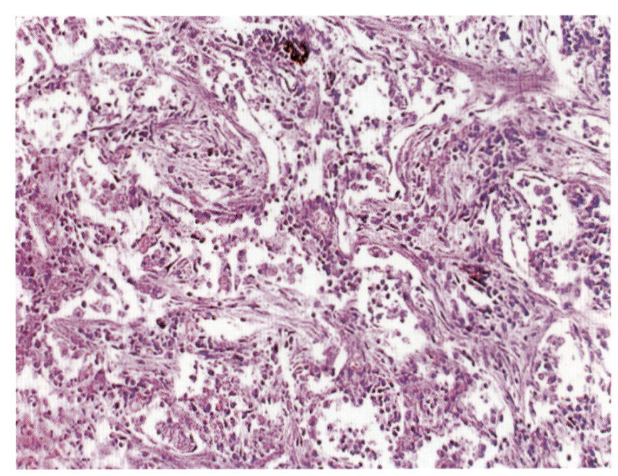

彩色插图 25 肺肉质变

肺泡腔内渗出物很少，间质增宽，淋巴细胞浸润为主

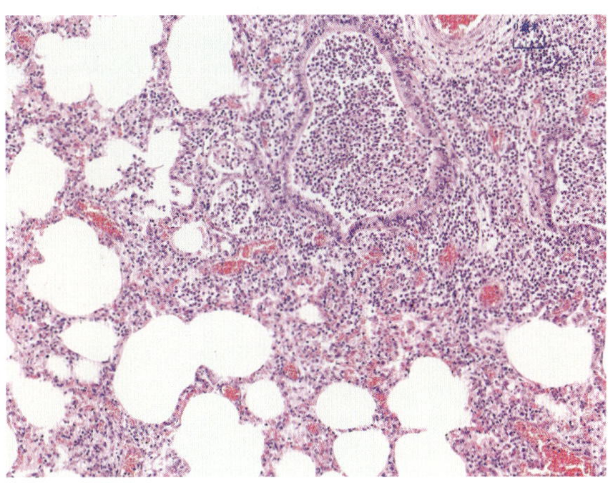

彩色插图 26 小叶性肺炎

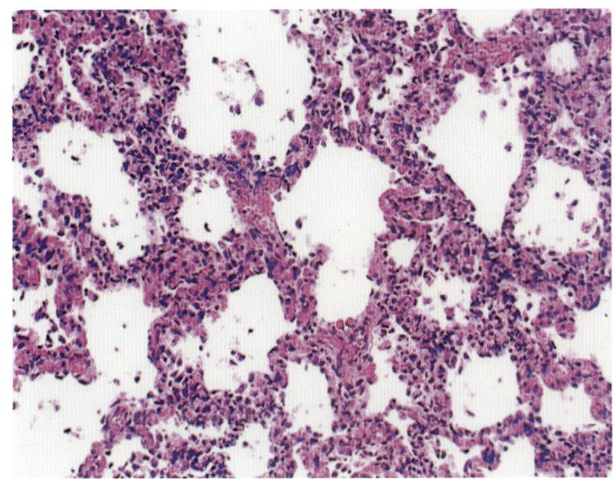

彩色插图 27 间质性肺炎

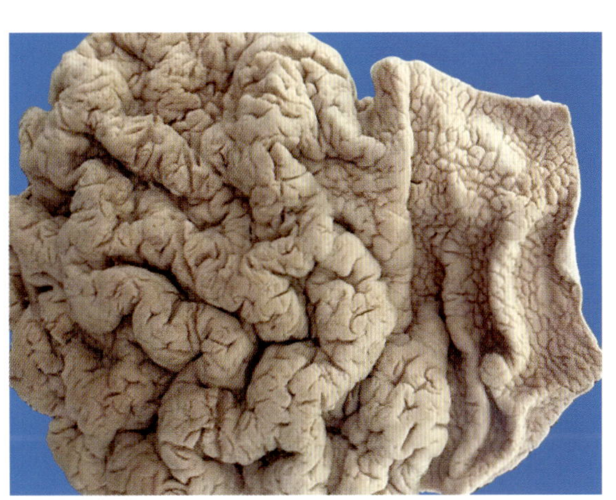

彩色插图 28 慢性肥厚性胃炎

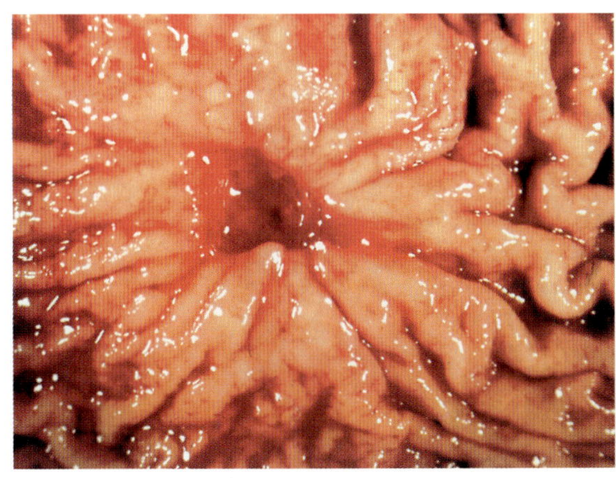

彩色插图 29 胃溃疡

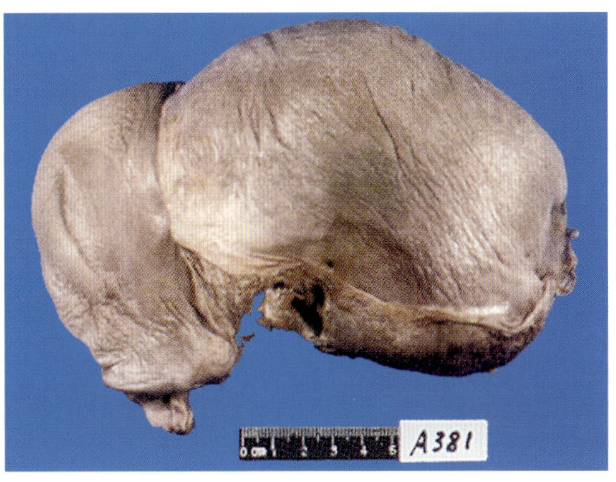

彩色插图 30 急性重型肝炎

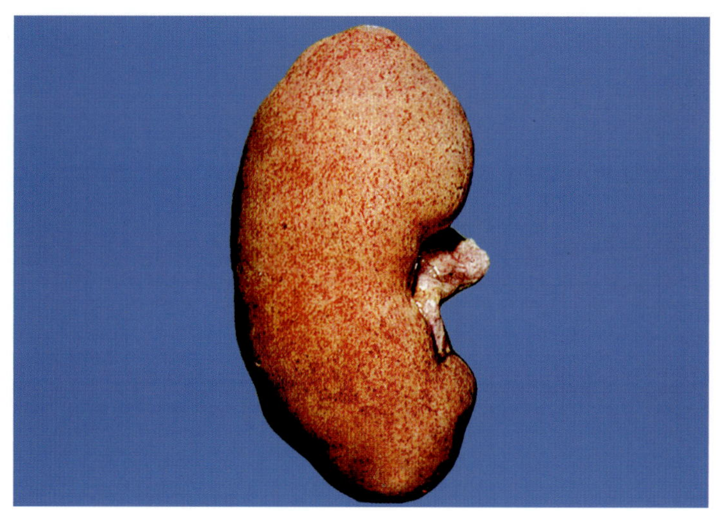

彩色插图 31 大红肾

肾脏肿大，表面光滑，色红，表面散在出血点

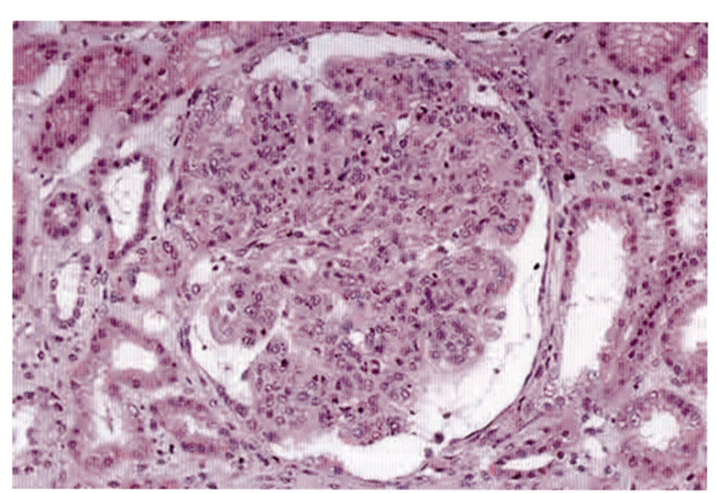

彩色插图 32 急性弥漫性增生性肾小球肾炎

内皮细胞和系膜细胞增生

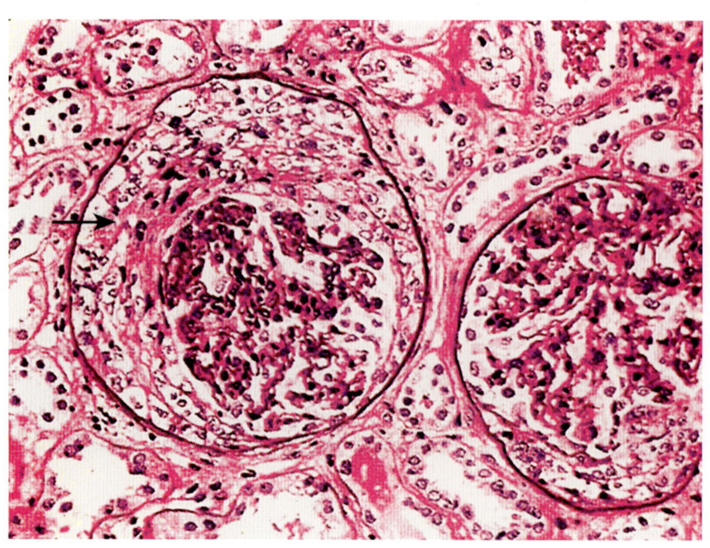

彩色插图 33 新月体性肾小球肾炎

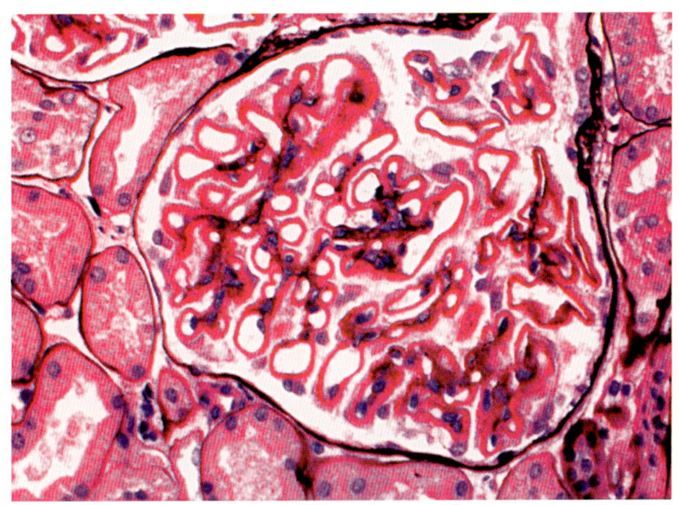

彩色插图 34　膜性肾小球肾炎

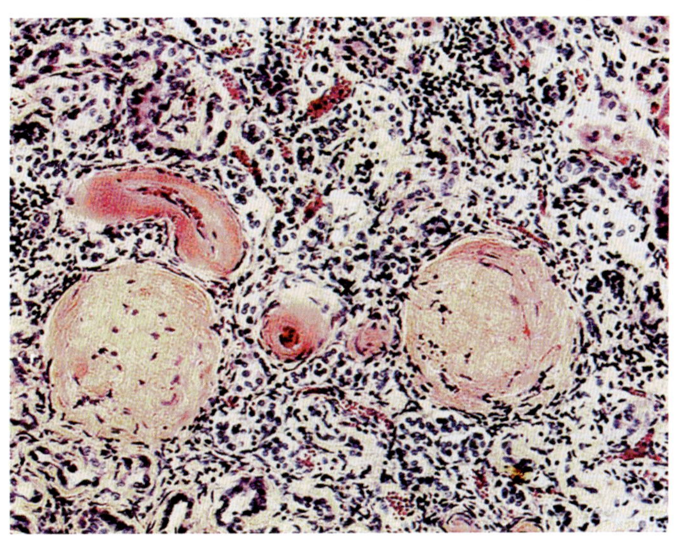

彩色插图 35　慢性硬化性肾小球肾炎

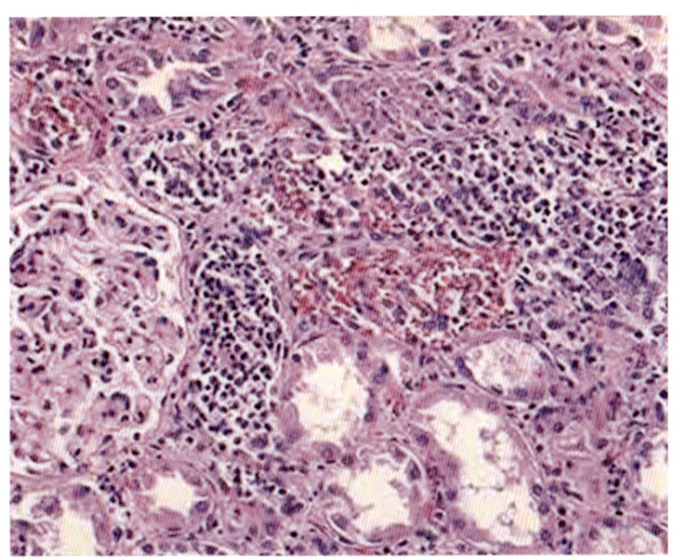

彩色插图 36　急性肾盂肾炎

大量中性粒细胞浸润和脓肿形成

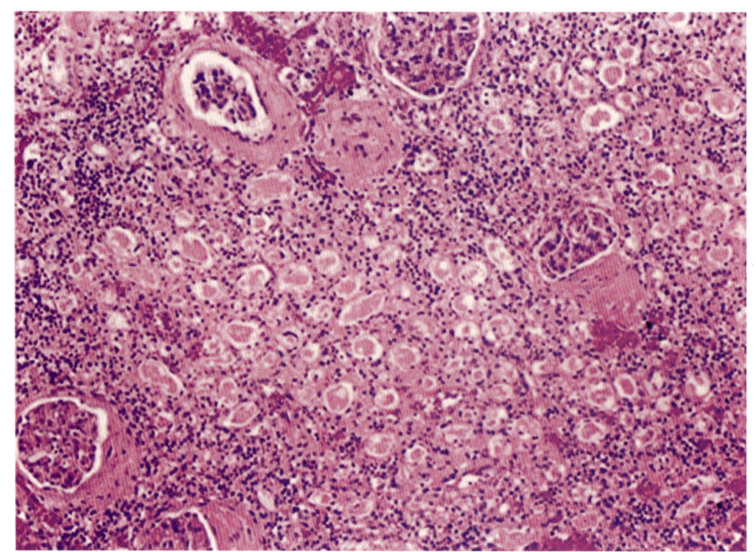

彩色插图 37　慢性肾盂肾炎

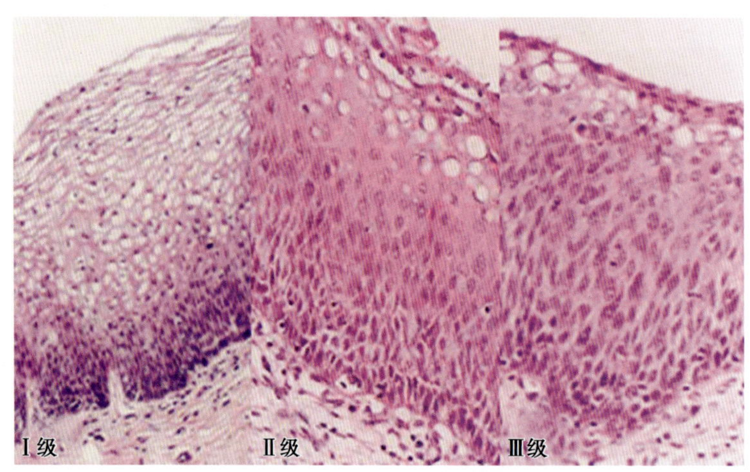

彩色插图 38　子宫颈上皮内瘤变

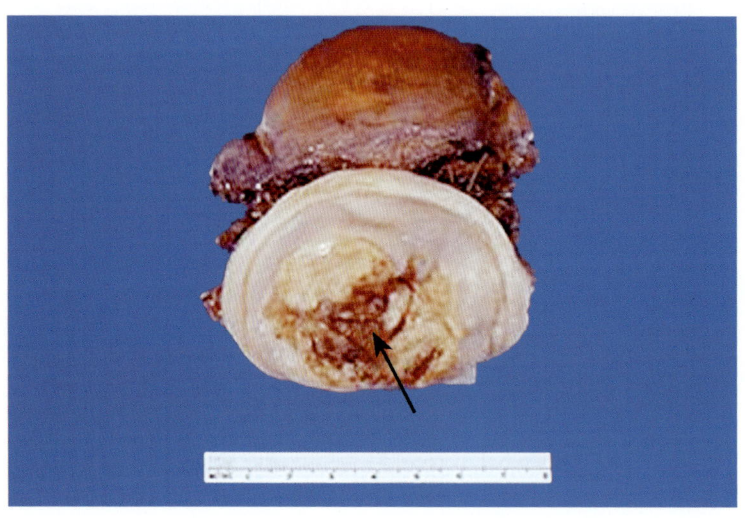

彩色插图 39　子宫颈癌（外生菜花型）

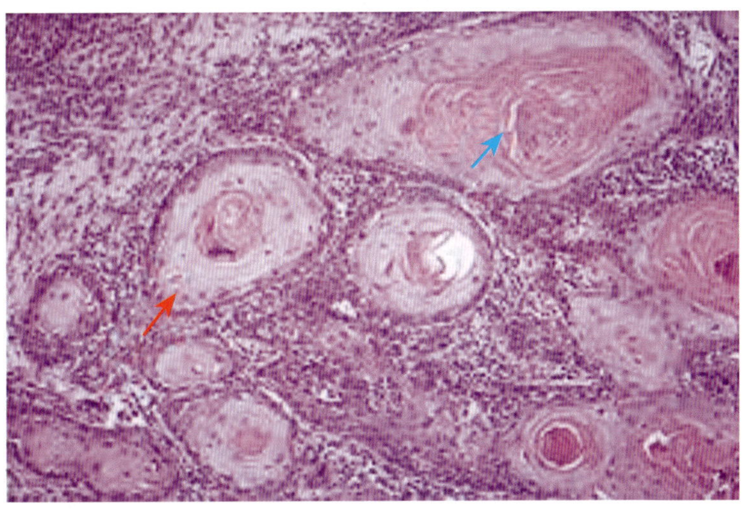

彩色插图 40　子宫颈鳞状细胞癌(高分化)

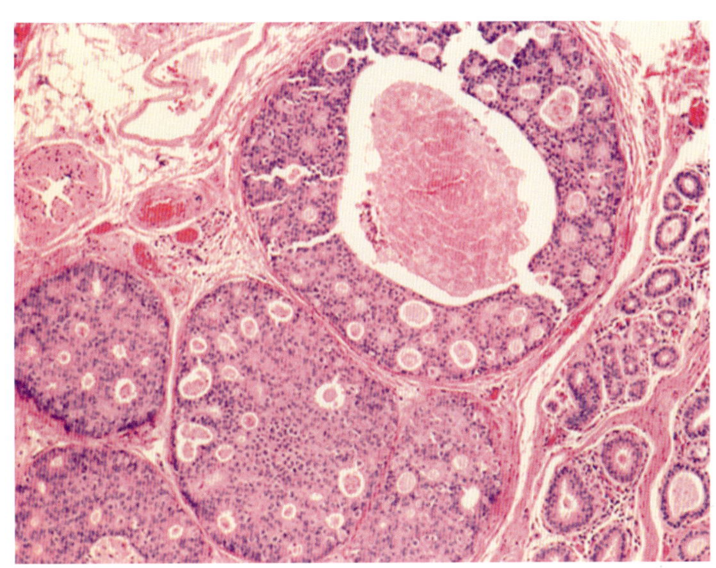

彩色插图 41　乳腺导管原位癌

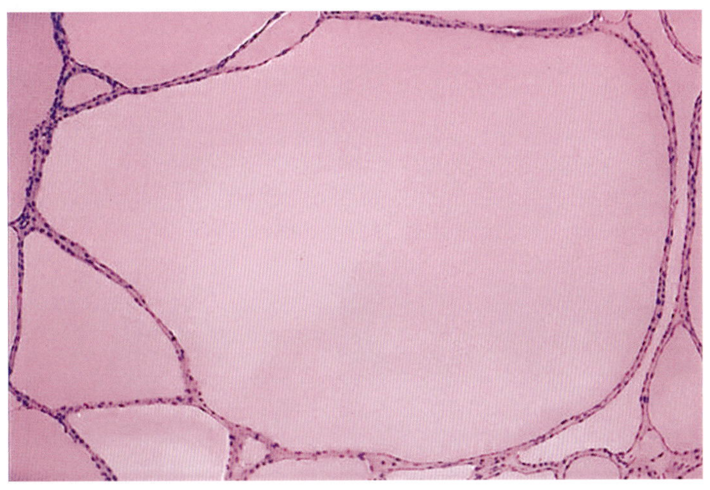

彩色插图 42　弥漫性非毒性甲状腺肿(胶质贮积期)

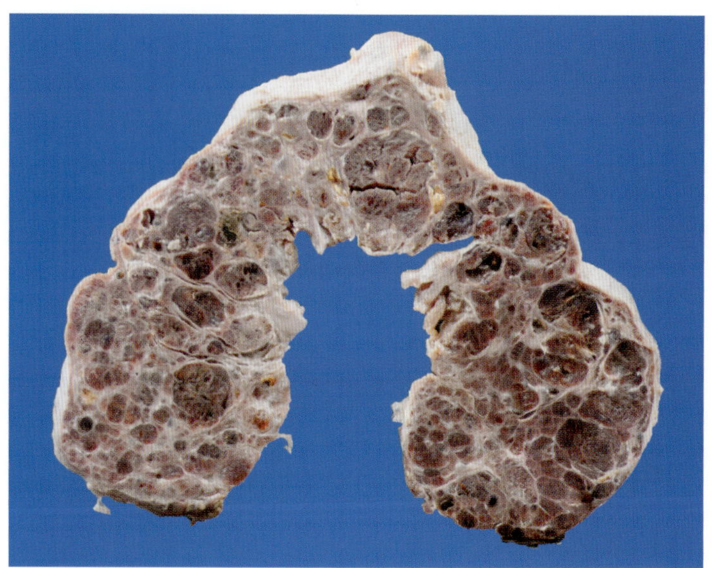

彩色插图 43 结节性甲状腺肿

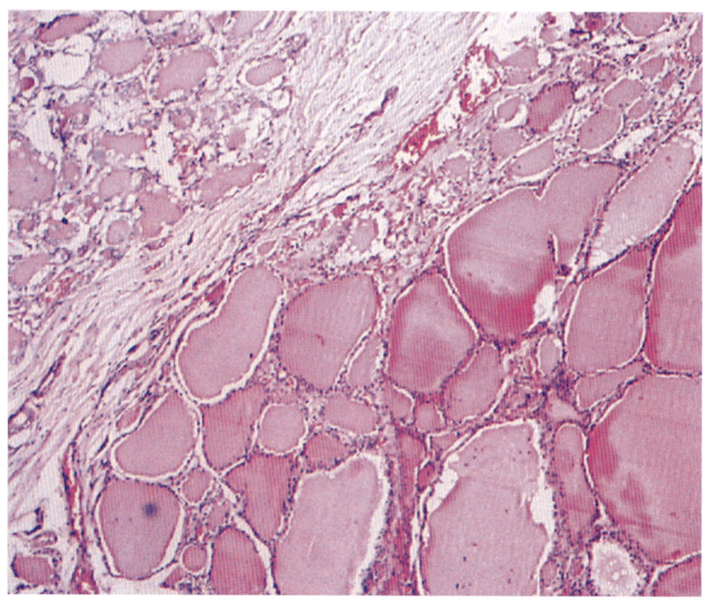

彩色插图 44 弥漫性非毒性甲状腺肿(结节期)

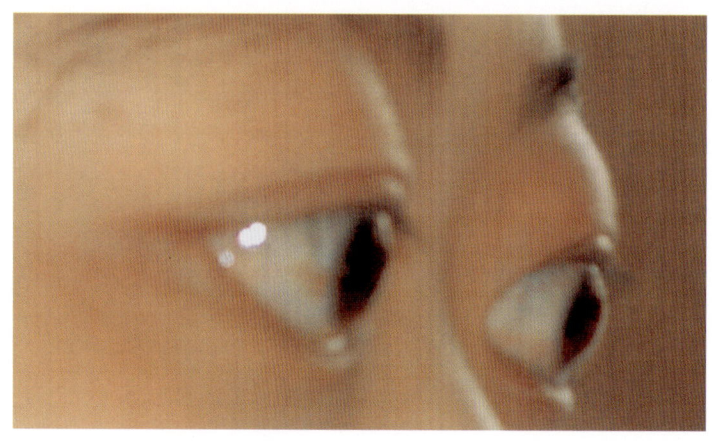

彩色插图 45 突眼性甲状腺肿

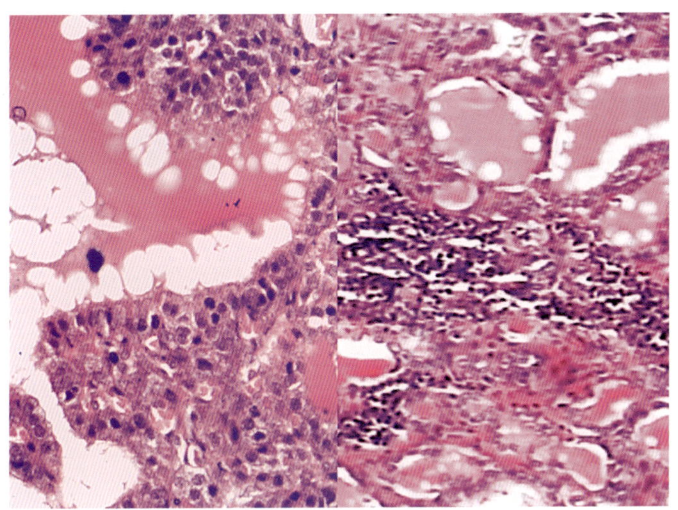

彩色插图 46　弥漫性毒性甲状腺肿

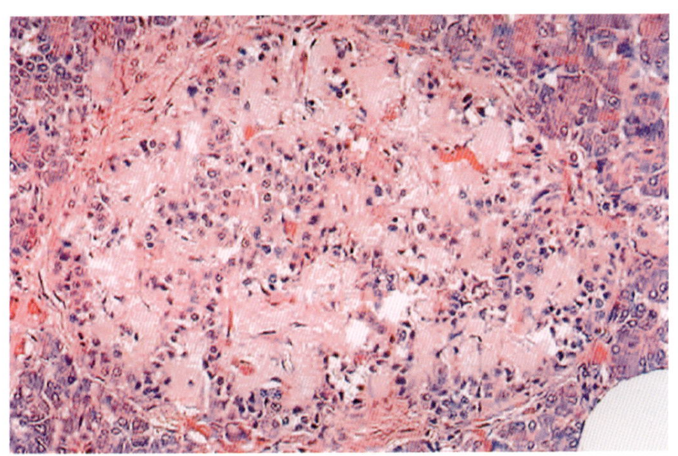

彩色插图 47　糖尿病胰岛

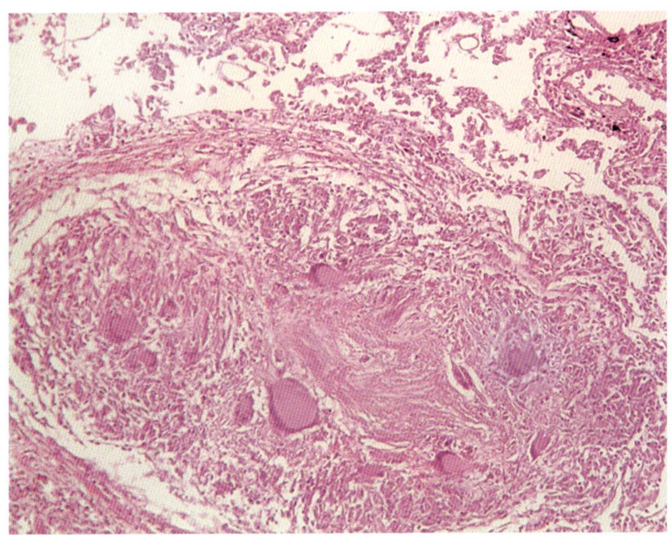

彩色插图 48　结核结节

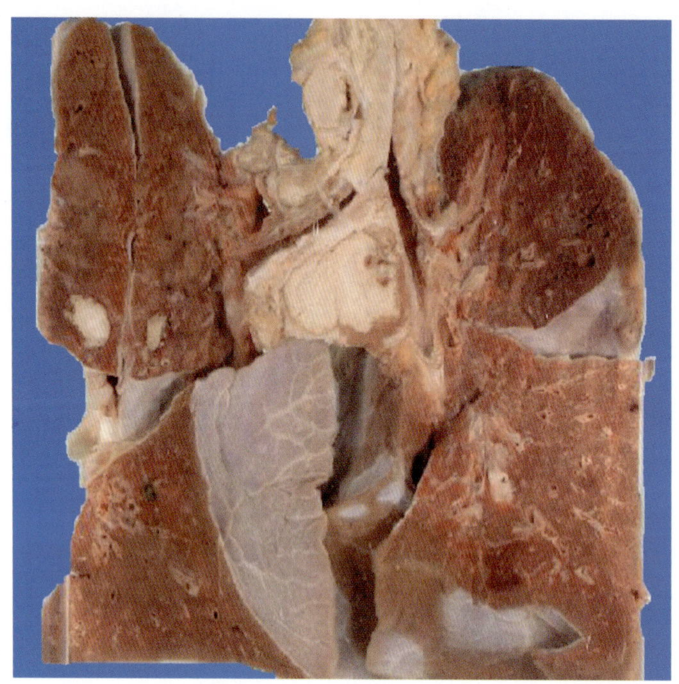

彩色插图 49　原发综合征

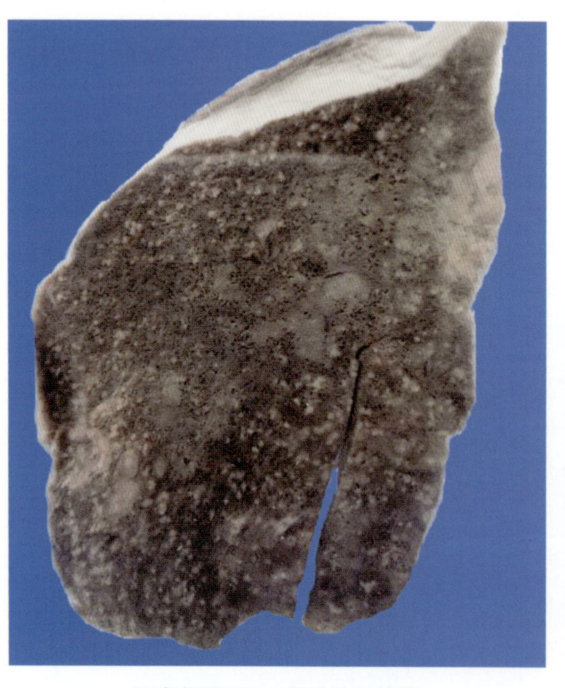

彩色插图 50　粟粒性肺结核

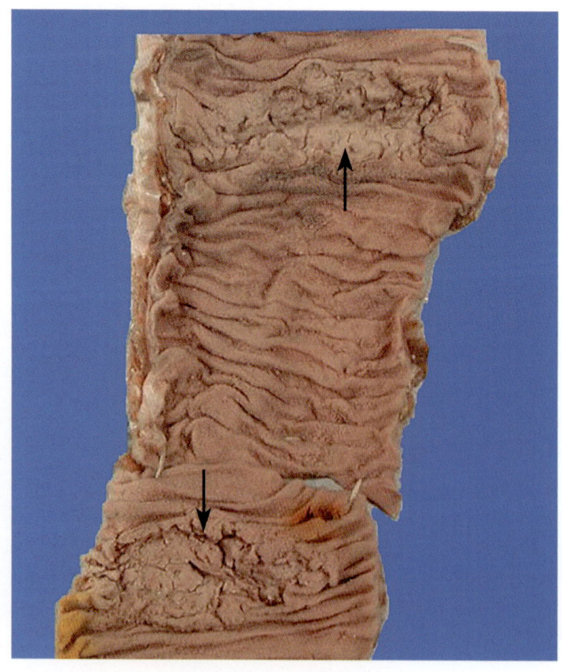

彩色插图 51　肠结核

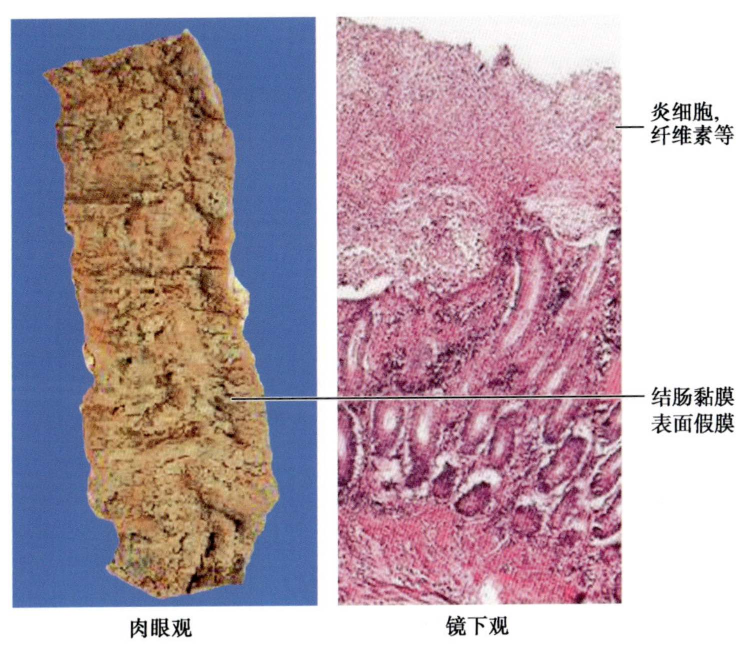

彩色插图 52 细菌性痢疾

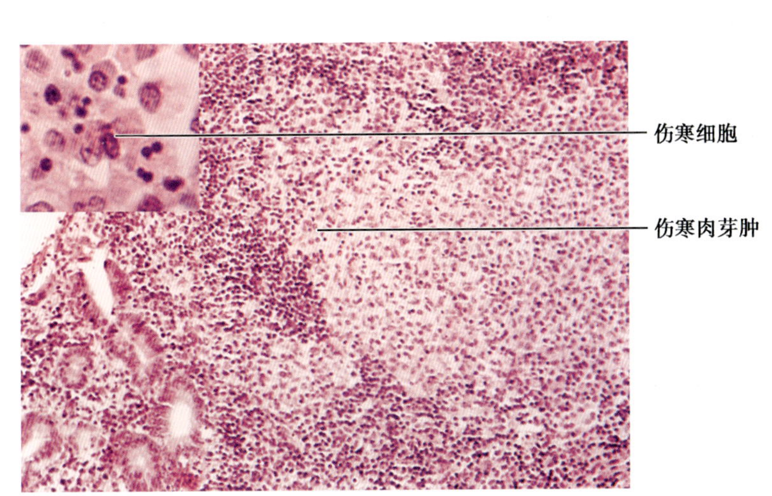

彩色插图 53 伤寒肉芽肿

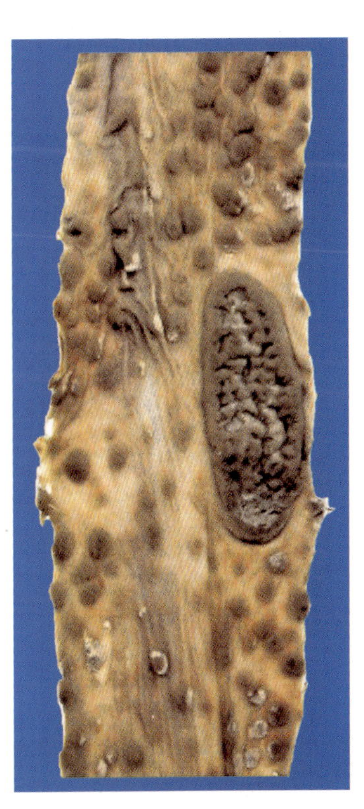

彩色插图 54 伤寒髓样肿胀期

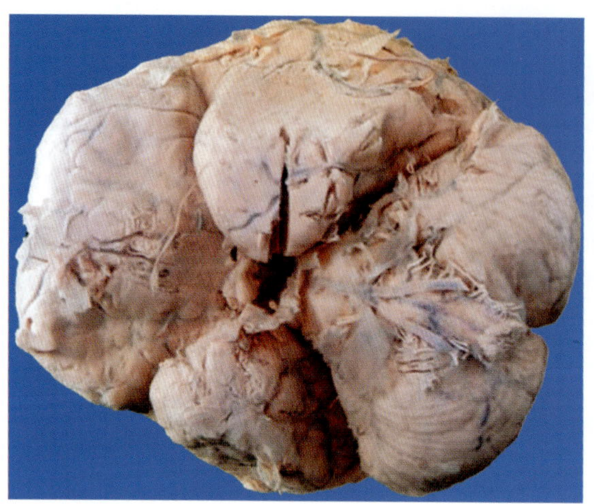

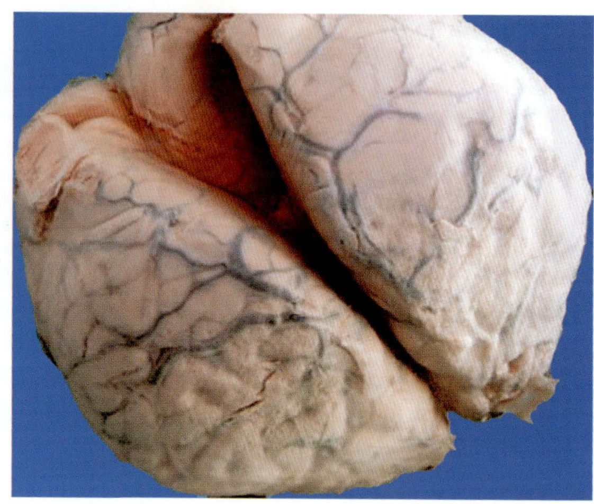

彩色插图 55 流行性脑脊髓膜炎

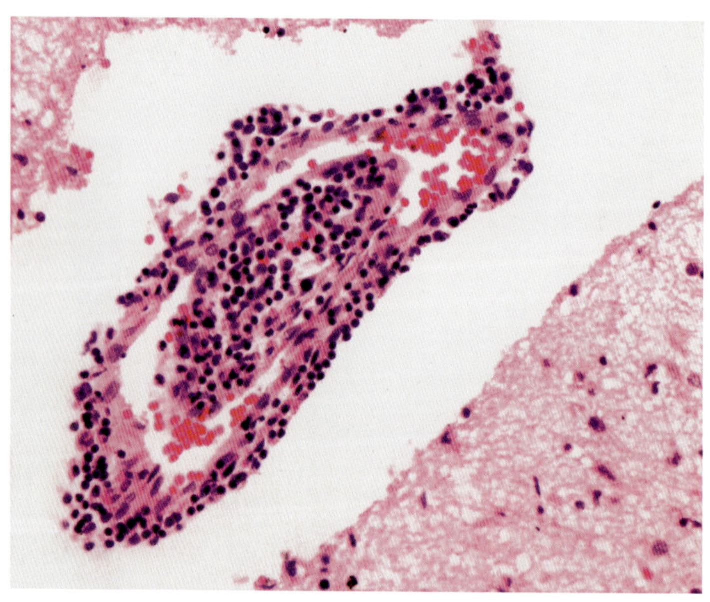

彩色插图 56 袖套现象